老年人照护技术手册

北京市社会福利行业协会
北京市养老服务职业技能培训学校　编

主　编　黄剑琴　彭嘉琳　杨会英

编委会（按姓氏笔画排序）

李红兵　李建国　李绍纯　杨会英

黄剑琴　彭嘉琳　魏晓彪　孙　静

编　者（按姓氏笔画排序）

刘文红　汪德群　张　颖　张淑先

郭伴东　黄剑琴　彭嘉琳　臧少敏

中华医学电子音像出版社
CHINESE MEDICAL MULTIMEDIA PRESS
北京

图书在版编目（CIP）数据

老年人照护技术手册/黄剑琴主编. —4版. —北京：中华医学
电子音像出版社，2014.1
ISBN 978-7-83005-014-6

Ⅰ.①老⋯　Ⅱ.①黄⋯　Ⅲ.①老年人-护理-技术手册
Ⅳ.①R473.2-62

中国版本图书馆 CIP 数据核字（2014）第 222806 号

网址：www.cma-cmc.com.cn（出版物查询、网上书店）

老年人照护技术手册

主　　编：黄剑琴　彭嘉琳　杨会英
策划编辑：李春风　何海清　吴　超
责任编辑：吴　超
文字编辑：李伟伟
校　　对：刘　丹
责任印刷：谷莲云
出 版 人：史　红
出版发行：中华医学电子音像出版社
通信地址：北京市东城区东四西大街 42 号中华医学会 121 室
邮　　编：100710
E - mail：cma-cmc@cma.org.cn
购书热线：010-85158550
经　　销：新华书店
印　　刷：北京顶佳世纪印刷有限公司
开　　本：889mm×1194mm　1/32
印　　张：11.5
字　　数：254 千字
版　　次：2014 年 10 月第 1 版　2019 年 2 月第 3 次印刷
定　　价：28.00 元

前　言

　　21 世纪全球已进入人口老龄化时代。我国是世界人口老龄化速度增长最快的国家之一。人口老龄化的现状和发展趋势对我国医疗、护理、康复、卫生保健及照护工作提出了严峻的挑战。老年照护技术也是应社会形势发展而兴起的专业技术，是一门综合了自然科学与社会、心理科学的应用科学技术，其理论性与实践性都很强。老年人照护技术直接影响着对老年人的护理质量，也关系到老年人的安全与舒适。为此，我们组织了从事老年护理科研、教学、管理的人员及临床照护工作者编写了这本《老年人照护技术手册》，以便给众多从事老年护理的专业人员和居家照护者提供专业指导，满足其工作的需要，使老年人能得到科学、规范的照护，生活在舒适、安全的环境之中，使他们的晚年生活过得幸福、快乐。

　　本书内容由两大部分组成，第一部分是老年人照护技术操作规程，第二部分是老年人照护技术操作考核评分标准。其内容是依据我们现有的条件，对老年照护中常用的技术作出了较为详尽的规范，并列出了技术考核评分的着眼点，其可操作性和实践性强，既适合养老机构临床照护者和管理者使用，又可作为老年人照护专业人员培训机构的教学指导用书，也可作为家庭照护者为老年人服务时的参考书。

　　本书编写有相当的难度，因其既不同于医院临床护理技术，又不同于一般家庭照护，所以是一项探索性的工作。在编写和审稿中我们得到北京市石景山社会福利院领导和煤炭医院感染

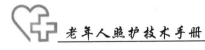

科专家的指导和帮助，在此表示衷心的感谢。在编写中编者非常努力，但由于缺乏经验和可借鉴的资料，本书仍存在不足之处，恳请读者能提出宝贵的意见和建议。

编　者

2014. 7

目　录

第一部分　老年人照护技术操作规程

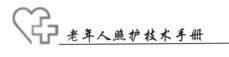

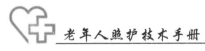

第二部分 老年人照护技术操作考核评分标准

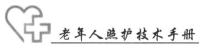

第 一 部 分

老年人照护技术操作规程

第1节 老年人日常清洁卫生照护技术

一、口腔清洁法

【目的】

帮助自理困难的老年人清洁口腔，以促进老年人的舒适，预防并发症。

【评估】

（1）老年人的健康状况、意识是否清楚，有无义齿，口腔黏膜有无损伤等。

（2）老年人的卫生习惯、自理能力、合作程度。

（3）老年人的沟通能力、对口腔清洁的认知程度及心理状态。

【准备】

照护者：着装整洁，洗净双手。

环境：清洁、舒适。

物品：部分能自理的老年人需准备漱口水、牙膏、牙刷、毛巾等；不能自理的老年人需准备治疗碗或水杯、温开水、棉球、弯血管钳、镊、压舌板、弯盘（口杯）、石蜡油（液状石蜡）、棉签、手电筒，必要时准备开口器。

老年人：取舒适体位（侧卧位或头偏向一侧）。

【操作程序】

（1）对部分能自理的老年人（自己能刷牙）：先向老年人解释口腔清洁的方法，征得同意 → 扶老年人坐起 → 将水盆放胸前 → 胸部围干毛巾 → 帮助老年人用清水漱口 → 将挤好牙膏的牙刷把递到老年人的手上，老年人自己刷牙 → 老年人刷牙时，协助扶稳水盆，防止打翻 → 协助老年人用清水漱口直至口

腔清洁 → 帮助老年人擦净面部 → 撤去用物。

（2）对完全不能自理的老年人：携物品至床旁 → 向老年人解释 → 协助老年人侧卧或抬高胸部，头偏向一侧 → 将干毛巾围于老年人的颈下及枕上 → 将弯盘放置于口角旁（弯盘要放置平稳）→ 夹取温水浸湿的棉球擦拭老年人的口唇、口角 → 左手持手电筒，右手拿压舌板 1/2 处，轻轻撑开口腔，观察口腔黏膜有无出血点、溃疡等（先看上下口唇内黏膜，再看双颊黏膜、牙齿、齿龈、上颚，最后看舌及咽部）→ 有义齿者取下（按照义齿护理方法处理）→ 用弯血管钳夹取盐水棉球，按顺序擦洗口腔各部位（先一侧后另一侧擦拭牙齿内外及上下咬合面、颊黏膜、上颚、舌等）→ 擦洗净口腔后协助老年人漱口（有意识障碍者不能漱口）→ 对有溃疡者须根据医嘱将药涂擦于损伤处 → 将义齿复位并为老年人擦干净面部 → 整理用物及老年人的床单位 → 将用过的物品清洗和消毒 → 洗手。

（3）对有义齿的老年人：协助老年人漱口 → 嘱老年人张口 → 一手垫纱布轻轻拉动义齿基托将义齿取下（取上面的义齿时轻轻向外下方拉，取下面的义齿应向外上方拉。上下均有义齿者，一般先摘取上面的义齿，后摘取下面的义齿）→ 再帮助老年人漱净口腔 → 擦干净面部 → 用牙刷在流动水下刷洗义齿 → 将刷净的义齿为老年人装好（若老年人晚间要睡觉时，可将刷净的义齿放置在清洁的冷开水中保存，待使用前再装好）。

【注意事项】

（1）对于能坐轮椅、行走、无吞咽困难的老年人应鼓励其自己刷牙，对部分能自理的老年人应适当协助其自己清洁口腔，以便发挥老年人自己的潜力，对完全不能自理的老年人可按上述方法清洁口腔。

（2）若老年人有活动性义齿，应先取下，再进行口腔清洁操作。

（3）擦洗中要注意老年人的安全，盐水棉球的数目要清楚、

— 4 —

湿度要适宜，以防老年人误吸，如老年人的意识清楚，应随时询问老年人的感受与要求，以便调整操作方法，满足老年人的需要。

（4）无棉球和血管钳等设备时，可用纱布包裹手指或自己制作棉签，蘸水帮助老年人擦洗牙齿及口腔各部位。

（5）帮助老年人清洁口腔时，注意老年人的体位要舒适、省力，操作动作轻柔、敏捷、准确，并将口腔各部位擦洗干净。

（6）擦洗舌面及硬腭部位时，勿触及咽部，以免引起恶心。

（7）义齿取下后用冷水刷洗干净，如老年人暂时不使用，应浸泡在清洁的冷开水中保存。

二、漱口盐水配制法

【目的】
正确配制合适浓度的盐水为老年人清洁口腔。

【评估】
（1）需要配制盐水的量、白开水的新鲜程度。
（2）计量器具的准确性、计量器具的清洁度。

【准备】
照护者：衣着整齐，洗净双手。
环境：清洁。
物品：计量器、食盐、白开水、治疗碗或水杯、搅拌棒。

【操作程序】
将 500 ml 新鲜白开水放入清洁的容器中 → 使用计量器称出 4.5 g 食盐 → 将称出的食盐放入白开水中均匀搅拌 → 待食盐充分溶解后待用 → 需要时将适量的盐水放入准备的治疗碗或水杯中使用。

【注意事项】
（1）准备当日新鲜白开水，操作中防止烫伤。

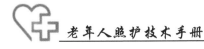

（2）漱口盐水要现用现配。

（3）配制盐水剂量计算方法：

需要配制盐水的浓度×需要配制盐水的量＝配制时需要加入水中的食盐量

例如：配制漱口的生理盐水（0.9%氯化钠溶液）500 ml

0.9%×500＝4.5 g食盐，将4.5 g食盐加入500 ml白开水中即可。

三、使用义齿护理法

（一）义齿清洁法

【目的】

保持口腔清洁，预防口腔并发症，延长义齿使用寿命。

【评估】

（1）义齿的种类、义齿的磨损程度。

（2）清洗剂的使用范围。

（3）老年人使用义齿的时间。

（4）老年人神志是否清醒、合作程度，掌握安装义齿的能力。

【准备】

照护者：服装整洁，洗净双手。

环境：清洁。

物品：水杯、牙刷、洗牙液或义齿清洁片、纱布。

老年人：取舒适安全体位。

【操作程序】

（1）方法一：向老年人解释 → 摘取义齿（一般先取上面的义齿，后取下面的义齿）→ 用牙刷蘸洗牙液刷洗或直接在流动清水下刷洗 → 刷洗干净 →浸泡于清洁冷水杯中 → 洗手。

（2）方法二：向老年人解释 → 在护理盒或水杯中放入义齿

清洁片 → 清洁片完全溶解 → 摘取义齿（一般先取上面的义齿，后取下面的义齿）→ 将义齿初步冲洗 → 然后放入清洁剂中（水面高度应浸没义齿）→ 浸泡 15~20 分钟 → 清水冲洗干净后戴上义齿→洗手。

【注意事项】

（1）若义齿污渍过重，则可浸泡过夜，效果更佳。

（2）义齿清洁后不可以浸泡于热水或乙醇中保存，以免老化变形。

（3）使用义齿应每半年或一年复查一次，以便及时发现问题及早处理。

（二）义齿固定法

【目的】

对义齿与牙龈不贴合、不能自理的老年人，可以稳固义齿减少食物残渣在义齿基托下的积聚，保持口腔清洁。

【评估】

（1）义齿的情况。

（2）安固膏的使用效果。

（3）老年人神志状况、合作程度、义齿和牙龈之间的缝隙。

【准备】

照护者：服装整洁，洗净双手。

环境：清洁。

物品：义齿安固膏。

老年人：取舒适安全体位。

【操作程序】

向老年人解释 → 先将义齿用清水洗净，去掉多余水分，保持义齿湿润 → 将适量安固膏分段涂在义齿基托面上（建议用量 1~2 cm）→ 戴上义齿 → 将义齿稍微水平轻轻移动 → 以便安固膏均匀扩散 → 固位 → 上下牙咬紧数秒钟，戴牢义齿 → 5 分钟后就可以正常进食。

【注意事项】

（1）初期使用义齿安固膏，应逐渐适量使用，如用量过少，义齿易脱落；如用量过多，则会感觉口腔不适。

（2）安固膏涂抹之后，及时封闭包装管。

（3）使用义齿应每半年或一年复查一次，以便及时发现问题及早处理。

四、面部清洁法

【目的】

为卧床自理困难的老年人清洁面部，满足其生理、心理需要，促进其身心舒适，维护自尊。

【评估】

老年人的意识及健康状况，以及自理能力、配合程度与心理状态。

【准备】

照护者：着装整洁，洗净并温暖双手。

环境：清洁，关闭门窗。

物品：清洁、干燥的浴巾（大毛巾）1条，小毛巾1条，浴液或浴皂、水盆（内盛45~50℃热水）及护肤油等。

老年人：取平卧位。

【操作程序】

向老年人做好解释，征得老年人的同意 → 询问老年人是否需要便器（若需要应排便后再清洗）→ 然后关闭门窗，避免对流风 → 将物品携至床旁 → 水盆放于床旁椅上 → 用手测试水温合适 → 浴巾铺于胸前与枕上 → 将小毛巾浸湿后拧半干 → 对折成四层，用四个角分别擦洗双眼的内眦和外眦 → 擦净双眼后洗净小毛巾 → 将小毛巾包裹在手上 → 分别用浴液、清水从中向左右擦拭干净额部 → 再从鼻根向下擦洗鼻尖与两侧 → 从鼻唇间向两侧擦洗两颊、耳后、下颌 → 再从颈中部向左右擦净颈部 → 洗净毛巾擦干面部的水迹 → 涂抹润肤油。

【注意事项】

（1）为老年人清洗面部时不可将水滴入老年人的眼中。

（2）操作中动作轻稳，不可将被褥打湿，如污染被褥应及时更换。

（3）老年人能自己擦拭的部位，应尽量让其自理，适当给予协助。

五、梳头法

【目的】

梳理头发，满足生理、心理需要；经常梳理，还可以帮助疏通经络，促进血液循环，获得良好的保健效果。

【评估】

老年人头发长短、蓬乱的程度，以及自理能力、配合程度，确立操作方法。

【准备】

照护者：服装整洁，洗净双手。

环境：清洁。

物品：毛巾、梳子。

老年人：根据身体状况取坐位或卧位。

【操作程序】

向老年人解释 → 协助老年人坐起 → 毛巾围于老年人肩上（卧床老年人，可将毛巾铺于枕巾上）→ 先将头发松散开 → 照护者一手压住发根，另一手用梳子梳理头发至整齐（为卧床老年人梳头时，可先梳理一侧，再梳理另一侧）→ 梳理完毕将脱落的头发包裹在毛巾中撤下 → 整理衣服、床单位 → 清理用物，放回原处 → 洗手。

【注意事项】

（1）梳理头发动作要轻柔，不可强拉硬拽，以免造成疼痛和头发脱落。

（2）如果头发缠绕成团不易梳通，可涂抹少量温水或白酒湿润后再小心梳理。

（3）若长发应由发梢逐渐梳理至发根，以便梳通。

（4）平时应鼓励和帮助老年人经常梳头，以促进健康。可每日晨起和睡前各梳一次头，每次梳 5~10 分钟。老年人若为短发其顺序是：先从前额向枕后梳理 2~3 分钟 → 再从一侧耳上向对侧梳理 1~2 分钟 → 同法梳另一侧 1~2 分钟 → 然后再从枕部发根处向前梳 1~2 分钟。老年人若为长发可从前额向后梳，再从枕后向上梳。操作时注意力度不可过大，不可硬拉，以防老年人疼痛或损伤。

六、坐位洗头法

【目的】

清洗头发可清除污物，减少头发脱落，焕发青春活力；清洁头发时，按摩头部还可以帮助疏通经络，促进血液循环，获得良好的保健效果。

【评估】

老年人自理及合作程度，有无身体不适，是否能够保持平稳坐姿，是否有颈椎疾病。

【准备】

照护者：服装整洁，洗净双手。

环境：关闭门窗，避免对流风。

物品：毛巾、洗发液、梳子、水盆、暖瓶、座椅、水壶（水温 40~45℃）等。

老年人：询问老年人是否需要去洗手间，如有需要协助老年人如厕。

【操作程序】

向老年人解释并取得配合 → 调整座椅和水盆高度至适宜位置 → 照护者搀扶老年人坐在水盆前座椅上 → 将干毛巾围在老年人颈肩部 → 叮嘱老年人双手扶稳盆沿 → 嘱老年人低头、闭眼 → 照护者一手托住前额，另一手用热水淋湿头发 → 涂擦洗发液，揉搓头发并用指腹按摩头皮 → 再用热水冲净头发 → 用围在颈肩部的毛巾擦净面部及头发 → 将头发梳理整齐（条件许可用吹风机吹干头发）→ 安置老年人回床休息 → 整理用物 → 洗手。

【注意事项】

（1）洗发过程中随时注意观察老年人的反应，询问老年人的感受，如有无不舒服、揉搓是否合适、水温是否适宜、体位是否舒适，以便根据老年人的要求调整操作方法。

（2）操作动作应轻柔、敏捷、准确，以免引起老年人的不适和疲劳。

（3）注意室温与水温的调节，及时擦干老年人的头发，以防老年人受凉。

（4）操作时防止水流入眼及耳或打湿衣服及被褥，如打湿应及时更换。

七、床上洗头法

【目的】

清洗头发可以除去污秽和脱落的头屑，预防和灭除虱虮，按摩头部还可以增进头皮血液循环，保持头发的清洁，使老年人感觉舒适。

【评估】

评估老年人自理能力及配合程度，有无发热、急性疾病等身体不适。

【准备】

照护者：服装整洁，不留长指甲，双手温暖。

环境：关闭门窗，避免对流风，调整室温至24~26℃。

物品：毛巾2条、洗发液、梳子、水盆、水壶（水温40~45℃）、不脱脂棉球、污水桶，必要时备电吹风。根据床上洗头方法的不同分别采用不同的洗发器：①床上洗发器洗头，采用床上洗发器。②马蹄形垫洗头，采用马蹄形垫。制作方法：用数张纸（可用废报纸代替）卷成筒状，外包浴巾再次卷起围成马蹄形水槽，上覆盖大塑料布或橡胶单。③扣杯法洗头，在水盆底部放1块小毛巾，搪瓷杯倒扣在小毛巾上，杯底上垫1块四折的小毛巾。

老年人：需要排便的老年人床上使用便器后，取舒适体位。

【操作程序】

向老年人解释并取得配合 → 进行操作。

（1）床上洗发器洗头：将枕头下移至老年人肩背部 → 橡胶单及干毛巾铺于枕头上 → 协助老年人平卧并且闭上双眼 → 松开衣领向内折 → 另取一干毛巾折叠后围于老年人颈部 → 一手托住老年人的头部，另一手将床上洗发器垫于老年人头下（老年人的头枕于洗发器上） → 洗发器的排水管道下接污水桶 → 不脱脂棉球堵塞双耳 → 松开老年人头发，先冲少量温水 → 询问老年人水温是否合适 → 用热水冲湿头发，涂擦洗发液 → 用指腹揉搓头发并按摩头皮（力量适中，揉搓方向由发际向头顶部） → 热水冲净 → 用颈部干毛巾擦净面部并包裹头发 → 一手托住头部，另一手撤去洗发器 → 将枕头移回老年人头下 → 取下耳内棉球 → 用包头毛巾擦干头发（必要时用电吹风吹干头发） → 将头发梳理整齐 → 撤去橡胶单及大毛巾 → 整理老年人衣服和被褥，协助老人取舒适卧位 → 清理用物，放回原处 → 酌情开窗通风 → 洗手。

（2）马蹄形垫洗头：将马蹄形垫垫于老年人头下→开口下方放置污水桶→其余步骤同床上洗发器洗头。

（3）扣杯法洗头：将水盆放置于床头旁方凳上 → 橡胶单及干毛巾铺于枕头上 → 协助老年人斜角仰卧，头置于床边 → 枕头下移至老年人肩背部 → 松开衣领向内折，另取一干毛巾折叠后围于老年人颈部 → 不脱脂棉球堵塞双耳 → 托起老年人头部枕于水杯上进行洗发，方法同床上洗发器洗头。操作中盆内污水较多时置橡胶管于盆内 → 利用虹吸原理将污水引入地上污水桶内→其余步骤同床上洗发器洗头。

【注意事项】

（1）洗发过程中随时注意老年人的反应，询问其感受，如水温是否适宜、揉搓是否恰当、有无不适等，随时根据老年人的需求调整。

（2）注意室温、水温变化，及时擦干头发，防止老年人着凉。

（3）操作动作要轻快，以减少老年人的不适和疲劳。

（4）避免水流入老年人的眼及耳或打湿衣服及被褥，如打湿应及时更换。

（5）特别衰弱的老年人不宜洗头。

八、协助老年人沐浴法（盆浴、淋浴）

【目的】

协助部分自理困难的老年人进行沐浴，促进老年人的舒适，预防并发症。

【评估】

（1）老年人意识状态、躯体活动程度及有无皮肤损伤。

（2）老年人的心理反应、自理能力及其他需要。

（3）环境是否温暖、具有保护隐私的条件。

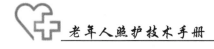

【准备】

照护者：着装整洁，洗净并温暖双手。

环境：清洁，关闭门窗。

物品：清洁、干燥的浴巾（大毛巾）1条，中毛巾1条，浴液或浴皂、梳子、指甲剪、淋浴装置（浴盆）、40℃左右热水、清洁衣裤和被单。

老年人：体位舒适、安全，注意保暖。

【操作程序】

（1）盆浴：向老年人解释，征得同意后关闭门窗（调节室温至24~26℃）→ 将物品携至浴盆旁 → 浴盆内倒入40℃左右的热水（或按老年人习惯的温度调节）→ 用手测试水温（手放入水内感觉温热不烫手为宜）→ 扶持老年人到浴室（或用轮椅运送）→ 脱去衣裤（肢体有瘫痪的老年人，先脱健侧后脱患侧，穿衣时先穿患侧后穿健侧）→ 扶老年人进入浴盆坐稳（需要时将老年人抱入），嘱老年人手握扶手 → 先为老年人洗头（洗头时嘱老年人紧闭双眼，以防进水）→ 分别用浴液和清水洗净面部、耳后及颈部 → 洗双上肢、胸部、腹部、背臀部 → 洗双腿、双足、会阴部 → 洗净后扶助老年人站起用毛巾擦干 → 用大浴巾将老年人身体包裹后扶至轮椅上运送到床边上床（或将老年人抱至床上）→ 协助老年人穿好衣裤 → 为老年人盖好盖被休息 → 刷洗浴盆及地面，将老年人污衣进行清洁处理 → 开窗通风。

（2）淋浴：向老年人解释，征得同意后关闭门窗（调节室温至24~26℃）→ 将物品携至淋浴盆旁 → 扶持老年人到浴室（或用轮椅运送）→ 脱去衣裤 → 调节水温约40℃（先开冷水，后开热水，以免烫伤老年人）→ 扶老年人进入浴盆坐稳 → 为老年人洗头 → 分别用浴液和清水洗净面部、耳后及颈部 → 洗双上肢、胸部、腹部、背臀部 → 洗双腿、双足、会阴部 → 洗净后关闭水龙头 → 扶助老年人站起，用毛巾擦干 → 用大浴巾将老年人身体包裹并穿鞋 → 扶助老年人至轮椅上运送到床边上床（或将老年人抱至床上）→ 协助其穿好衣裤 → 为老年人盖好盖被休息 → 刷洗浴盆及地面，将老年人污衣进行清洁处理 → 开窗通风。

【注意事项】

（1）沐浴时随时注意水温不可过热，以免老年人发生头晕不适，水温的调节以40℃左右为宜（以手试温感觉不烫）。

（2）沐浴时随时注意询问和观察老年人的反应，如有不适，应立即停止。

（3）沐浴中根据具体情况或老年人的要求随时调整操作的方法。

（4）沐浴中注意老年人的安全与舒适，浴盆内及地面应放置防滑垫，以防老年人滑倒，操作动作要轻柔以免发生扭伤。注意老年人的保暖，避免受凉。

九、使用洗澡机沐浴法

【目的】
使用洗澡机为不能自理的老年人清洁身体，以促进其舒适。

【评估】
（1）老年人的意识状态、躯体活动程度及有无皮肤损伤。
（2）老年人的心理反应、自理能力及其他需要。
（3）沐浴环境是否温暖、具有保护隐私的条件。
（4）洗澡机的完好状态。

【准备】
照护者：着装整洁，洗净并温暖双手。
环境：清洁、温暖、舒适，关闭门窗无对流风。
物品：干燥的浴巾（大毛巾）1条、中毛巾1条、浴液或浴皂、梳子、指甲剪、清洁衣裤和被单、完好的洗澡机。

老年人：排空膀胱准备沐浴。

【操作程序】

向老年人做好解释，征得同意后将老年人送入浴室，关闭门窗（调节室温至 24～26℃）→ 检查洗澡机状态 → 打开电源开关 → 按"洗澡机加热"按钮，喷水过程中将手伸入洗澡机壳内，确认淋浴水温是否适宜 → 固定担架（踩下制动踏板下端）→ 将老年人移动至担架上，系好安全带 → 解除担架锁（踩下制动踏板上端），将老年人推入洗澡机，再次锁上担架 → 按"洗澡机喷淋"按钮，洗澡机内开始喷水 → 按"沐浴液"按钮 → 照护者可从侧面窗为老年人清洗 → 清洗完毕后将老年人推出、擦干、穿衣 → 关闭洗澡机电源 → 开窗通风。

【注意事项】

（1）调温箱不能直接通电，必须连接在变压器上再通电。

（2）做好调温箱和变压器的防水保护。

（3）冷热水供应压力和温度异常时，调温箱自动切断供水。热水管内水温应保持在 40℃左右。

（4）移动入浴者时一定要锁住担架。

（5）担架升降请在洗澡机外面进行，不要在洗澡机里面操作。担架推入洗澡机前，一定要将担架升至最高位置。

（6）为入浴者系好安全带。

（7）将入浴者推入洗澡机之前，照护者务必确认水温。

（8）禁止使用强酸或强碱、氯系列消毒液消毒机器。

十、床上擦浴法

【目的】

为卧床自理困难的老年人进行床上擦浴，促进老年人的舒适以防并发症。

【评估】

（1）老年人的意识状态、躯体活动程度及有无皮肤损伤。

（2）老年人的心理反应、自理能力及其他需要。

（3）室内环境是否温暖、具有保护隐私的条件。

【准备】

照护者：着装整洁，洗净并温暖双手。

环境：清洁，关闭门窗。

物品：清洁且干燥的浴巾（大毛巾）1 条、中毛巾 1 条、小毛巾 2 条、浴液或浴皂、梳子、指甲剪、污水桶（接污水用）、水盆 2 个（内盛 45~50℃热水，1 个为专用会阴部清洗）、乳胶手套 1 副、清洁衣裤和被单、尿垫。

老年人：取舒适体位。

【操作程序】

向老年人做好解释，征得老年人的同意 → 询问老年人是否需要排便（若需要应排便后再擦浴）→ 然后关闭门窗（调节室温至 24~26℃）→ 将物品携至床旁 → 水盆放于床旁椅上 → 用手测试水温合适。

（1）擦拭面部：浴巾铺于枕头上 → 毛巾盖在胸前 → 将小毛巾浸湿后拧干 → 对折成四层，用四个角分别擦洗双眼的内眦和外眦 → 擦净双眼后洗净小毛巾 → 将小毛巾包裹在手上 → 分别用浴液及清水擦拭干净额部、鼻部、两颊、耳后、颈部 → 洗净毛巾擦干脸上的水迹。

（2）擦拭手臂：脱去老年人一侧衣袖 → 掀开棉被将浴巾半铺半盖于手臂下 → 小毛巾浸湿包裹手上 → 分别用浴液、清水由下向上擦拭干净上臂 → 洗毕，用浴巾擦干 → 撤下浴巾盖好棉被 → 同法擦拭对侧 → 擦净手臂后将水盆放于浴巾上 → 将老年人双手放入水盆中 → 协助老年人洗手（注意指缝）并擦干。

（3）擦拭胸部：将老年人盖被向上折叠 → 暴露胸部，用浴巾遮盖胸部 → 小毛巾浸湿包裹在手上 → 分别用浴液、清水由颈部向下擦拭胸部各部位（注意擦净皮肤皱褶处，如腋窝、乳房下垂部位，擦洗中注意及时遮盖浴巾）→ 擦洗净皮肤后擦干。

（4）擦拭腹部：将老年人盖被向下折至大腿上部 → 用浴巾遮盖胸腹部 → 浸湿的小毛巾包裹在手上 → 分别用浴液、清水由上腹部向下腹部擦拭（注意脐皱褶处的清洁与老年人的保暖）→ 擦净皮肤后擦干 → 为老年人盖好被子。

（5）擦拭背臀：协助老年人翻身侧卧 → 背部朝向照护者 → 将背部一侧盖被向上折 → 暴露背部及臀部 → 浴巾半铺半盖于背、臀下 → 浸湿的小毛巾包裹在手上 → 由腰骶部向上至肩部螺旋形擦洗背部 → 环形擦洗净臀部 → 用浴巾擦干 → 协助老年人平卧 → 更换清洁上衣 → 盖好被子。

（6）擦拭下肢：掀开盖被下部 → 帮助老年人脱下裤腿遮盖会阴部 → 暴露一侧下肢 → 将浴巾半铺半盖于腿下 → 擦洗时，一手包裹潮湿小毛巾 → 另一手扶住被擦洗下肢的踝部，使之固定成屈膝状 → 分别用浴液、清水由小腿向大腿方向擦洗干净 → 再用浴巾擦干→ 同法擦洗对侧下肢 → 盖好被子。

（7）擦拭会阴：取专用水盆和毛巾 → 倒入适量热水 → 协助老年人暴露会阴部 → 臀下垫尿垫 → 双手戴乳胶手套 → 取另一小毛巾蘸清水由会阴上部向下擦洗至肛门，反复擦洗至清洁无异味 → 擦洗时注意会阴、腹股沟皱褶处的清洁 ，洗毕擦干 → 撤去尿垫 → 协助老年人更换清洁的裤子。

（8）擦洗足部：将老年人盖被的被尾向上折叠 → 取一软枕垫在老年人膝下 → 橡胶单和浴巾铺于足下 → 将热水盆放在浴巾上 → 先将老年人一只脚（足）放进水盆中 → 用小毛巾清洗足部各部位，注意洗净足趾缝处（或将老年人双足放于水中搓洗干净）→ 洗净后放在浴巾上 → 同法清洗对侧足 → 洗毕，撤去水盆 → 用浴巾擦干双足。

需要时协助老年人修剪指甲 → 将老年人的衣服与床单位整理平整（必要时更换清洁被服）→ 开窗通风 → 整理用物并清洗污衣与被单 → 洗手。

【注意事项】

（1）为老年人床上擦浴时，随时遮盖老年人身体暴露部位，减少老年人翻动次数，随时调整水温，更换热水。清洗会阴部的水盆和毛巾要单独使用。

（2）翻身和擦浴时，动作要敏捷、轻柔，注意老年人安全与舒适，随时与老年人沟通。

（3）擦洗过程中，老年人出现寒战、面色苍白等情况，应立即停止擦浴，让老年人休息并注意保暖。

（4）照护者为老年人进行擦浴，站立时可两足稍分开，使身体重心降低。端水盆时，水盆要靠近身体，可减少体力消耗。

（5）擦浴时，注意室温、水温的调节，调节室温在 24～26℃，水温 40～45℃为宜。

（6）擦洗会阴时应戴手套操作，以预防交叉感染。

十一、会阴清洁法

【目的】

协助卧床自理困难的老年人清洁会阴，促进舒适，预防并发症。

【评估】

老年人的健康状态和自理程度，查看会阴清洁程度，以确定操作的方法。

【准备】

照护者：着装整洁，洗净并温暖双手，用手测试水温。

环境：清洁，关闭门窗，避免对流风。

物品：清洁的尿布、尿垫、小毛巾、温热水、大水杯（水壶、水瓶）、水盆、卫生纸、手套、便盆、防水布、浴巾、清洁剂等。

老年人：取仰卧屈膝位。

【操作程序】

先询问老年人是否需要排尿、排便，如需要待老年人排泄后再清洁。

（1）冲洗法：向老年人解释会阴冲洗的方法 → 将用物携至床边 → 掀开近侧盖被下段→ 协助老年人仰卧 → 脱下一侧裤腿用浴巾遮盖腿部，暴露会阴部 → 使老年人分开两腿，屈膝 → 一手抬起老年人的臀部，另一手将防水布和便盆分别放于老年人的臀下（或将便盆放于防水布上一同放入）→ 戴好手套 → 一手拿小毛巾，另一手持热水杯（水壶）将温水从上到下冲洗会阴至清洁→ 再用毛巾擦干 → 撤去便盆和防水布 → 帮助老年人穿好裤子 → 整理床单位 → 清理用物 → 开窗通风 → 洗手。

（2）擦拭法：向老年人解释会阴擦拭的方法 → 将用物携至床边→ 掀开近侧盖被下段→ 协助老年人仰卧 → 脱下一侧裤腿用浴巾遮盖腿部，暴露会阴部 → 使老年人分开两腿，屈膝 → 一手抬起老年人的臀部，另一手将防水布与尿布放于老年人臀下 → 戴手套 → 先用卫生纸擦去会阴部污物 → 小毛巾蘸热水从上到下擦拭会阴部及周围皮肤（女性老年人擦拭时需用手指分开阴唇）→ 然后将毛巾过清水洗干净 → 将会阴部水痕迹擦拭干净 → 撤去防水布→ 更换尿布 → 帮助老年人穿好裤子 → 整理床单位 → 清理用物 → 开窗通风 → 洗手。

【注意事项】

（1）操作时注意老年人的保暖，以免受凉。

（2）注意水温的调节，需要时更换热水。冲洗时要缓慢倒水，以免打湿被褥。

（3）清洁时注意由上向下，由前向后擦洗会阴部和肛门处，以免粪便污染尿道口，造成泌尿系统感染。

（4）操作动作要轻柔，以免在放置便盆或擦拭时损伤老年人皮肤或黏膜。

（5）若会阴部污染较重可用清洁剂仔细清洗后再用清水洗

净，皮肤有皱褶处要翻开清洗干净。

十二、指（趾）甲修剪法

【目的】

修剪指（趾）甲，清除指（趾）甲缝隙间的污垢，防止病原微生物繁殖而致病。

【评估】

老年人的健康状态和自理程度，查看手（足）与指（趾）甲的清洁程度、指（趾）甲的长短等，以确定操作的方法。

【准备】

照护者：着装整洁，洗净并温暖双手。

环境：清洁。

物品：指甲刀、毛巾或纸巾、温水、水盆等。

老年人：取舒适的坐位或卧位。

【操作程序】

向老年人做好解释，征得老年人的同意 → 用温水浸泡5~10分钟后洗净双手（双足）擦干 → 需修剪指甲的手或足下垫废报纸或纸巾 → 修剪指甲（先剪手指甲，后剪足趾甲）→ 用指尖刀的锉面磨平指（趾）甲边缘 → 操作毕涂润肤油 → 用纸巾包裹指（趾）甲碎屑弃掉 → 整理床单位 → 洗手。

【注意事项】

（1）指（趾）甲不要修剪得过短过深，不要剪伤皮肤，尤其是对患有糖尿病的老年人。

（2）手指甲最好圆剪，足趾甲平剪。

（3）修剪指（趾）甲可在老年人沐浴后，指甲较软，便于修剪。

（4）若发现手指处有倒刺，可用剪刀剪掉，不可用手撕除。

十三、剃剪胡须法

【目的】

修剪胡须，维护老年人卫生与个体良好的形象。

【评估】

（1）老年人的健康状态和自理程度，以及对修剪胡须的要求。

（2）查看胡须的长短及硬度，以确定操作的方法。

【准备】

照护者：着装整洁，洗净并温暖双手。

环境：清洁、温湿度适宜。

物品：电动剃须刀、毛巾、润肤油、镜子、小梳、弯头小剪等。

老年人：取舒适的坐位或卧位。

【操作程序】

（1）剃须：向老年人做好解释，征得老年人的同意 → 在晨起后先清洁面部 ，一手绷紧皮肤，另一手打开电动剃须刀开关 → 从面部一侧至另一侧，从上到下顺毛孔剃须 → 再逆毛孔剃刮 → 踢毕用毛巾擦净剃须部位 → 检查面部胡须是否剔净，若有遗漏再重复操作 → 拿镜子给老年人自己查看是否满意 → 确认面部清洁后涂润肤油 → 清洁并整理用物 → 洗手。

（2）修剪胡须：对蓄须的老年人做好解释，征得老年人的同意后拿物到床前 → 助老年人取舒适的体位 → 先清洁面部 → 用小梳将胡须梳理整齐后 → 一手拿小梳，另一手持小剪剪掉翘起的胡子和长于胡型的胡子，使修剪后的胡须保持整齐的外形 → 再清洁胡须并梳理整齐 → 拿镜子给老年人自己查看是否满意 → 得到确认后涂少量润肤油，以保持胡须的柔软和光泽 → 整理用物 → 洗手。

【注意事项】

（1）剃须时要绷紧皮肤，以免损伤皮肤。

（2）若胡须较坚硬不易剔除，可先用温热毛巾热敷 5～10 分钟再操作。

（3）对蓄须的老年人应定期给予修剪胡须，修剪时注意上唇胡须的下缘要齐整，以免影响美观。如果要改变胡须的形象，应用小剪仔细修剪，不要轻易剪得太多而失手，导致难以补救。

十四、床单位清洁法

【目的】

为自理困难的老年人整理床单位，促进老年人的舒适。

【评估】

（1）老年人健康状况、意识状态、有无肢体移动障碍。

（2）老年人自理能力、沟通能力、配合程度。

（3）环境设备、有无其他老年人进餐或进行无菌性治疗。

【准备】

照护者：着装整洁，戴口罩，洗净并温暖双手。

环境：清洁，关闭门窗。

物品：床刷、床刷套、擦布。

老年人：取坐位。

【操作程序】

向老年人做好解释，征得老年人的同意 → 将备好的用物携至床旁放置在椅上或护理车上 → 询问老年人是否需要排便（如老年人需要则应先协助老年人排便后再清扫）→ 协助老年人转移到椅上坐稳 → 松开老年人的被尾 → 用床刷清扫床褥（从床头到床尾进行清扫）→ 铺好床单，做到平整无皱褶 → 被子叠整齐放于床尾 → 整理枕头四角充实，平置于床头，开口背门 → 用擦布擦拭床头桌椅，放置整齐。

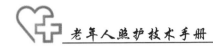

【注意事项】

（1）操作前要关闭门窗，以防老年人受凉。

（2）操作前应向老年人做好解释，以取得老年人的配合。

（3）操作中注意老年人的安全、舒适与保暖，随时与老年人沟通并询问老年人的要求，及时满足老年人的需要。

（4）床单位应每日进行清扫擦拭。

（5）被褥应经常置于太阳下暴晒，以保持清洁松软，并可起到杀菌消毒的作用。

（6）定期更换床单、被罩；对于大小便失禁的老年人应随时更换污染的被单、被罩等物品。

十五、卧床老年人被单更换法

【目的】

为自理困难的老年人更换清洁被单，促进老年人的舒适。

【评估】

（1）老年人的健康状况、意识状态、有无肢体移动障碍。

（2）老年人的自理能力、沟通能力、配合程度。

（3）环境设备、有无其他老年人进餐或进行无菌性治疗。

【准备】

照护者：着装整洁，洗净并温暖双手。

环境：清洁，关闭门窗。

物品：清洁、干燥、柔软的床单、中单、被套、枕套、床刷。

老年人：取平卧位。

【操作程序】

向老年人做好解释，征得老年人的同意 → 将备好的用物携至床旁，放置在椅上或护理车上 → 询问老年人是否需要排便（如老年人需要则应先协助老年人排便后再更换）→ 更换前移开床旁桌。

（1）换大单：松开老年人的被尾 → 协助老年人翻身侧卧背向照护者 → 松开近侧床单与中单向上卷塞在老年人的身下 → 用床刷清扫净橡胶单与床褥（从上到下清扫）→ 扫净的橡胶单先搭在老年人的身上 → 将清洁床单、中单的中线和床的中线对齐与橡胶单一同铺平 → 铺平的床单一边整齐平紧地塞于床垫的下面 → 再帮助老年人翻身侧卧于近侧铺好的一边，面向照护者 → 照护者再转至对侧将污床单和中单向上卷起取出放于护理车上（或清洗盆内）→ 清扫床褥与橡胶单 → 按顺序依次铺平大单、中单及橡胶单 → 铺好的大单、中单、橡胶单平整地塞于床垫下 → 协助老年人舒适平卧。

（2）换被套：松开老年人被筒 → 将被筒展平 → 一手伸入被套内将棉被胎左右三折叠后取出 → 污被套暂盖于老年人身上以便为老年人保暖 → 取清洁被套平铺于老年人的身上 → 打开被套下端开口处 → 一手将折叠的棉被胎送入被套的顶端，打开折叠处与被套两边平齐 → 另一手伸入被下拿出污被套 → 将套好的棉被整理平整并折成被筒 → 被尾向内折叠。

（3）换枕套：一手托住老年人的头颈部 → 另一手撤出枕头 → 更换枕套 → 更换好的枕头斜放于头的远侧 → 一手托起老年人的头颈部 → 另一手从老年人颈下拉平枕头 → 询问老年人是否舒适，再根据老年人的要求进行适当的调整 → 操作结束开窗通风。

【注意事项】

（1）操作前要关闭门窗，以防老年人受凉。

（2）操作前应向老年人做好解释，以取得老年人的合作。

（3）操作中注意老年人的安全、舒适与保暖，随时与老年人沟通并询问老年人的要求，及时满足老年人的需要。

（4）协助老年人翻身时注意姿势、用力要正确，避免拖、拉、推，以免损伤老年人的皮肤。

十六、为卧床老年人更换上衣法

【目的】

为自理困难的老年人更换清洁衣裤，促进老年人的舒适。

【评估】

（1）老年人的健康状况、意识状态、有无肢体移动障碍。

（2）老年人的自理能力、沟通能力、配合程度。

（3）需更换衣服的种类，以便采取合适的方法。

【准备】

照护者：着装整洁，洗净并温暖双手，向老年人解释后为老年人选择适合的上衣。

环境：清洁、温暖，关闭门窗。

物品：清洁、干燥、柔软的开襟或圆领上衣。

老年人：认可自己要穿的上衣；平卧于床上。

【操作程序】

（1）更换开襟上衣：

脱衣：携用物至床旁，征得老年人的同意 → 协助老年人取平卧位 → 掀开盖被上部协助老年人解开衣扣 → 一手伸入衣内握住老年人近侧的手臂，向外牵拉 → 另一手将衣袖脱下 → 脱下的衣袖平整地掖于老年人的身下 → 将盖被及时盖于老年人身上，以免老年人受凉 → 用同法脱下远侧衣袖 → 将污衣拿下放置于污衣袋内（或洗衣盆）→ 检查老年人的皮肤与骨隆突处有无损伤。

穿衣：拿取清洁上衣 → 一手握住老年人远侧手臂伸入远侧衣袖内 → 另一手从袖口内将老年人手臂握住拉出 → 将衣袖向上穿至肩部后 → 再将清洁衣服从老年人身下拉出 → 同法穿好近侧衣袖 → 将上衣整理平整并系好纽扣 → 整理床单位 → 洗手。

为偏瘫老年人更换开襟上衣

脱衣：先脱健侧衣袖 → 再脱患侧衣袖。其他操作方法同上。

穿衣：先穿患侧衣袖 → 再穿健侧衣袖。其他操作方法同上。

（2）更换套头上衣：

脱衣：携用物至床旁，征得老年人的同意 → 掀起棉被上部协助老年人将圆领衣的下摆向上拉至胸部 → 一手托起老年人头部稍向前倾斜 → 另一手从老年人背后向前将衣服从头部脱下 → 一手握住老年人上臂，另一手将近侧衣袖从袖口下拉脱下 → 用同法脱下远侧衣袖 → 及时将老年人身体用盖被遮盖以防受凉 → 将污衣拿下放置于污衣袋内（或洗衣盆） → 检查老年人的皮肤与骨隆突处有无损伤。

穿衣：拿取清洁套头上衣查看衣领，辨别前后 → 一手握住老年人一侧手臂伸入衣袖内 → 另一手从袖口内将老年人手腕握住拉出 → 同法穿好另一侧 → 一手托起老年人的头部稍向前倾 → 另一手握住衣服背部和领口 → 将衣服套入老年人头部 → 将衣服向下整理平整 → 协助老年人取舒适体位 → 整理床单位平整无褶 → 洗手。

为偏瘫老年人更换套头衣

脱衣：携用物至床旁，征得老年人的同意 → 掀开盖被上部协助老年人将套头衣的下摆向上拉至胸部 → 一手扶住老年人健侧肩臂部，另一手从袖口将健侧衣袖脱下 → 一手托起老年人头部 → 另一手从健侧向患侧将衣服从头部脱下 → 再一手扶住老年人患侧肩臂部，另一手将患侧衣袖从袖口下拉脱下 → 将老年人身体用盖被遮盖以防受凉 → 将污衣拿下放置于污衣袋内（或洗衣盆） → 检查老年人的皮肤与骨隆突处有无损伤。

穿衣：拿取清洁套头上衣查看衣领，辨别前后 → 先一手握住老年人患侧手臂伸入衣袖内 → 另一手从袖口内将老年人患侧手

腕握住拉出 → 再同法穿好健侧衣袖 → 一手托起老年人的头部稍向前倾 → 另一手握住衣服背部和领口 → 将衣服套入老年人头部 → 将衣服向下整理平整 →协助老年人取舒适体位→ 整理床单位平整无褶→洗手。

【注意事项】

（1）更衣前应向老年人做好解释，以取得老年人的配合。

（2）操作中动作轻柔、敏捷，注意老年人的安全，以防老年人的损伤。

（3）操作中注意老年人的保暖，尽量少暴露老年人的身体。

（4）更换衣服的同时注意观察老年人的皮肤有无压伤。

（5）为老年人翻身时注意不可拖、拉、推，以防擦伤。

十七、为卧床老年人更换裤子法

【目的】

为自理困难的老年人更换清洁裤子，促进老年人的舒适。

【评估】

（1）老年人的健康状况、意识状态、有无肢体移动障碍。

（2）老年人的自理困难程度、沟通能力、配合程度。

（3）需更换裤子的种类，以便选择合适的方法。

【准备】

照护者：着装整洁，洗净并温暖双手。

环境：清洁，关闭门窗。

物品：清洁、干燥、柔软的裤子。

老年人：取平卧位。

【操作程序】

（1）方法一：松开老年人裤带、裤扣 → 协助老年人稍抬臀或屈膝（若老年人自己不能抬臀，可用一手将其一侧身体稍向上倾斜，另一手将裤腰向下拉至臀下，同法拉下另一侧） → 双手从老年人腰部将裤子向下脱下 → 检查下肢、会阴皮肤、黏膜有无损伤，骶尾骨隆突处有无压伤 → 拿取清洁裤子，辨别正反面 → 将左裤腿从裤脚口套在左臂上 → 再将右裤腿呈"8"字形同法套于左手臂上 → 左手握住老年人足部，分别套入裤腿内 → 右手分别将两裤腿穿好 → 双手将裤子向上穿至老年人腰部 → 系好腰带或裤扣 → 整理平整老年人的衣裤，并盖好棉被 → 开窗通风 → 洗手 → 将老年人污衣送洗衣房清洗或晾晒。

（2）方法二：松开老年人裤带、裤扣 → 协助老年人稍抬臀或屈膝（若老年人自己不能抬臀，可用一手将其一侧身体稍向上倾斜，将裤子向下拉至臀下，同法拉下另一侧）→ 双手从老年人腰部将裤子向下脱下 → 检查下肢、会阴皮肤、黏膜有无损伤，骶尾骨隆突处有无压伤 → 拿取清洁裤子，辨别正反面 → 左手从裤脚口套入至裤腰开口 → 轻握老年人踝部，右手将裤管向上提拉 → 同法穿上另一只裤腿 → 双手分别将两侧裤腰向上提拉至臀部 → 协助老年人稍抬臀或屈膝，将裤子向上拉至腰部（不能抬臀或屈膝者，可将一侧身体向上稍倾斜，将裤子向上提拉至腰部，同法将另一侧裤子拉至腰部）→ 系好裤带或裤扣 → 整理平整老年人的衣裤，并盖好棉被 → 开窗通风 → 洗手 → 将老年人污衣送洗衣房清洗或晾晒。

【注意事项】

（1）更衣裤前应向老年人做好解释，以取得老年人的合作。为偏瘫的老年人更换衣裤时应先脱健侧再脱患侧，穿衣时先穿患侧再穿健侧。

（2）操作中动作轻柔、敏捷，注意老年人的安全，以防老年人的损伤。

（3）操作中注意老年人的保暖，尽量少暴露老年人的身体。

（4）更换衣裤的同时注意观察老年人的皮肤有无压伤。

（5）为老年人翻身时注意不可拖、拉、推，以防擦伤。

第 2 节　老年人营养摄取照护技术

一、老年人床上进食法

【目的】

帮助能部分自理的老年人摄取营养。

【评估】

（1）老年人的健康状况和自理能力。

（2）所进食物的种类，以便采取适合的照护方法。

【准备】

照护者：着装整洁，洗净双手。

环境：清洁、温暖、舒适。

物品：适合老年人习惯的清洁餐具，温度适宜的饭、菜、汤端至老年人床旁桌上。

根据需要准备椅子、床上桌或床旁桌、床上支具（靠垫、大枕、床头支架）。

老年人：洗手，准备进食。

【操作程序】

根据卧床老年人自理程度进行帮助。

向老年人说明开饭的时间和进食的内容 → 询问老年人是否需要排便并给予帮助 → 然后根据不同情况帮助老年人进食。

（1）床上坐位进食：掀起盖被 → 整理好老年人衣服 → 嘱老年人双手环抱照护者颈部（对于偏瘫老年人，照护者可将其患侧手臂搭放在自己肩颈部，嘱老年人用健侧手臂紧握患侧手臂）→ 照护者双臂环抱老年人腰背部 → 向后用力将老年人上身抱起坐稳（若老年人健康允许，可一手扶住老年人肩背部，另一手环抱老年人双膝部转动身体，将双腿放于床下，使老年人坐于床边）→ 调整老年人体位坐直 → 用衬垫或枕头支撑老年人背部使体位稳定 → 盖好老年人双腿 → 将床上桌（或床旁桌）放在老年人胸前 → 帮助老年人洗净双手，擦净面部，将餐巾或干净的毛巾围于老年人的胸前（保护衣服和被单的清洁）→ 将温热的饭菜平稳地放在小桌上 → 餐具递至老年人手中由其自己进餐，嘱老年人先喝少量汤再进食 → 进餐中注意观察老年人进食的情况，并随时给予帮助 → 老年人进餐后及时收去餐具、小桌 → 帮助老年人适量饮水或漱口 → 为老年人擦净面部，稍休息片刻（20~30分钟）→ 恢复原体位。

（2）侧卧位进食：不能坐起但可侧卧自行进食的老年人可采用本方法。

扶助老年人身体向远侧移动后将老年人远侧手臂放于胸前，远侧腿放于近侧腿上 → 一手扶老年人远侧肩部，另一手扶老年人远侧髋下 → 双臂用力将老年人身体向近侧翻转呈侧卧位，头稍向倾 → 将衬垫或枕头分别置于老年人后背和头胸部下面（使老年人头胸部抬高垫起30°~50°）→ 整理平整老年人的盖被、枕头 → 用半湿的毛巾给老年人擦净双手 → 枕上、胸前铺餐巾或干净的毛巾 → 将饭和菜碗置于餐巾上 → 将吸管放于水杯内递给老年人 → 协助老年人先饮少量水后 → 再将饭勺递给老年人自己进食 → 进食中照护者应在旁守候随时观察老年人自己进食的情况，并及时给予帮助 → 进食结束及时收去餐具 → 协助老年人适量饮水或漱口 → 为老年人擦净面部，稍休息片刻（20~30分钟）→ 恢复原体位。

【注意事项】

（1）老年人进食中照护者要态度和蔼，有耐心，并随时注意老年人进食的情况，给予帮助。

（2）食物中有骨头、鱼刺时照护者应帮助老年人剔去；大块的食物要切成小块，如煮鸡蛋、馒头、肉块、肉丸等；喝汤时速度要缓慢，以防呛咳；老年人不宜吃圆形、滑溜或带黏性的食物，如椰果、汤丸等；对吞咽困难的老年人应将食物粉碎成糊状，以便老年人吞咽。

（3）老年人进食、饮水的速度要慢，以防呛咳、误吸。若进食中老年人感到疲劳可稍休息片刻，不可催促，如食物温度太低应及时加温。

（4）老年人吃饭后保持其进餐体位 20 ~ 30 分钟，再恢复原体位，以预防食物反流。

（5）对视力障碍的老年人进食前应告知老年人饭菜的位置，并让老年人触摸到饭碗的位置，吃饭中随时关注并提醒老年人。

（6）协助老年人饮水时，叮嘱老年人握紧水杯把自己喝水，同时照护者将手放在水杯下，以防老年人因手无力而打翻水杯（不能自己拿杯饮水的老年人可用吸管或小勺饮水）。自理困难的老年人应每 2 小时协助饮水一次，每次 150 ~ 200 ml，每日不少于 1200 ml，以保证老年人每日的饮水量。对不愿进水的老年人要做好健康教育，使老年人懂得饮水的重要性。

二、协助老年人进食法

【目的】
帮助自己不能进食的老年人摄取营养。

【评估】

（1）老年人的健康状况、咀嚼、吞咽、手臂活动的功能、自理能力。

（2）所进饮食的种类，以确定帮助的方式

【准备】

照护者：着装整洁，洗净双手。

环境：清洁、温暖。

物品：适合老年人习惯的清洁餐具、餐巾、水杯，温度适宜的饭、菜、汤端至老年人床旁桌上，备软枕或靠垫。

老年人：准备进食。

【操作程序】

向老年人说明开饭的时间和进食的内容 → 询问老年人是否需要排便，并给予帮助 → 协助老年人坐起（取坐位或半卧位，不能坐起的老年人需将头胸部抬高垫起 30°~50°）→ 帮助老年人洗净双手，擦净面部，将餐巾或干净的毛巾围于老年人的胸前（保护衣服和被单的清洁）→ 让老年人看清所有食物后，先用汤勺喂少量汤湿润口腔 → 用汤勺盛 1/3 满的食物小口喂于老年人的口中（温度要适宜，喂饭的顺序应根据老年人的喜好和习惯）→ 待老年人咀嚼和吞咽后再喂第二口，如此反复，直到老年人吃饱（固体和液态的食物、主食和菜要交叉轮流喂入，个别老年人吞咽困难时可用粉碎机将其食物粉碎后调成糊状，再用上法喂给老年人）进食后协助老年人漱口，擦净面部 → 撤去餐具及餐巾 → 整理床单位 → 询问老年人有无其他需要 → 清洗餐具 → 洗手。

【注意事项】

（1）喂饭中态度要和蔼，有耐心。

（2）食物中有骨头、鱼刺时照护者应帮助老年人剔去，大块的食物要切成小块，如煮鸡蛋、馒头、肉块、肉丸等，喝汤时速度要缓慢，以防呛咳，老年人不宜吃圆形、滑溜或带黏性的食物，如椰果、汤丸等。对吞咽困难的老年人应将食物粉碎成糊状，以便老年人吞咽。

（3）喂饭的速度要适中，不可过快，温度要适合老年人的习惯，如温度太低应及时加温。

（4）喂饭中应尽量鼓励老年人自己吃饭，老年人自己吃饭时照护者应注意根据老年人的情况选择适当的筷子、勺、叉以便老年人使用，必要时在吃饭中再给予适当帮助。

（5）老年人吃饭后不要立即平卧，应适当休息片刻再卧床，以预防食物的反流。

（6）协助老年人进食时注意观察老年人吞咽、咀嚼、喝水的速度，进食的量、摄取的时间及需他人帮助的程度，疲劳的程度，以便给予适当的帮助。

三、鼻胃管喂食法

【目的】

帮助不能进食的老年人摄取营养。

【评估】

（1）老年人的病情、意识状态、合作程度。

（2）鼻腔及所插鼻饲管的情况等。

（3）所进饮食的种类、产品的质量和使用方法。

【准备】

照护者：着装整洁，洗净双手。

环境：清洁、舒适。

物品：清洁的注食器或注射器（50~100 ml）、温开水、水杯、纱布、血管钳（或夹子）、棉签、干净毛巾、橡胶圈等。

鼻饲的流食：用间接加热的方法将流食加热，其温度38~40℃，每次量≤200 ml，间隔时间不少于2小时。

专业营养膳：是根据需要统一配方而制作的膳食产品，具有多种营养成分，根据说明书使用。

老年人：取舒适的坐位或仰卧抬高床头30°~50°。

【操作程序】

清醒老年人在鼻饲前应做好解释，征得同意方可进行鼻饲 → 将物品携至床边桌上 → 协助老年人呈半卧位（抬高头胸部30°~50°）→ 干毛巾围于老年人的胸前 → 打开胃管前端开口处 → 用注食器抽吸胃液以确定胃管是否在胃内 → 确定胃管在胃内后抽吸温开水 → 将温开水约20 ml注入胃内 → 再抽吸流食缓慢注入胃管内（注入流食的过程中观察老年人的反应）→ 注完流食再抽吸温开水 20 ml 左右注入胃内 → 取下注食器 → 将胃管末端小口塞关闭（无口塞的胃管，反折其末端后用清洁的纱布包裹夹闭）→ 取下老年人胸前的干毛巾擦净面颊部 → 嘱老年人安静休息 30~60 分钟再恢复平卧位 → 清水洗净注食器 → 注食器放置于清洁的地方保存 → 洗手 → 记录鼻饲量和老年人的反应。

【注意事项】

（1）喂食前必须将老年人的头胸部抬高，喂食后保持其体位 30~60 分钟再恢复原体位，以免喂食后胃内容物反流发生吸入性呼吸道疾病。

（2）每次准备的流食以一餐为准，鼻饲量每次不可超过 200 ml（约一中碗），每日 4~5 次，两次之间应加喂水。剩余流食不可留到下次使用。

（3）喂食时注入的速度应缓慢，以免引起呕吐或老年人的不适。

（4）鼻饲药物要研细，并充分溶解后灌入，以防胃管阻塞。

（5）鼻饲的用物必须保持清洁，以防消化道的感染。

（6）喂食中如发现老年人的胃液呈深棕色、鼻胃管的位置不正确或老年人有异常情况应停止喂食，报告医师或护士。

（7）长期鼻饲者应每日进行口腔清洁。每周由护士更换胃管，换管时胃管应在晚上鼻饲后拔出，翌晨再由另一侧鼻孔插入。

第3节 老年人排泄照护技术

一、协助老年人如厕法

【目的】

协助自理困难的老年人如厕，以解决老年人的排便问题。

【评估】

老年人的健康状况、自理能力，以确定需要帮助的方法。

【准备】

照护者：着装整洁，洗净并温暖双手。根据老年人自理能力选择其如厕的方式。

环境：清洁，光线明亮，温湿度适宜，地面不滑、无杂物。

卫生间有座便器及扶手设施。卫生间面积可容纳两人，门宽度可方便轮椅出入，采用推拉门或向外开启的门。

物品：卫生纸、温水、冲洗壶（或冲洗杯）、洗浴毛巾，必要时床旁备座便椅、便盆、防水布等。

老年人：准备如厕。

【操作程序】

照护者根据老年人排泄的规律适时地主动询问老年人是否需要排泄 → 得到肯定答复后采取轮椅推行或搀扶老年人进入卫生间便桶前。

协助老年人转身面对照护者 → 老年人一手抓住扶手，另一手脱下裤子（若老年人不能做到，照护者再给予协助）→ 嘱老年人两手搂住照护者的颈部，照护者的一条腿插在老年人两腿之间，用双手抱住老年人的腰部 → 协助老年人缓慢坐于座便器上，双手抓稳扶手排便 → 叮嘱老年人安心排便，便后呼叫照护者 → 离开老年人，关好门在外等候 → 得知老年人排便结束进

入卫生间 → 老年人便后可一手抓住扶手稍稍起身前倾，自己擦净肛门或由照护者协助用卫生纸擦净肛门（需要时用水冲洗、擦净）→ 老年人自己借助卫生间扶手支撑身体（或照护者协助老年人）起身 → 穿好裤子（或照护者协助）→ 按压座便器开关冲水，便后协助老年人洗手，同时洗净自己双手 → 将老年人送回房间取舒适体位 → 卫生间通风。

能采取坐位但行走不便的老年人，在照护者协助下可在床旁使用座便椅。

【注意事项】

（1）帮助老年人排泄时要耐心，并尽量发挥老年人自己的潜能，帮助老年人做他自己力所不及的事情，以满足老年人的自尊需要。

（2）老年人排泄时照护者根据老年人健康状况可酌情暂时离开，也不要催促，以免老年人紧张而排不干净，长此以往导致便秘、失禁或心理障碍等并发症。

（3）卫生用品要放置在老年人伸手可以拿到的地方。

二、卧床老年人便器使用法

【目的】

协助卧床自理困难的老年人在床上使用便盆，以解决老年人的排便问题。

【评估】

（1）老年人的健康状况、肢体活动能力、自理程度、心理状态，以确定需要帮助的方法。

（2）环境的隐蔽状态。

【准备】

照护者：着装整洁，洗净并温暖双手。

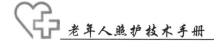

环境：清洁，关闭门窗或遮当屏风。

物品：尿壶或便盆、护理垫（尿布）、温水、冲洗壶（或冲洗杯）洗浴毛巾。

老年人：根据身体活动能力取平卧位或侧卧位。

【操作程序】

（1）男性使用尿壶：

平卧排尿：将尿壶拿至床前 → 掀开一侧被单 → 解开或脱下裤子至膝下，暴露会阴部 → 协助老年人双腿屈膝，分开 → 打开尿壶盖将老年人阴茎插入尿壶接尿口 → 用尿布折叠后垫于尿壶口下，以免尿液撒出 → 盖好被单 → 待老年人排尿后拿出尿壶 → 整理好裤子和被单 → 协助老年人洗手 → 尿壶做清洁处理 → 洗手 → 需要时记录尿量。

侧卧排尿：将尿壶拿至床前 → 掀开一侧被单 → 协助老年人翻身侧卧，面向照护者 → 解开或脱下裤子至膝下，暴露会阴部 → 助老年人双膝并拢 → 打开尿壶盖将老年人阴茎插入尿壶接尿口 → 一手握住尿壶把手固定 → 盖好被单 → 待老年人排尿后拿出尿壶 → 整理好裤子和被单 → 协助老年人洗手 → 尿壶做清洁处理 → 洗手 → 需要时记录尿量。

（2）女性使用尿壶：

将尿壶拿至床前 → 协助老年人取平卧位 → 掀开盖被下端折向对侧 → 脱下裤子至膝部 → 一手托起老年人臀部，同时嘱其配合屈膝抬臀，将护理垫或尿布垫于臀下 → 老年人屈膝，将两腿分开暴露会阴部 → 将尿壶开口部紧贴会阴部 → 盖好被单 → 排尿后拿出尿壶，为老年人擦净尿渍（需要时清洗会阴部）→ 撤去护理垫或尿布 → 协助穿好裤子，整理床单位 → 协助老年人洗手 → 清洁尿壶 → 洗手 → 需要时记录尿量。

（3）使用便盆：

平卧位：老年人需要便盆时将便盆拿至床旁 → 向老年人说明使用方法 → 将老年人的床头稍抬高 → 协助老年人平卧两腿

屈膝 → 脱下裤子 → 把尿布或一次性护理垫置于臀下 → 嘱老年人配合抬起臀部，同时一手抬起老年人的骶尾部，另一手将便盆放于老年人的臀下 → 在老年人外阴上遮盖一尿布或护理垫（以防尿湿被单）→ 用被单遮盖下身，老年人排便 → 必要时老年人的手臂与下肢给予适当支托，以保持老年人身体的稳定 → 随时观察老年人排便的情况并询问老年人的需要 → 老年人便后掀开被单，用温水冲洗净会阴、肛门处并擦干 → 撤去便盆和护理垫 → 协助老年人穿好裤子取舒适卧位 → 整理好床单位 → 开窗通风 → 处理便盆并清洗消毒 → 洗手。

侧卧位：若老年人无法抬臀，可将老年人裤子脱至膝部 → 将其身体翻身侧卧，面向照护者 → 臀腰下铺一次性护理垫或尿布 → 将便盆扣于老年人臀部（便盆窄口朝足部）→ 再一手扶便盆（使其稳定），另一手扶住老年人转动身体呈平卧位 → 会阴部遮盖一尿布或护理垫（以防尿湿被单）→ 用被单遮盖身体 → 老年人排便 → 随时观察老年人排便的情况，根据需要提供帮助 → 排便结束，一手扶稳便盆，另一手协助老年人侧卧取出便盆放置妥当 → 为老年人清洁肛门处及周围皮肤 → 需要时用温水清洗、擦干 → 撤去护理垫 → 协助穿好裤子，取舒适体位 → 整理床单位 → 开窗通风 → 处理便盆并清洗消毒 → 洗手。

【注意事项】

（1）老年人便后室内通风时间要适当，防止老年人受凉。

（2）气温较低的季节，可适当将便盆用热水冲洗，以减轻老年人的不适。

（3）衰弱的老年人排便时身体应给予适当的支托。放置便盆时若老年人无力抬起腰臀，则可用一条宽腰带穿过老年人腰部，在放置便盆时一手用力提起腰带帮助抬臀，再一手顺势将便盆放于臀下。

（4）便秘的老年人应注意指导其多喝水，多吃含粗纤维丰富的食物，必要时协助老年人进行腹部按摩。

（5）处理便盆时注意观察老年人粪便、尿的颜色、性质等，以便及时发现异常情况。

三、尿垫、纸尿裤更换法

【目的】

为卧床不能自理、失禁的老年人更换尿垫及纸尿裤，以保持局部的清洁，使其舒适和预防皮肤并发症。

【评估】

（1）老年人的健康状况、意识状态、肢体活动能力、自理能力。

（2）老年人的心理状态，以确定需要帮助的方法。

（3）环境的温度及隐蔽状态。

【准备】

照护者：着装整洁，洗净并温暖双手。

环境：清洁，关闭门窗或遮当屏风。

物品：尿垫、纸尿裤、卫生纸、温水、水盆、毛巾。

老年人：取平卧位。

【操作程序】

（1）更换尿布：向老年人解释后将用物拿至床旁 → 掀开老年人盖被下端 → 将老年人身体翻转呈侧卧位 → 将身下污染的尿布（尿垫）向上折叠卷起压在臀下 → 取毛巾蘸温热水，拧半干擦拭会阴部及臀部（从会阴前方，向后擦拭）→ 再用干毛巾擦干 → 查看会阴部及臀部皮肤有无潮红、皮疹等异常情况 → 将清洁尿布（尿垫）折叠置于臀下（一半平铺，一半卷折）→ 再将老年人身体翻转成平卧位 → 撤下污尿布（尿垫）放入专用尿布桶内 → 整理拉平臀下清洁的尿布 → 整理好盖被和衣服 → 开窗通风 → 处理用物 → 洗手。

（2）更换纸尿裤：向老年人解释后将用物拿至床旁 → 掀开

老年人盖被下端 → 协助老年人取平卧位 → 解开纸尿裤粘贴扣，将前片从两腿间向下后撤 → 将老年人身体翻转成侧卧位 → 将污纸尿裤内面对折于臀下，并用卫生纸擦净污渍 → 取毛巾蘸温热水清洗或擦拭会阴部及臀部 → 再用干毛巾擦干 → 取下污染的纸尿裤 → 查看会阴部及臀部皮肤有无潮红、皮疹等异常情况 → 将清洁纸尿裤前后对折的两片（紧贴皮肤面朝内）平铺于老年人臀下，向下展开上片 → 将老年人身体翻转成平卧位 → 取下污染的纸尿裤 → 铺平身下清洁纸尿裤 → 从两腿间向上兜起纸尿裤前片 → 整理平整纸尿裤大腿内侧边缘 → 将前片两翼向两侧拉紧 → 将后片粘贴扣粘贴在前片粘贴区上 → 盖好并整理盖被 → 整理用物 → 洗手 → 记录。

【注意事项】

（1）对意识障碍的老年人应定时查看尿布（尿垫）或纸尿裤浸湿的情况，根据尿布、纸尿裤吸收锁水的能力进行更换，以防发生尿布疹和压疮。

（2）根据老年人的体形选择合适尺寸的纸尿裤。

（3）更换尿布、纸尿裤时动作要轻柔，并将其展平整，特别是应将纸尿裤的大腿内、外侧展平、包好，以防侧漏或损伤皮肤。

（4）给老年人垫尿布时，男性前面部位要垫厚，女性后面要垫厚；腹部不要勒得过紧，使其双腿能自由活动，背部不要有皱褶和接缝，尿量增加时应适当增加尿布层数。

（5）每次更换时都应注意用温热毛巾擦拭或清洗会阴部及臀部皮肤，保持局部清洁和干燥，以防产生异味和刺激皮肤引发压疮。

（6）倘若老年人患有传染性疾病，其污染的尿布、纸尿裤均应放入医用黄色垃圾袋内集中处理。

四、集尿袋更换法

【目的】

为留置导尿管的老年人更换集尿袋，以防泌尿系统感染。

【评估】

（1）老年人的意识状态、全身健康状况，以及会阴部皮肤黏膜状况。

（2）留置导尿管时间、集尿袋内尿液的颜色及量。

（3）老年人的自理能力、配合程度，以及对留置导尿管护理的知识水平和心理反应。

【准备】

照护者：着装整洁，洗净双手。

环境：温暖，无对流风。

物品：治疗盘内置无菌的引流袋（集尿袋）、碘伏（碘酒、乙醇）、无菌棉签、血管钳、治疗巾（清洁纸巾）等。

老年人：取舒适体位。

【操作程序】

（1）方法一：向老年人解释更换引流袋的目的 → 检查引流袋有无过期及是否密封良好 → 检查合格后打开封口 → 拿出引流袋检查下端出口，确认关闭好放妥 → 帮助老年人平卧 → 掀开老年人盖被，暴露引流管和导尿管连接处 → 将治疗巾（纸巾）铺于引流管接头处下面 → 取血管钳夹闭导尿管 → 两手分离导尿管和引流管（导尿管开口处不可接触他物品，以防污染） → 取下引流管 → 无菌棉签蘸取碘伏（碘酒、乙醇）消毒导尿管末端开口处 → 拿出新引流袋 → 取下引流袋管口保护套（管口不可触及他物品，以防污染） → 将引流袋管口插入导尿管末端相接 → 打开夹闭的血管钳 → 观察尿液引流情况 → 调整引流管长度并固定于床边（引流管长度以能满足翻身的需要为宜）

→ 撤去治疗巾（纸巾）→ 整理老年人衣被 → 整理用物（污引流袋放黄色医疗垃圾袋中处理）→ 洗手。

（2）方法二：向老年人解释更换引流袋的目的 → 检查引流袋有无过期及是否密封 → 检查合格后打开封口 → 拿出引流袋检查下端出口，确认关闭好放妥 → 帮助老年人平卧 → 掀开老年人盖被，暴露引流管和导尿管连接处 → 将治疗巾（纸巾）铺于引流管接头处下面 → 无菌棉签蘸取碘伏（碘酒、乙醇）消毒导尿管与引流管连接处 → 一手折叠导尿管远端（使其夹闭）→ 两手分离导尿管和引流管（导尿管开口处不可接触他物品，以防污染）→ 取下引流管 → 拿出新引流袋 → 取下引流袋管口保护套（管口不可触及他物品，以防污染）→ 将引流袋管口插入导尿管末端相接 → 放松导尿管折叠处 → 观察尿液引流情况 → 调整引流管长度并固定于床边（引流管长度以能满足翻身的需要为宜）→ 撤去治疗巾（纸巾）→ 整理老年人衣被 → 整理用物（污引流袋放黄色医疗垃圾袋中处理）→ 洗手。

【注意事项】

（1）注意按无菌操作规程进行操作。

（2）集尿袋和引流管的位置不可高于耻骨联合，防止尿液反流。

（3）注意观察老年人的尿液，如发现异常（尿液混浊、有异味、含血或有颜色改变等）及时报告医护人员。

（4）嘱咐老年人多喝水，勤翻身，活动时防止导尿管的脱出，避免导管受压、扭曲或导尿管与引流管的分离。

（5）为训练膀胱功能，一般情况应采用间歇性引流夹管的方式，使膀胱能定时充盈排空，促进膀胱功能的恢复。

五、集尿袋内尿液排放法

【目的】

排放集尿袋内的尿液。

【评估】

（1）老年人的意识状态、全身健康状况、集尿袋内尿液的颜色及量。

（2）老年人的自理能力、配合程度，以及对留置导尿管护理的知识水平和心理反应。

【准备】

照护者：着装整洁，洗净双手。

环境：温暖，无对流风。

物品：量杯（尿壶）、碘伏（碘酒、乙醇）、无菌棉签、弯盘。

老年人：取舒适体位。

【操作程序】

向老年人解释后操作 → 将量杯（或尿壶）置于集尿袋下方 → 无菌棉签蘸取消毒液（碘伏或碘酒、乙醇）由内向外消毒集尿袋下管开口处 → 打开集尿袋下管开口 → 排放尿液至量杯或尿壶内（尿液要顺量杯内壁向下流，避免尿液喷溅）→ 排放毕再用消毒剂棉签由内向外消毒集尿袋下管开口处 → 关闭集尿袋下口 → 观察尿液有无异常 →需要时记录尿量 → 整理用物 → 洗手。

【注意事项】

（1）排放尿液时，注意尿液不要喷溅，以防泌尿系统逆行感染。

（2）注意观察尿液的性质与量，发现异常及时报告医护人员。

六、结肠造瘘口便袋更换法

【目的】

结肠造瘘是指由于疾病治疗的需要，对患病的肠道进行手术切除后，在下腹部造一留置瘘口，以保障患者排泄的需要，此瘘口称为结肠造瘘，也称假肛或人工肛门。

为患病的老年人更换结肠造瘘口上清洁的便袋，可以促进老年人舒适和预防并发症。

【评估】

（1）老年人的意识状态、健康状况、自理能力、配合程度。

（2）老年人的心理状态，对携带结肠造瘘生活和操作技能的知识水平。

（3）环境温度、湿度及隐蔽程度。

【准备】

照护者：着装整洁，洗净双手。

环境：清洁、温暖，关闭门窗。

物品：清洁干燥的便袋、热水、毛巾、纸巾（尿布）护理垫、卫生纸。

老年人：取舒适的卧位或坐位。

【操作程序】

向老年人解释后操作 → 协助老年人取舒适体位 → 将护理垫、纸巾铺于身下结肠造瘘口处 → 打开腹部便袋与护肤环（底盘）连接处的扣环 → 取下粪袋放于便盆上 → 用柔软的卫生纸擦净造瘘口周围的皮肤 → 再用热毛巾洗净局部皮肤并擦干 → 查看造瘘口周围皮肤有无异常情况 → 确认无异常，将清洁的便袋与腹部护肤环（底盘）连接 → 扣紧扣环后用手牵拉便袋，确认便袋牢固固定于腹部，封闭便袋下口 → 清理用物 → 整理好老年人的衣裤、被单 → 倾倒便袋，用清水冲洗干净 → 丢弃或晾干后备用（按选择的便袋材料状况处理）→ 洗手。

【注意事项】

（1）保持结肠造瘘口周围处皮肤清洁、干燥。

（2）帮助老年人更换便袋时，要注意老年人的体位舒适、省力，操作动作轻柔、准确，注意保暖和保护老年人的隐私。

（3）便袋内粪便超过1/3时应及时取下便袋倾倒，更换另一个清洁便袋，取下的便袋应及时清洗干净，以便再用。餐后2~3小时不宜更换，因此时肠蠕动较活跃，易出现排便情况。

（4）为老年人选择容易消化的食物，少吃粗纤维多、易产气或刺激性强的食物，如韭菜、辣椒、豌豆等。注意饮食卫生，防止腹泻。

（5）注意观察老年人排便的情况，如果发现有排便困难或造瘘口狭窄等情况，应及时请医师或专业护士戴手套置造瘘口内探查，并进行扩张造瘘口内径的处理。

七、结肠造瘘口护肤环更换法

【目的】

更换清洁的护肤环（底盘），预防并发症，使老年人舒适。

【评估】

（1）老年人的意识状态、健康状况、自理能力、配合程度。

（2）老年人的心理状态，对携带结肠造瘘生活和技能的知识水平。

（3）环境温度、湿度及隐蔽程度。

【准备】

照护者：着装整洁，洗净双手。

环境：清洁、温暖，关闭门窗。

物品：清洁、干燥、清洁的护肤环（一般为一次性使用）、热水、毛巾、弯剪刀、笔、透明纸、卫生纸、护理垫、尿布

（纸巾）等。

老年人：取舒适平卧位。

【操作程序】

向老年人解释后操作 → 协助老年人平卧 → 将护理垫或清洁尿布铺于身下结肠造瘘口处 → 一手按住皮肤，从一侧边缘撕下护肤环 → 用温水毛巾擦净结肠造瘘口周围的皮肤 → 查看造瘘口周围皮肤有无红肿、出血、溃烂、回缩等异常情况 → 确认无异常，将透明纸放在瘘口上画出结肠造瘘口形状 → 画好的结肠造瘘口形状用弯剪刀剪出 → 再将透明纸上剪出的形状画在护肤环（底盘）背面的白纸上 → 用弯剪刀将护肤环（底盘）的结肠造瘘口形状剪好 → 撕开护肤环（底盘）背面的纸层对准造瘘口紧贴于皮肤上 → 再把便袋口缘从下面轻轻装入护肤环的凸缘上 → 扣紧护肤环（底盘）与造瘘口便袋连接处 → 轻轻牵拉造瘘口便袋 → 确认便袋安置妥当 → 用弹性腹带固定好 → 整理用物 → 洗手。

【注意事项】

（1）在腰间固定护肤环（底盘）和便袋的松紧要适宜。

（2）腹部的护肤环应每2周更换一次，如有脱落或被粪便严重污染，应及时报告医护人员更换。

（3）清洗结肠造瘘口周围皮肤后一般不需要使用护肤品，以免影响护肤环的黏性。

（4）指导老年人穿柔软、宽松、舒适的衣裤，以免衣裤过紧使得造瘘口受摩擦出血。

（5）老年人日常活动时，避免过于用力的动作，以免使造瘘口内的肠黏膜脱出。

（6）室内要经常打扫，通风换气以保持空气的清新。

八、腹部按摩法

【目的】

预防老年人发生便秘。

【评估】

老年人的意识状态及其他健康状况、自理能力与配合程度等。

【准备】

照护者：着装整洁，洗净双手并温暖。

环境：清洁、温暖，无对流风。

老年人：取舒适仰卧位。

【操作程序】

向老年人解释腹部按摩促进排便的方法 → 温暖双手后协助老年人仰卧 → 将示指、中指和环指放于老年人腹部左侧与脐平行处 → 由上向下做螺旋形顺时针按摩 5~10 分钟（促使降结肠内的粪便向下移动至直肠，便于排出粪便）→ 洗手。

【注意事项】

（1）操作前、后要认真洗净并温暖双手，以使老年人舒适。

（2）腹部按摩需有一定压力，其压力以老年人能耐受为宜。

九、直肠栓剂给药法

【目的】

直肠栓剂常用于治疗肛门疾病（如痔、肛裂）、解除便秘等。

【评估】

（1）老年人的意识状态及全身健康状况、肛门疾病情况。

（2）老年人的自理及合作程度。

（3）所用药物的性质及用药的目的等。

【准备】

照护者：着装整洁，洗净双手并擦干。检查栓剂药物名称、质量及有无过期等，确认合格方能使用。

环境：清洁、温暖，关闭门窗和窗帘。

用物：根据医嘱治疗目的选择直肠栓剂（甘油栓、痔疮栓等）、指套或手套、纸巾、尿垫。

老年人：卧床，取左侧卧位。

【操作程序】

（1）直肠栓剂给药：用于治疗肛门疾病和解除便秘。

核对后向老年人解释栓剂药的用法、用药目的和采取的姿势 → 待老年人同意后进行操作 → 协助老年人取左侧卧位臀部靠床缘 → 臀下置尿垫 → 右手示指戴指套或手套 → 剥去栓剂外的锡纸 → 将栓剂拿出 → 左手垫纸巾分开臀裂 → 右手示指与拇指持栓剂，轻轻插入肛门 → 用示指将栓剂推至深处 3~4 cm → 退出示指 → 将手套或指套翻转取下放入污物袋内 → 用纸巾擦拭老年人肛门处 → 嘱老年人休息20分钟再恢复舒适体位 → 撤出尿垫 → 整理用物 → 洗手。

（2）肥皂栓通便法：用于解除便秘。

向老年人解释肥皂栓通便的方法，征得老年人同意后进行操作 → 将肥皂切下长 3 cm、宽 1 cm 的肥皂条 → 把肥皂条放于热水中融化成圆锥形肥皂栓 → 肥皂栓拿至老年人床边 → 协助老年人翻身左侧卧位 → 左手分开老年人臀裂暴露肛门 → 右手示指戴指套将肥皂栓细端向前全部插入肛门内 3~4 cm → 退出手指 → 将手套或指套翻转取下放入污物袋内 → 为老年人擦净肛门处 → 嘱老年人稍休息片刻再排便 → 整理用物 → 洗净双手。

【注意事项】

（1）操作中动作要轻柔。

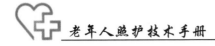

（2）注意观察老年人用药后的反应，如有不适应停止。注意对自理困难的老年人排便的照顾。

（3）有肛门疾病的老年人不宜使用肥皂栓通便。

十、开塞露通便法

【目的】

帮助排便困难的老年人解除便秘。

【评估】

（1）老年人的意识状态及全身健康状况、便秘的病情及肛门有无疾病的情况。

（2）老年人的自理能力及配合程度。

【准备】

照护者：着装整洁，洗净双手。

环境：清洁、温暖，无对流风。

物品：20 ml 开塞露 1 个、卫生纸巾、尿垫等。

老年人：卧床，取左侧卧位。

【操作程序】

向老年人解释操作方法，征得同意后进行操作 → 将开塞露药瓶拿至床边 → 协助老年人翻身取左侧卧位 → 臀下放置尿垫 → 将开塞露的瓶帽取下（无瓶帽者可用锥子将开塞露顶端刺一孔，大小以能顺利挤出药液为宜）→ 挤出少量药液于卫生纸巾上 → 开塞露的细端用卫生纸上的药液滑润 → 左手分开臀裂暴露肛门 → 右手将开塞露的细端轻轻插入肛门内 → 挤压开塞露瓶将药液全部挤入直肠内 → 退出开塞露药瓶，用纸巾包裹放于医疗垃圾袋内 → 为老年人擦净肛门处 → 嘱老年人稍休息片刻再排便 → 撤出尿垫 → 整理用物 → 洗手。

【注意事项】

（1）操作动作要轻柔，以防损伤。

（2）自理困难的老年人排便后帮助擦净肛门处，必要时给予清洗。

（3）对经常便秘的老年人应指导其多喝水，多吃含粗纤维的食物以预防便秘。

十一、灌肠促排便法

【目的】

解除便秘。其适用于采用简易通便的方法仍不能解除便秘的老年人。

【评估】

（1）老年人的意识状态及其他健康状况，有无肛门疾病，如痔、肛裂等，以及便秘的情况。

（2）老年人的自理及合作程度等。

【准备】

照护者：着装整洁，洗净双手后配制灌肠液。

环境：清洁、温暖，关闭门窗，无对流风。

物品：灌肠筒1套、肛管、弯盘、润滑油、卫生纸、棉签、水温计、血管钳、输液架、尿布、灌肠液（500~1000 ml，水温39~40℃）等。

灌肠液：配制为常用的0.1%~0.2%肥皂液或生理盐水，灌肠液要用温开水配制（或一次性灌肠装置1套）。

老年人：取左侧卧位。

【操作程序】

向老年人解释灌肠的方法 → 得到老年人同意后操作 → 将配制好的灌肠液及用物拿至老年人床边 → 装有灌肠液的灌肠筒挂在床边输液架上（灌肠筒底部距离老年人臀部40~60 cm高）→ 协助老年人取左侧卧位，臀部齐床缘 → 将老年人裤子脱至大腿，暴露臀部 → 尿布铺于老年人臀下 → 将灌肠筒导管与肛管

连接 → 滑润油涂抹肛管前端 → 排出管内气体和冷溶液 → 一手垫纸巾分开臀裂暴露肛门，同时另一手将肛管轻柔地插入肛门7~10 cm → 固定肛管 → 松开夹闭导管的血管钳，溶液流入直肠 → 观察溶液流入的情况（若溶液流入不通畅时可左右移动或挤捏肛管）→ 灌肠结束夹紧肛管 → 用卫生纸巾包裹肛管拔出并擦净放入弯盘内 → 撤去尿布 → 协助老年人穿好裤子，嘱咐其休息5~10分钟后再排便 → 整理用物（肛管浸泡消毒后再清洗干净，然后再高温灭菌后备用）→ 开窗通风 → 洗手 → 记录。

【注意事项】

（1）灌肠中注意老年人的保暖。

（2）操作前要仔细询问和观察老年人有无痔、肛裂，操作动作要轻柔，以防损伤，随时观察老年人的反应，如有不适要立即停止。

（3）灌肠液配制要准确、规范。不可随意用自来水、河水、井水等配制。

（4）对自理困难的老年人排便时给予帮助。体力较弱的老年人排便时应扶持老年人稳妥地坐于便器上，使老年人的手扶于固定的扶手上，以防发生意外。

十二、人工取便法

【目的】

严重便秘且粪便嵌顿在直肠内的老年人，因体力虚弱、腹部肌肉无力、经使用其他方法仍无法排出粪便时，照护者可采取人工取便法为其解除便秘。

【评估】

（1）老年人的意识状态及其他健康状况，有无肛门疾病，如痔、肛裂等。

（2）便秘粪便嵌顿的情况。

（3）老年人的自理能力及配合程度等。

【准备】

照护者：着装整洁，修剪指甲后洗净双手。

环境：清洁、温暖，关闭门窗，无对流风。

物品：消毒的乳胶手套、润滑油、卫生纸、尿布、热水、毛巾、便盆等。

老年人：取左侧卧位。

【操作程序】

向老年人解释取便的方法 → 得到老年人同意后操作 → 协助老年人采取左侧卧位 → 将老年人裤子脱至大腿暴露臀部 → 尿布铺于老年人臀下 → 右手戴好手套 → 在示指上涂抹润滑油 → 示指轻轻将润滑油涂于老年人肛门处（同时嘱咐老年人深呼吸以便放松腹部肌肉） → 待老年人肛门松弛时手指轻柔地插入肛门内 → 示指触及干硬的粪块后沿直肠内壁一侧轻轻地抠出 → 由浅入深逐次取出嵌顿的粪便放入便盆内 → 取便结束退出手指脱去手套 → 擦净肛门处 → 用热水为老年人洗净肛门处 → 整理用物 → 洗手 → 记录取便情况。

【注意事项】

（1）取便前要仔细修剪指甲，以免划伤肛门和直肠黏膜。

（2）操作前要仔细询问和观察老年人有无痔、肛裂，操作动作要轻柔，以防损伤；取便时如果老年人感觉疼痛严重，或面色苍白、出冷汗等特别不舒服时，应立即停止操作。

（3）不可使用任何器械进行取便。

（4）取便后用热水毛巾热敷肛门处 20 分钟，以促进肛门括约肌的回缩。

第4节 卧床老年人体位更换技术

一、平卧位（仰卧位）

【目的】

协助生活不能自理的老年人在床上维持舒适的仰卧体位，预防并发症。

【评估】

（1）老年人的身体状况、皮肤状况。

（2）老年人的活动耐力、合作程度、自理能力。

（3）环境及设备状况。

（4）更换过程和改变体位后应评估老年人的面色、表情及身体状况。

【准备】

照护者：着装整洁，洗净并温暖双手。

环境：清洁，关闭门窗，避免对流风。

物品：小枕头、软枕（长圆枕）或毛毯卷（数目根据需要准备）。

老年人：生活不能自理，需要帮助更换体位。

【操作程序】

向老年人说明更换体位的必要性和方法 → 携用物至床旁 → 帮助老年人平卧于床上 → 头部、颈部肩部置于枕上 → 检查颈部若有悬空可用小枕支托 → 检查腰部若悬空可用小枕支托 → 双上肢置于身体两侧 → 双腿自然伸直 → 外侧可放软枕（长圆枕）或毛毯卷（防止髋关节外旋）→ 双膝下置一小枕支托 → 两小腿下置一小枕支托（让足跟悬空，避免足跟与床垫摩擦，预防压疮）→ 双足抵住枕头（防止足下垂）→ 整理床单位→洗手。

【注意事项】

（1）根据老年人需求协助更换体位，预防各种并发症的发生。

（2）更换体位时用力要适当，避免拖、拉等动作，以免发生损伤。

（3）老年人更换体位后，用软枕支撑保持稳定，防止意外发生。

（4）更换平卧位时应注意观察体位是否舒适、正确，如有不适应及时调整体位。

（5）应每2小时更换或根据皮肤情况调整体位，每次调整卧位时应检查皮肤情况，以便及时发现异常情况得到及时处理。

（6）身上留置有胃管、尿管等导管的老年人，更换体位时应先将导管安置妥当，并检查导管有无折叠、扭曲，保持通畅。

（7）注意节力原则。

二、侧卧位

【目的】

维持舒适的姿势，为生活不能自理的老年人更换、整理床单位，进行背部护理，减轻局部受压，预防压疮等并发症。

【评估】

（1）老年人的身体状态、皮肤状况、身体有无移动障碍。

（2）老年人的活动耐力、合作程度、自理能力。

（3）环境及设备状况。

（4）更换过程和改变体位后应评估老年人的面色、表情及身体状况。

【准备】

照护者：着装整洁，洗净并温暖双手。

环境：清洁，关闭门窗，避免对流风。

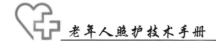

物品：软枕（数目根据需要准备），若悬空可用。

老年人：生活不能自理，需要帮助更换体位。

【操作程序】

方法一：向老年人说明翻身的必要性和方法 → 携软枕放于床旁 → 协助老年人双手放于腹部，两腿屈膝 → 协助老年人双下肢移近照护者一侧床边 → 再将老年人肩部移近照护者 → 一手扶助老年人的肩部，另一手扶助老年人的膝部 → 轻推老年人翻向对侧，背向照护者 → 翻身后为老年人拍背（手呈环杯状由老年人背的下部向上部反复扣拍数次）→ 整理好老年人的衣服 → 将软枕分别支托在老年人的背部、胸部、膝下，以保持体位的稳定与舒适 → 整理床单位使其平整。

方法二：照护者站在老年人将要转向的床侧 → 将老年人远侧的手臂放在胸前，远侧的腿放在近侧腿上 → 两手分别扶助老年人远侧肩部、髋部向近侧翻转，老年人的身体呈侧卧位，面向照护者（翻身时照护者身体的重心由前腿向后腿移动，用自身体重的拉力翻转老年人的身体）→ 翻身后为老年人拍背（手呈环杯状由老年人背的下部向上部反复扣拍数次）→ 整理好老年人的衣服→ 将软枕分别支托在老年人的背部、胸部、膝下，以保持体位的稳定与舒适 → 整理床单位使其平整。

【注意事项】

（1）根据老年人需求协助更换体位，为老年人安全移动时要维持正常解剖位置，认识各种姿势对身体各部位的载重负担，保持良好姿势的摆放。注意各关节活动的范围；有些关节可稍屈曲，避免长期伸展引发不适；定时改变姿势，以免受压部位不舒适。

（2）更换体位时用力要适当，避免拖、拉、推等动作，以免发生损伤。一般每2小时更换或根据皮肤情况调整体位，每次调整卧位时应检查皮肤情况，以便及时发现异常情况得到及时处理。

（3）更换侧卧位时应注意观察老年人的体位是否舒适、正确。需要时用软枕支撑身体各部位，使其稳定、舒适、安全，如有不适应及时调整体位，防止意外及并发症的发生。

（4）身上留置胃管、尿管等导管者更换体位时应先将导管安置妥当，更换体位后要检查导管有无折叠、扭曲，保持通畅。

（5）注意节力原则。

三、俯卧位

【目的】

促进睡眠、增加安全感、解除背部肌肉的疲劳或用于治疗性体位。

【评估】

（1）老年人的身体状况、皮肤状况、身体有无移动障碍和背部疾病。

（2）老年人的活动耐力、合作程度、自理能力。

（3）环境及设备状况。

（4）更换过程和改变体位后应评估老年人的面色、表情及身体状况。

【准备】

照护者：着装整洁，洗净并温暖双手。

环境：清洁，关闭门窗，避免对流风。

物品：软枕（数目根据需要准备）。

老年人：生活不能自理、背部疾病需要帮助更换体位。

【操作程序】

向老年人说明更换体位的必要性和方法 → 携软枕放于床旁 → 先将老年人由仰卧翻成侧卧，继而面向床铺俯卧，头偏向一侧，双手置于头部两侧或一手置于头部，另一手置于身体一侧 → 肩下置一小枕，腹部横膈下垫一小枕（对女性可以防止乳房

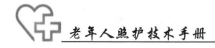

受压）→ 大腿伸直，膝关节稍弯 → 小腿下垫一软枕（防止足尖受压）→整理床单位→ 洗手。

【注意事项】

（1）更换俯卧位时要注意观察和保持老年人呼吸道的通畅。

（2）操作时用力要适当，避免拖、拉、拽等动作。一般应每2小时更换或根据皮肤情况调整体位，每次调整卧位时应检查皮肤情况，以便发现异常情况得到及时处理，以防发生损伤。

（3）更换俯卧位时应注意观察老年人体位是否舒适、正确。用软枕支撑体位时要稳定、安全，防止意外及并发症的发生。如有不适应及时调整体位。

（4）身上留置导管（如胃管、尿管）者，更换体位时应先将导管安置妥当，并检查导管有无折叠、扭曲，保持通畅。

（5）注意节力原则。

四、半卧位（坐位）

【目的】

协助不能自理的老年人在床上维持舒适的半卧位，以保持呼吸道通畅，减轻心脏负担，改善脑部血液供应情况，有利于向站立位过渡。

【评估】

（1）老年人的身体状况、皮肤状况、心肺功能情况。

（2）老年人的活动耐力、合作程度、自理能力。

（3）环境及设备状况。

（4）更换过程和改变体位后应评估老年人的面色、表情及身体状况。

【准备】

照护者：着装整洁，洗净并温暖双手。

环境：清洁，关闭门窗，避免对流风。

物品：小枕头、软枕（长圆枕、"L"形枕、长方枕，数目根据需要准备）。

老年人：生活不能自理或心肺疾病时需要调整体位。

【操作程序】

向老年人说明更换体位的必要性和方法 → 携软枕放于床旁 → 将床头抬起 40°~50°，使用各种枕头垫高头部并支托颈部、腰部及两手 → 膝下用支架或软枕抬起 15°~25°（可使腿部肌肉放松，避免向床尾滑动）→ 置一小枕于两小腿下，以便足跟悬空（预防压疮发生）→ 置一枕于床尾，两足抵住软枕（可避免足下垂发生）→ 检查各关节与骨突处是否受压 → 整理老年人的衣服、床单位，使其平整，并为老年人盖好棉被 → 床边用床护栏杆保护以防坠床 → 整理床单位 → 洗手。

【注意事项】

（1）更换半卧位时因体位和重心较高，稳定性差，应使用床档保护，防止坠床。照护者注意观察老年人体位是否舒适、稳定、安全，对有心肺疾病的老年人按需要用软枕支撑体位，如有不适应及时调整体位，防止意外及并发症的发生。

（2）操作时用力要适当，避免拖、拉、拽等动作。一般应每2小时更换或根据皮肤情况调整体位，每次调整卧位时应检查老年人的皮肤情况，以便发现异常情况得到及时处理，以防发生损伤。

（3）身上留置导管（如胃管、尿管）者，更换体位时应先将导管安置妥当，并检查导管有无折叠、扭曲，保持通畅。

（4）注意节力原则。

第5节 压疮护理技术

一、压疮预防法

【目的】

预防长期卧床的老年人发生压疮。

【评估】

（1）老年人的健康状况，是否属于压疮的高危人群（是否存在容易产生压力、剪切力、摩擦力等因素），瘫痪、昏迷所致活动受限，因营养不良致身体极度消瘦或水肿，大小便失禁，因机体老化、体弱无力致活动困难，以及因疾病导致强迫体位和特殊约束的老年人。

（2）老年人的认知能力，是否了解压疮的危害和预防的方法，以确定护理的措施。

【准备】

照护者：着装整洁，洗净并温暖双手。

环境：清洁，关闭门窗。

物品：根据老年人的需要准备热水、毛巾、浴巾、润肤液、大枕、包裹布套的海绵垫（大小、形状、数目根据需要而定）等。

老年人：卧床。

【操作程序】

携物品至老年人床旁 → 向老年人解释压疮预防的重要性及方法 → 协助老年人翻身侧卧（翻身时避免强力地拖、拉、推的动作） → 软枕置于老年人的胸腹前、膝部以支托身体 → 分别掀起老年人的衣服、裤子暴露身体受压处（身体其他部位用盖被遮盖，避免受凉） → 查看受压部位（骶尾部、肩胛部、脊柱、髋部、膝关节处、膝部、足跟、肘部等处）皮肤颜色有无

发红或红斑 → 再用手触及皮肤，检查皮肤湿度、温度及感觉有无改变（检查中随时与老年人沟通，询问其感觉）→ 确认无压疮发生 → 将浴巾铺垫于老年人身下 → 用湿热毛巾擦净全背的皮肤污渍、汗渍 → 双手掌蘸适量润肤液涂于背部并擦干净 → 协助老年人整理衣服使其平整无褶 → 扫净床铺上碎屑 → 将大枕垫于老年人背部 → 腿下及两膝之间用海绵垫衬垫 → 按老年人的要求帮助其调整好卧位 → 整理床单位 → 整理用物 → 洗手 → 记录老年人皮肤的情况（翻身时间、皮肤受压及护理情况）。

【注意事项】

（1）长期卧床的老年人应根据其皮肤受压的情况决定翻身的时间，一般至少每2小时翻身一次，对压疮高危老年人每次翻身时必须仔细评估老年人的皮肤，做好动态观察，以便及时发现异常情况。尽量减少采用易产生剪力和摩擦力的体位，如大角度的半卧位，若需半卧时，其半卧的角度不要大于30°。

（2）翻身时应将老年人身体抬起，不可强力拖、拉、推，以防损伤老年人的皮肤。

（3）可根据老年人与环境的具体情况使用减压床垫或压疮敷料贴保护身体受压处。

（4）对大小便失禁的卧床老年人要做到勤翻身、勤换洗、勤检查、勤整理，保持其身体的清洁、干燥、无异味。老年人沐浴时避免使用过热的水和用力揉搓；使用温和的中性清洁剂；使用不致敏的润滑剂；保持老年人的床单位清洁、干燥、平整无皱褶、无渣，以预防压疮的发生。

（5）不可使用掉瓷或有损坏的便盆，以防擦伤老年人的皮肤。

（6）对长时间坐轮椅的老年人注意更换体位，定时将老年人扶起站立片刻，以促进局部循环，并注意检查坐骨结节与足跟处有无压疮发生。

（7）对营养不良的老年人应注意饮食的调节，给予高蛋白、高维生素饮食，并注意保持充分的液体摄入。

（8）对长期卧床不能自理的老年人，应给予心理支持。

二、压疮护理法（Ⅰ度和Ⅱ度压疮护理法）

【目的】

对Ⅰ度和Ⅱ度压疮的老年人实施护理，以避免伤情加重或其他并发症的发生。

【评估】

（1）老年人的意识状态、全身健康状况、身体活动度。

（2）老年人受压处皮肤损伤的程度。

（3）导致压疮发生的原因。

（4）老年人的自理、合作程度，对压疮知识的理解程度。

【准备】

照护者：着装整洁，洗净并温暖双手。了解并检查老年人压疮的部位和伤情，分析发生压疮的原因，向老年人沟通解释操作的目的、方法，取得老年人的合作。

环境：清洁、舒适，关闭门窗，避免对流风。

物品：根据老年人的需要准备热水、毛巾、浴巾、润肤液、大枕、包裹布套的体位垫（大小、形状、数目根据需要而定）、清洁、干燥被服和衣裤、烤灯等。

备无菌注射器、针头、棉签、纱布、消毒剂（碘酊或碘伏）、压疮敷料贴等。

老年人：取合适的体位，暴露压疮部位。

【操作程序】

（1）Ⅰ度压疮护理法：Ⅰ度压疮表现为受压局部皮肤完整、潮红，与周围皮肤界限清楚，按压不褪色，疼痛。

携物品至老年人床旁 → 向老年人解释压疮护理的重要性及方法 → 松开盖被 → 查看老年人的体位、床褥是否潮湿、有无

碎屑 → 协助老年人翻身侧卧，背向照护者（翻身时避免强力拖、拉、推的动作）→ 软枕置于老年人的胸腹前、膝部以支托身体 → 分别掀起老年人的衣服、裤子暴露身体受压处（身体其他部位用盖被遮盖，避免受凉）→ 查看受压部位皮肤颜色、有无红斑，皮肤温度是否升高，有无疼痛的感觉 → 将浴巾铺垫于老年人身下 → 用湿热毛巾擦净全背的皮肤污渍、汗渍 → 双手掌蘸适量润肤液涂于背部并擦干净 → 用热吹风机将局部吹干 → 协助老年人整理衣服使其平整无褶 → 扫净床铺上碎屑 → 将大枕垫于老年人背部 → 腿下及两膝之间用海绵垫衬垫 → 按老年人的要求帮助调整好卧位 → 整理床单位 → 整理用物 → 洗手 → 记录老年人皮肤的情况（翻身时间、皮肤受压及护理情况）。

（2）Ⅱ度压疮护理法：Ⅱ度压疮表现为局部皮肤颜色由潮红变深，呈紫红色或有水疱，水疱若破损，其表皮破损的基底潮红，且疼痛明显。

携物品至老年人床旁 → 向老年人解释压疮护理的重要性及方法 → 松开盖被 → 查看老年人的体位、床褥是否潮湿、有无碎屑 → 协助老年人翻身侧卧，背向照护者（翻身时避免强力拖、拉、推的动作）→ 软枕置于老年人的胸腹前、膝部，以支托身体 → 分别掀起老年人的衣服、裤子暴露身体受压处（身体其他部位用盖被遮盖避免受凉）→ 查看受压部位皮肤颜色是否变紫红色、有水疱形成或水疱已破裂 → 将浴巾铺垫于老年人身下 → 用湿热毛巾擦净受压部位周围皮肤的污渍、汗渍 → 用无菌棉签蘸取安尔碘消毒剂擦拭水疱及周围（或用2.5%碘酊、70%乙醇）→ 手持无菌注射器、针头刺入水疱抽出疱液，使疱皮贴于创面上 → 拔出针头再用安尔碘消毒 → 用热吹风机将局部吹干 → 用无菌敷料覆盖伤处 → 协助老年人整理衣服使其平整无褶 → 扫净床铺上碎屑 → 将大枕垫于老年人背部 → 腿下及两膝之间用海绵垫衬垫 → 按老年人的要求帮助调整好卧位 → 整理床单位 → 整理用物 → 洗手 → 记录老年人皮肤的情况（翻身时间、皮肤受压及护理情况）。

【注意事项】

（1）根据压疮伤情每小时翻身一次，局部不能再受压，每次翻身时必须仔细评估老年人的皮肤，做好动态观察，以便及时处理。翻身时应将老年人身体抬起，不可强力拖、拉、推，防止皮肤损伤程度加重。

（2）保持局部清洁、干燥，防止感染。如伤口已有感染迹象，按感染伤口处理。

（3）可根据老年人与环境的具体情况使用减压床垫或经医务人员评估伤口后使用压疮敷料贴治疗。

（4）对大小便失禁的卧床老年人要做到勤翻身、勤换洗、勤检查、勤整理，保持其身体的清洁、干燥，无异味。协助老年人沐浴时避免使用过热的水和用力揉搓；使用温和的中性清洁剂；使用不致敏的润滑剂；老年人的床单位清洁、干燥、平整无皱褶、无渣，以预防压疮的发生。

（5）不可使用掉瓷或有损坏的便盆，以防擦伤老年人的皮肤。

（6）对长时间坐轮椅的老年人注意更换体位，定时将老年人扶起站立片刻，以促进局部循环，并注意检查坐骨结节与足跟处有无压疮发生。

（7）对营养不良的老年人应注意饮食的调节，给予高蛋白、高维生素饮食，并注意保持充分的液体摄入。

（8）对长期卧床不能自理的老年人，应给予心理支持。

三、压疮护理垫使用法

【目的】

促进血液循环，有效改善组织缺血缺氧，防止局部组织长久受压而发生压疮。

【评估】

（1）老年人的病情、意识状态、皮肤有无损伤。

（2）充气床垫有无破损、充气导管连接是否紧密。

【准备】

照护者：着装整洁，洗净并温暖双手。

环境：清洁，关闭门窗。

物品：压疮护理气垫、电源线。

老年人：舒适安全的体位。

【操作程序】

向老年人做好解释，征得老年人的同意 → 将压疮护理气垫平放在床上 → 表面覆盖一张被单 → 接通电源，打开电源开关，充气 → 根据老年人身体情况选择不同的档位 → 夜间或老年人感觉气压变化强时，可将转换开关逆时针旋转至弱充气状态 → 照护者将气泵平放在桌面或地面上，也可以挂在老年人床的床装潢扶手上 → 询问老年人是否舒适，再根据老年人的要求进行适当调整 → 操作结束开窗通风。

【注意事项】

（1）压疮护理气垫应避免与尖锐物质接触，以防划破气囊。

（2）清洗气囊时应采用肥皂液或洗衣液等轻轻擦洗，可在气垫上面铺一层薄布面，方便清洗。

（3）压疮护理气垫平放于硬质板床使用效果更佳明显。

（4）安装使用时，应检查各联接软管，避免折弯，以保持气路畅通。

（5）首次使用时，主机对气垫充气需 10~15 分钟后再使用，将充气强弱转换开关顺时针旋转至"强"位置。

（6）照护者不能自行随意拆卸主机气泵。

（7）压疮护理气垫存放在无阳光直射、无腐蚀性气体和通风良好的室内，达到防潮的效果。

（8）无需充气的减压垫按照使用说明书操作。

第 6 节　生命体征测量技术

一、体温测量法

【目的】

观察老年人体温的情况。

【评估】

（1）老年人的意识状态。测量部位的情况，如腋下有无破损、出汗潮湿，是否过于消瘦。

（2）老年人有无影响其测量准确性的因素，如进食、喝热水、冷饮、沐浴、体力活动、情绪激动等。

（3）老年人自理与合作程度。

【准备】

照护者：着装整洁，洗净双手。

环境：清洁、温暖、无对流风。

物品：汞体温计（根据老年人情况可选择腋表、肛表、口表）甩至 35 ℃以下，必要时准备润滑剂、卫生纸、记录本、笔等；也可选择电子体温计。

老年人：测量前休息数分钟，情绪稳定、安静，取坐位或卧位。

【操作程序】

（1）汞体温计测量法

1）腋温测量法：向老年人解释测量体温的方法，并征得老年人的同意 → 协助老年人解开衣扣 → 擦干腋下汗液 → 将体温计汞柱端放入老年人的腋窝深处并紧贴皮肤 → 协助老年人屈臂夹紧（不能自理的老年人应床边扶持）→ 为老年人盖好盖被 → 10 分钟后取出体温计查看刻度数 → 帮助老年人系好衣扣，整理衣服和盖被 → 将体温计浸泡于消毒剂容器中 → 洗手 → 记录体温的数值。

2）肛表测量法：用于腋下有伤口、需特殊观察体温的老年人。

帮助老年人翻身侧卧，两腿屈膝，解开腰带暴露肛门部 → 肛表汞柱端涂少量润滑剂 → 将肛表汞柱端插入肛门内 3～4 cm → 用手扶持固定 → 3 分钟后取出 → 用卫生纸自体温计的玻璃端向汞柱端旋转擦净 → 查看体温计刻度数 → 为老年人擦净肛门处并穿好裤子 → 协助老年人取舒适体位 → 体温计用肥皂棉球或毛巾以旋转式擦洗并用清水冲净 → 体温计浸泡于消毒剂容器中消毒 → 洗手 → 记录体温的数值。

3）口表测量法：向老年人解释测量体温的方法，并征得老年人的同意 → 擦净体温计 → 协助老年人张口舌向上抬，同时将体温计汞柱端斜放入舌下 → 嘱老年人闭嘴勿用牙咬体温计 → 3 分钟后取出 → 用纸擦净体温计 → 查看体温计刻度 → 帮助老年人漱口 → 体温计浸泡于消毒剂容器中 → 洗手 → 记录体温的数值。

（2）电子体温计测量：一般用于腋下或口腔体温的测量。

拿出体温计用乙醇棉球擦拭体温计晾干 → 将体温计电源打开，稍等片刻待显示屏上有"℃"闪烁 → 擦净腋下汗液，将体温计头端放于腋下紧贴皮肤，嘱老年人屈臂夹紧（若测试口腔温度则将体温计头端置于舌下，嘱老年人闭口，不要用牙咬体温计） → 10 分钟后拿出查看显示屏上的数值（口腔测温为 5 分钟拿出查看） → 帮助老年人穿好衣服（口腔测温后给予漱口） → 用乙醇棉球擦拭体温计后保存 → 洗手 → 记录体温的数值。

【注意事项】

（1）以上测量体温的方法，可根据老年人的具体情况选择其中一种，如老年人无特殊情况一般首选在腋下测量。测量前要向老年人解释清楚，以便配合。

（2）测量腋温时体温计必须紧贴老年人腋窝的皮肤，如老年人身边有热水袋，应先将热水袋拿出 30 分钟后方可测量体温，以便保证体温测量的准确性。

（3）对精神异常、昏迷、口鼻腔疾病或呼吸困难以及不能合作的老年人，均不宜采用口腔测温，刚进食或面颊部冷热敷后，应间隔 30 分钟方可测量。对有腹泻、痔的老年人不宜直肠测温，坐浴、灌肠后须待 30 分钟后方可测量直肠温度。

（4）测量体温时注意老年人的安全与舒适，测量腋下和直肠体温时及时盖好衣被，以便保暖。对不能自理的老年人测量体温时，应在床边扶持体温计，以防发生意外。测量中应告知老年人若体温计滑脱或移位应保持原体位不动，及时通知照护者，以便仔细寻找。若发生体温计破碎，汞外泄，要立即采取安全方法清理。

（5）查看体温计刻度时右手拿体温计玻璃端与眼睛平视，示指与拇指轻轻转动体温计查看汞柱上升的刻度，及时记录。

（6）老年人自用的体温计，每次用后擦洗干净，甩至 35 ℃以下保存，甩表时用腕部力量，不可触及它物，以免撞碎。

（7）体温计使用后须进行消毒：① 腋表，使用 75% 乙醇进行浸泡消毒 30 分钟。② 口表，使用后须先清洗干净再消毒，即浸泡于消毒剂中 30 分钟取出，将体温计甩至 35 ℃以下，再放入另一个消毒剂容器中再浸泡 30 分钟取出，用冷开水冲洗后再擦干，拿出存放于清洁的容器里备用。③ 肛表，用消毒纱布将肛表擦净，消毒方法同口表。

二、脉搏、呼吸测量法

【目的】

观察老年人脉搏、呼吸的情况。

【评估】

（1）老年人的健康状态，有无情绪紧张、激动和运动等能影响脉搏、呼吸测量值的情况。

（2）查看测脉搏部位肢体活动度及有无皮肤损伤。

（3）老年人的自理及合作程度。

【准备】

照护者：着装整洁，洗净双手并温暖。

环境：清洁、温暖、无对流风。

物品：带秒针的表、记录单、笔。

老年人：安静休息数分钟，情绪平稳，采取坐位或卧位。

【操作程序】

（1）测脉搏：携物至老年人的床旁 → 向老年人解释后协助老年人将手臂放于舒适位置，手掌放平 → 将示指、中指、环指的指端按压在老年人的桡动脉上测量（指端按压桡动脉的压力大小以能清楚地触及脉搏为宜）→ 计数 30 秒，同时用手指感知脉搏的强弱，节律是否规律、整齐（若脉搏强弱、节律不等应测量 1 分钟）→ 所测数值乘以 2 然后记录数值 → 洗手。

（2）测呼吸：测脉搏后手仍按在老年人手腕上 → 观察老年人胸部和腹部的起伏 → 计数 30 秒（一呼一吸为一次，异常呼吸测量 1 分钟）→ 所测数值乘以 2 后记录数值 → 洗手。

【注意事项】

（1）不可用拇指测量脉搏，以免拇指小动脉的搏动与老年人的脉搏相混淆。

（2）为偏瘫的老年人测量脉搏时，应选择健侧肢体。

（3）测量前必须确认桡动脉的位置（腕关节内拇指一侧）再测量。测量中若发现速率每分钟超过 100 次或少于 60 次，或节律不整齐、每次脉搏强弱不等，应及时报告医务人员。

（4）测量呼吸频率的同时注意观察呼吸的深度和节律有无异常。

（5）当老年人呼吸微弱不易观察时，可用少许棉花置于老年人鼻孔前，观察棉花纤维被吹动的次数，计数 1 分钟。

三、上肢血压测量法

【目的】

观察老年人血压变化的情况。

【评估】

（1）老年人的健康状况、原基础血压及治疗情况、被测肢体有无皮肤损伤和功能障碍。

（2）老年人有无情绪紧张、激动和运动等能影响测量数值的情况。

（3）老年人的自理及合作程度。

【准备】

照护者：着装整洁，洗净双手，检查血压计是否完好。

环境：安静、温暖、无对流风。

物品：汞柱式血压计或电子血压计、听诊器、记录单、笔等。

老年人：休息数分钟，心情平静，取坐位或卧位。

【操作程序】

（1）汞柱式血压计测量法：携物至床旁 → 向老年人解释后协助老年人取舒适体位（坐位或仰卧位）→ 选择被测量的肢体（偏瘫老年人选择健侧上臂测量）→ 置老年人身体呈测量体位（即被测量的肢体肱动脉与心脏处于同一水平位置，卧位时平腋中线，坐位时平第4肋软骨）→ 协助老年人宽松衣袖 → 暴露上臂使手掌向上肘部伸直 → 打开血压计开关 → 驱尽袖带内空气 → 将袖带平整无褶地缠于上臂中部，袖带下缘距肘窝2~3 cm，袖带松紧以能放入1指为宜 → 戴好听诊器 → 用手触及肱动脉搏动后一手持听诊器的胸件，放置于肱动脉搏动处，稍加压固定（胸件不可塞在袖带下）→ 另一手关闭气门并向袖带内充气至所需高度（打气平稳，其高度以动脉搏动音消失后再升高20~30 mmHg）→ 松开气门缓慢放气使汞柱缓慢下降（速度以每秒4 mmHg为宜），同时听动脉的搏动音并双眼平视汞柱所指的刻度 → 当听到第一声搏动音所指的刻度数值为收缩压 → 继续放气当听到声音突然变弱或消失，此刻汞柱所在的刻度数值为舒张压 → 测量完毕取下袖带，排尽余气 → 协助老年人穿好衣袖恢复原来舒适体位 → 整理袖带放入盒内 → 将血压计盒盖向右倾斜 45°（使汞回流入槽内） → 关闭汞槽开关 → 盖好血压计盒 → 用物放回原处 → 洗手 → 记录（记录方法为收缩压/舒张压，mmHg）。

（2）电子血压计测量：携电子血压计至床旁 → 检查血压计，连接电源 → 向老年人解释后协助老年人取舒适体位（坐位或仰卧位） → 选择被测量的肢体（偏瘫老年人选择健侧上臂测量） → 置老年人身体呈测量体位（即被测量的肢体肱动脉与心脏处于同一水平位置，卧位时平腋中线，坐位时平第 4 肋软骨） → 协助老年人宽松衣袖 → 暴露上臂使手掌向上肘部伸直 → 驱尽袖带内空气 → 将袖带平整无褶地缠于上臂中部，袖带下缘距肘窝 2~3 cm，袖带松紧以能放入 1 指为宜 → 打开血压计开关，自动充气 → 血压计自动放气 → 放气结束，查看显示屏上血压的数值 → 取下袖带 → 关闭血压计开关，并整理袖带放入盒内 → 洗手 → 记录。

【注意事项】

（1）测量时若老年人活动刚结束，应先休息 20 分钟后再测量。测量时血压计不要面对老年人，以免其紧张而影响准确性。

（2）测量血压时老年人的体位要舒适，情绪稳定，环境要安静。

（3）对需要观察血压变化的老年人，应做到定时间、定部位、定体位、定血压计测量。

（4）血压计袖带的宽窄、松紧都会影响血压的准确性，因此要注意规范操作。

（5）如所测血压异常或血压搏动音听不清时，应重复测量。先将袖带内气体驱尽，使汞柱降至"0"点，稍停片刻再测量，一般测量 2~3 次，取其最低值。

第7节 老年人使用药物照护技术

一、口服给药法

【目的】

协助老年人安全、正确地服药。

【评估】

(1) 老年人的病情、意识状态、视力及手指的功能，口腔、咽部有无异常，能否顺利吞咽药物。

(2) 老年人的自理、合作程度，对药物治疗的心理反应(是否期待药效、过度依赖药物、是否对药持反感情绪或恐惧心理等)，有无饮茶的嗜好。

(3) 服药的目的，药物的品种、剂型、性质，服用的方法等。

【准备】

照护者：着装整洁，洗净双手。

环境：清洁、舒适。

物品：老年人所需服用的药物、温开水、水杯及纸巾(或老年人自己的毛巾)等。

老年人：情绪平稳，取坐位。

【操作程序】

礼貌称呼老年人，向老年人解释已到服药的时间 → 将备好的温开水、纸巾和护士已经配好的药物(放在药杯内)拿至老年人的床边 → 拿出老年人需服用的药物，检查药物质量 → 与老年人共同核对需服用的药名、剂量并检查药物的质量 → 协助老年人取坐位或站位(卧床老年人需将老年人扶坐起，背后垫软枕) → 帮助老年人先喝温开水适量(滑润口腔和食管) → 将药片（丸、水剂等）放入老年人口内舌上 → 帮助老年人饮温开水将药咽下（饮水不得少于 100 ml）→ 服药后协助老年人擦净面颊部 → 协助老年人取舒适体位 → 服药后再次查对所服的药物是否正确，确认无误后整理物品 → 所用物品放回原处 → 整理老年人的床单位、床旁桌及药瓶 → 洗净药杯（小勺）→ 洗手。

【注意事项】

（1）协助老年人服药前应仔细核对药物的名称、剂量，并仔细检查药物的质量（药物有无变色、发霉、过期等情况），如发现异常应及时报告护士或医师。

（2）不可用茶水、可乐、咖啡等服药，服药中要帮助老年人饮用足够的温开水，以免药粒停滞在食管处，引起食管黏膜的损伤，饮水时速度也不可过快，以防发生呛咳。

（3）鼻饲的老年人需服用药物时，必须研细后方可调制成液状灌入，灌药前、后均应灌入适量温开水，以免堵塞鼻饲管。

（4）协助老年人服药时必须待老年人服下药后方可离开。若老年人因手指颤抖或药片过小不能自己拿稳药片应给予协助。老年人服药后随时注意观察服药的效果及不良反应。在照护中若老年人有疑问，应耐心听取，及时向医务人员反映。

（5）不同剂型的药物服用方法

1）服用大药片咽下有困难时，可将药片研碎后用水调成糊状再服用。不可将大药片掰成两半吞服，以免药片锋利处损伤食管黏膜，特别是对有食管静脉曲张的老年人更应注意。胶囊药一般不宜将胶囊拆开服用，服用时应多喝水，以便将胶囊冲下。

2）服用水剂时，应先将药水摇匀，一手将量杯上举使其刻度与视线平，另一手持药瓶（将标签面放于掌心），倒药液至所需的刻度处，计量准确后倒入另外一个小杯再服用。如老年人需同时服用几种水剂药，在更换药品种时，要洗净量杯。倒毕药水后，应将瓶口用清洁的湿巾擦净，放回原处。

3）服用油剂溶液或需要按照滴数计算的药液时，应先将凉开水少许倒入小勺中，再将药液按照应服的剂量滴入凉开水上，一起服用。

（6）不同药性的药物服用方法

1）对牙齿有腐蚀、变色作用的药物，在服用时可用吸管吸入，服药后漱口，以避免药物与牙齿接触，如铁剂、酸类药。

2）磺胺药和发汗药服用后要多饮水。

3）止咳糖浆对呼吸道有安抚作用，一般应在最后服用，服后不需饮水。

4）服用强心苷类药物前应先测量脉搏，脉搏少于 60 次/分或节律不整，应先报告医师决定是否继续服用。

5）刺激食欲的健胃药应在饭前 30 分钟服用，如吗叮啉等。对胃肠道有刺激的药应在饭后 30 分钟服用。利尿剂、泻药应在清晨或白天服用。止泻药、安眠药在睡前服用。抗感染类药服用时间要拉开，若日服 3 次者，应每隔 8 小时服一次，若日服 2 次，应隔 12 小时服，以便维持平稳的血药浓度。

（7）中药的服用方法

1）汤剂：服用温度有热服、温服、冷服之分。一般汤剂均采用温服。

2）大蜜丸药：口服时可根据老年人的具体情况将药丸搓成小丸，以便服用。

3）冲剂：此类药应将药粉用温开水冲调后再服用，不可将药粉直接倒入口腔用水冲服。

4）调服药：是指将一些散剂用温开水或白酒、醋等液体调成糊状后服用。

5）含化药：将药丸、丹剂含在口中，让药慢慢溶化，缓缓咽下，如六神丸、喉症丸等。

二、皮肤给药法

【目的】
用于患皮肤疾病老年人的药物治疗。

【评估】
（1）老年人的健康状况、皮肤疾病的部位及伤情。
（2）所用药物的种类和用药的方法，给药的环境温度、光线等。
（3）老年人的自理及合作程度。

【准备】
照护者：着装整洁，洗净双手并擦干，查对并检查皮肤药剂名称、质量、有无过期等，确认合格方能使用。

环境：清洁、温暖，光线明亮，关闭门窗或窗帘，防止对流风。

用物：根据医嘱准备药剂（常用的有洗剂、乳剂、粉剂、糊剂软膏和气雾剂等），根据药剂的性质选择用具，如使用乳剂、洗剂、糊剂可选用毛刷或干棉球、棉签，若是软膏、油膏则选用压舌板或小木片、棉签等。

老年人：根据病变部位不同采取舒适体位，暴露局部。

【操作程序】
向老年人解释皮肤涂药的方法和采取的姿势 → 待老年人同意后进行操作 → 协助老年人取适宜的卧位或坐位（以能清楚地暴露皮肤患病部位为宜）→ 掀开衣襟（或脱下裤子）→ 查看老年人伤处的病情，以确定涂药的范围 → 将纸巾铺于身体伤处下面，以保持床单位的清洁 → 先用纸巾擦净伤处周围皮肤的污渍 → 打开药瓶（盒）→ 用棉签或其他用具取出药剂 → 将药剂均匀地涂在伤处（涂擦时自中心向外环形方式涂抹，边涂抹边按摩，以促进药物的吸收）→ 操作完毕稍停留片刻，之后为老年人整

理好衣裤 → 协助老年人恢复体位 → 整理用物 → 洗手。

【注意事项】

（1）操作动作要轻柔，以免增加老年人痛苦。

（2）局部皮肤若有破损应注意无菌操作。

（3）涂擦药剂要均匀，油膏、软膏不宜过厚。

（4）若使用气雾剂，则直接按压药瓶喷嘴，将药液喷于患处即可。

（5）随时注意观察药物反应，如局部有无红肿、瘙痒、疼痛及全身有无不适的表现。

三、眼内给药法

【目的】

协助老年人安全、正确地使用眼药。

【评估】

（1）老年人的健康状况、眼部疾病的情况，有无药物过敏史。

（2）所用药物的性质、目的、给药环境的照明度等。

（3）老年人的自理及合作程度。

【准备】

照护者：着装整洁，洗净双手。检查眼药水、眼药膏的名称，查看有无变色、浑浊、沉淀、过期等，确认合格方能使用。

环境：清洁、光线明亮。

物品：眼药水（眼药膏）、干棉球（或纸巾）；清洁的点眼玻璃棒、棉球或纸巾（干净毛巾）等。

老年人：取舒适坐位或仰卧位。

【操作程序】

（1）滴眼药水法：向老年人解释后与其共同查对眼药水的名称及质量 → 协助老年人取舒适坐位或仰卧位，将头后仰 →

询问并观察后确定患眼 → 嘱老年人眼向上看 → 一手持滴管或药瓶，距离眼睑 1~2 cm → 另一手轻轻将患眼的下眼睑向下牵拉，分开暴露下结膜囊（下眼皮内）→ 持眼药瓶将眼药水滴在结膜囊内 2 滴 → 再用手指轻轻提捏上眼皮，然后放松手指 → 滴药后让老年人闭眼 3~5 分钟，嘱其眼球上下左右转动（使药液均匀布满眼内）→ 用棉球或纸巾（干净毛巾）擦去溢出的眼药水及擦净面部 → 整理用物 → 洗手。

（2）涂眼药膏法：向老年人解释后与其共同查对眼药膏的名称 → 协助老年人取舒适坐位或仰卧位，将头后仰 → 询问并观察后确定患眼。

1）眼药膏软管直接点眼药：打开眼药膏瓶盖 → 嘱老年人眼向上看 → 一手轻轻将患眼的下眼睑向下牵拉，分开暴露下结膜囊（下眼皮内）→ 另一手持药膏软管将眼药膏平挤在结膜囊内，长约 1 cm → 轻轻转动软管使药膏断开 → 再用手指轻轻提捏上眼皮，然后放松手指 → 点药后嘱老年人闭眼休息数分钟，用棉球或纸巾（干净毛巾）擦去溢出的药膏→ 整理用物 → 洗手。

2）使用玻璃棒点眼药膏：拿出玻璃棒检查有无破碎痕迹（医院提供的专用点眼玻璃棒）→ 确定玻璃棒完好无损后，一手持玻璃棒 → 将眼药膏适量（约火柴头大小）挤在玻璃棒的一端 → 嘱老年人眼向上看 → 一手轻轻将患眼的下眼睑向下牵拉，分开暴露下结膜囊（下眼皮内）→ 另一手持玻璃棒与眼睑平行，将眼药膏涂放于结膜囊内 → 嘱老年人闭眼，将玻璃棒自眼外角平行抽出 → 再用手指轻轻按摩眼球（使药膏均匀分布于眼内）→ 棉球或纸巾（干净毛巾）擦净面部 →整理用物 → 用纸巾擦净玻璃棒上的药膏 → 洗手。

【注意事项】

（1）滴眼药时动作要轻柔，防止滴药瓶晃动刺伤老年人的眼睛引起不适。

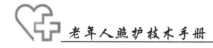
（2）注意无菌操作。药液滴瓶与眼睛距离不可过近，以免滴管触及老年人眼睛而污染。

（3）滴眼药时注意不可将药液或药膏直接滴在眼球上，以防刺激引起老年人不适。

（4）涂眼药膏时如无玻璃棒，可将眼药膏直接挤在下眼皮内约 1 cm 处。旋转药膏瓶使药膏断离。操作时注意眼药膏管口或药瓶口（滴管）不要触及眼睑、睫毛，以防污染。

（5）滴有毒性的药液时，如阿托品、毒扁豆碱等药液，应用手指压迫泪囊处 3~5 分钟（眼内角的下部），以免药液流入鼻腔。

（6）操作前认真检查眼药有无变色、浑浊、过期。使用玻璃棒注意查看有无破损的痕迹，以防刺伤眼睛。

四、鼻腔滴药法

【目的】

协助老年人安全、正确地鼻腔滴药。

【评估】

（1）老年人的健康状况、鼻部疾病的情况。

（2）所需滴入药物的性质及医嘱要求等。

（3）老年人的自理及合作程度。

【准备】

照护者：着装整洁，洗净双手。检查滴鼻药名称，有无变色、浑浊、沉淀、过期等，确认合格方能使用。

环境：清洁、明亮。

物品：合格的滴鼻药、清洁的纸巾（干净毛巾）等。

老年人：取舒适坐位或仰卧位。

【操作程序】

向老年人解释滴鼻药的方法和采取的姿势 → 待老年人同意

后进行操作 → 与老年人共同查对药液的名称及药品质量 → 嘱老年人先轻轻擤出鼻分泌物 → 协助老年人解开领口，取坐位头靠在椅背上或仰卧位，肩下垫一软枕，头向后仰，使鼻孔向上 → 一手扶持老年人头部轻推老年人鼻尖，以充分暴露鼻孔 → 另一手拿药滴管，距离鼻孔 1~2 cm → 将药液滴入两侧鼻腔各 3~5 滴 → 再用手指轻按鼻翼（使药液在鼻腔内扩散到鼻甲部） → 待老年人休息 3~5 分钟再坐起 → 擦净老年人的面部 → 整理用物 → 洗手。

【注意事项】

（1）滴药后应休息 3~5 分钟方可起床，以免药液流出或流入咽部。

（2）滴药时滴管或药瓶应放于鼻孔上方，不可接触鼻孔以免污染药液。

（3）操作中动作要轻柔，注意老年人体位的舒适、安全，观察老年人用药后的反应。

五、耳内滴药法

【目的】

用于耳道疾病的治疗。

【评估】

（1）老年人的健康状况、耳部疾病的情况。

（2）所需滴入药物的性质及医嘱要求等。

（3）老年人的自理及合作程度。

【准备】

照护者：着装整洁，洗净双手并擦干，检查滴耳液名称，有无变色、浑浊、沉淀、过期等，确认合格方能使用。

环境：清洁，光线明亮（必要时打开聚光灯）。

用物：滴耳液、干棉球（或纸巾）。

老年人：取舒适坐位或侧卧位（患耳在上）。

【操作程序】

向老年人解释滴耳药的方法和采取的姿势 → 待老年人同意后进行操作 → 协助老年人侧卧位或坐位，头偏向健侧，患耳向上 → 用棉签将耳道内分泌物擦拭干净 → 一手将老年人的耳郭向后上方牵拉，使耳道变直 → 另一手持滴管或滴瓶将药液顺外耳道壁滴入 3~5 滴药 → 再用手指按压耳屏数次后用棉球塞入外耳道口 → 待老年人休息片刻再坐起 → 操作完毕用棉球或纸巾为老年人擦净局部 → 协助老年人恢复体位 → 整理用物 → 洗手。

【注意事项】

（1）操作中动作要轻柔。

（2）注意观察老年人用药后的反应，如有不适应停止给药。

（3）药液的温度应接近体温，过冷时需要稍加温，以免滴入后出现不良反应。

（4）滴管不可接触外耳道壁，以免污染药液。

六、皮肤贴剂、膏药使用法

【目的】

帮助老年人正确使用贴剂、膏药。

【评估】

（1）老年人的健康状况、皮肤患病的部位、疾病的情况。

（2）所需使用药物的性质及医嘱要求等。

（3）老年人的自理及合作程度。

【准备】

照护者：着装整洁，洗净双手并擦干。

环境：清洁、温暖，光线明亮。

物品：膏药或贴剂、热毛巾或鲜姜片。

老年人：根据患病部位取舒适体位。

【操作程序】

（1）皮肤贴剂使用：向老年人解释方法和采取的姿势 → 待老年人同意后进行操作 → 查对贴剂是否合格，确认无误 → 协助老年人解开衣服，暴露患处 → 查看患处病情 → 用热毛巾擦净患处的皮肤 → 拿出贴剂药片撕下粘贴面 → 将药片平整的贴于患处 → 为老年人整理好衣服、被褥 → 整理用物 → 洗手。

（2）膏药使用：向老年人解释方法和采取的姿势 → 待老年人同意后进行操作 → 查对膏药确认无误 → 协助老年人解开衣服，暴露患处 → 查看患处病情 → 用热毛巾或鲜姜片擦净患处或穴位处的皮肤 → 将膏药在暖气、热水壶或火炉上烘烤，使其变热变软 → 揭开折叠的药片贴于患处 → 为老年人整理好衣服、被褥 → 整理用物 → 洗手。

【注意事项】

（1）随时注意观察老年人的反应，如果发现局部疼痛、瘙痒或有红肿、起疱等现象，要取下停用。

（2）根据医嘱每1~2日更换一次，更换时注意操作要轻柔，以免损伤皮肤。

七、简易蒸汽吸入法

【目的】
促进口腔及呼吸道湿润、舒适或吸入药液治疗。

【评估】

（1）老年人的意识状态及全身健康状况、呼吸系统疾病及痰液黏稠情况。

（2）老年人的自理及合作程度等。

【准备】

照护者：着装整洁，洗净双手。

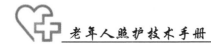

环境：清洁、温暖。

物品：保温杯、药液、热水、纸巾（或老年人的干毛巾）。

老年人：取舒适体位。

【操作程序】

向老年人解释方法 → 待老年人同意后进行操作 → 协助老年人取坐位 → 保温杯中加热水置于桌上（需要时加药液）→ 协助老年人将口鼻对准杯口，同时用毛巾围盖 → 嘱老年人张口吸入蒸汽 15~20 分钟 → 吸入完毕为老年人擦干面颊部 → 整理用物 → 洗手。

【注意事项】

操作中注意安全，防止烫伤。

八、超声雾化吸入给药法

【目的】

治疗呼吸道炎症，减轻咳嗽；稀化痰液，帮助祛痰；解除支气管痉挛，使气道通畅，从而改善通气功能。

【评估】

（1）老年人的意识状态及全身健康状况、呼吸系统疾病及痰液黏稠情况。

（2）老年人的自理及合作程度。

（3）所用药物的性质、用药的目的及医嘱要求等。

【准备】

照护者：着装整洁，洗净双手。检查超声雾化吸入性能，并向水槽内加水（加入蒸馏水约 250 ml，其液面要浸没雾化罐底部的透声膜），雾化罐内加药液（放入药液并加水至 30~50 ml，将罐盖旋紧），再将雾化罐放入并将水槽盖盖紧。

环境：清洁，空气清新。

物品：超声雾化吸入器 1 套、药液、蒸馏水、纸巾（老年人的干毛巾）、水温计等。

老年人：取舒适的坐位或卧位。

【操作程序】

将备好的超声雾化吸入器与其他物品携至老年人床前，向老年人解释操作目的和方法 → 待老年人同意后接通超声雾化吸入器电源 → 先开灯丝开关（红色指示灯亮）预热 3~5 分钟 → 协助老年人采取坐位或侧卧位 → 给老年人颌下、胸前铺纸巾（或铺老年人的干毛巾）→ 打开雾化开关（白色指示灯亮）→ 药液呈雾状从管内喷出 → 根据需要调节雾量的大小（旋转雾量开关调节雾量）→ 将面罩固定于老年人口、鼻上或将"口含嘴"放在老年人的口中 → 指导老年人用口深吸气 → 吸入 15~20 分钟 → 治疗结束 → 先关闭雾化开关 → 再关闭电源开关 → 协助老年人擦干净面部，恢复舒适体位 → 整理用物，将口含嘴（或面罩）及螺纹管浸泡在消毒液中 1 小时后清洗干净 → 再消毒后备用。操作后洗净双手。

【注意事项】

（1）操作中要随时注意观察老年人的反应，如老年人感觉不适应停止。

（2）雾化罐底部的透声膜质地薄而脆，易碎，操作时动作应轻柔，以防破损。

（3）水槽和雾化罐内切忌加温水或热水。在使用中如水槽内的水温超过 60 ℃时，应调换冷蒸馏水。换水时要关机器进行。

（4）若连续使用，中间须间隔半小时。

（5）每次用毕，应将雾化罐、口含嘴（或面罩）及螺纹管认真消毒，备用。

九、氧气雾化吸入法

【目的】

利用高速氧气气流，使药液形成雾状，再由呼吸道吸入，治疗呼吸道感染，消除炎症和水肿；解除痉挛；稀化痰液，帮助祛痰达到治疗的目的。

【评估】

（1）老年人病情、缺氧与痰液阻塞情况。

（2）老年人对氧气雾化吸入治疗的知识水平、自理能力及合作程度。

（3）氧气管道周边环境的安全性、雾化吸入器及链接管道的完好性。

【准备】

照护者：着装整洁，洗净双手。

环境：清洁，空气清新，周围无易燃物品。

物品：氧气吸入装置1套或压缩空气机1套、药液、生理盐水。

老年人：排空膀胱，取舒适体位。

【操作程序】

将备好的氧气吸入器与药液及其他物品携至老年人床前，向老年人解释操作目的和方法 → 将生理盐水及药物注入雾化器 → 嘱老年人漱口以清洁口腔，取舒适体位 → 将雾化器与氧气筒装置进行连接，再调节氧流量 → 观察气体喷出量→ 嘱老年人手持雾化器 → 把雾化喷嘴放入口中 → 紧闭口唇 → 嘱老年人深吸气 → 慢慢呼气 → 雾化过程中观察老年人反应及液体量的变化 → 雾化完毕取下雾化器 → 关闭氧气装置 → 清理用物（将雾化器放消毒液中浸泡30分钟。清洁、擦干、物归原处，备用）。

【注意事项】

（1）操作中要随时注意观察老年人的反应，如老年人感觉不适应停止。

（2）在氧气雾化吸入过程中，注意严禁接触烟火及易燃品。

（3）每次用毕，将雾化器放消毒液中浸泡 30 分钟消毒，备用。

十、胰岛素皮下注射法

【目的】

饭前半小时注射胰岛素，维持患糖尿病老年人的血糖浓度。

【评估】

（1）老年人患糖尿病的病情、进食情况。

（2）注射部位皮肤的完整性，有无硬结或感染。

（3）老年人的心理状态、自理和合作程度。

【准备】

照护者：着装整洁，剪短指甲、洗手，戴口罩。

环境：清洁、舒适。

物品：注射盘、皮肤消毒药液、1 ml 无菌注射器 1 套（密封，在有效期内）、无菌棉签、胰岛素药液。

老年人：安静，取舒适的坐位或卧位。

【操作程序】

饭前半小时携物至老年人床旁并解释 → 选择注射部位 → 帮助老年人暴露注射部位（上臂、腹部、背部或大腿外侧）→ 检查药液和注射器是否合格 → 确认合格后手持注射器抽取药液（剂量准确）→ 抽好的药液注射器放置妥当 → 用棉签蘸取皮肤消毒剂消毒（以注射点为中心螺旋式向外涂擦，直径为 5 cm）→ 手持注射器排出气体 → 左手绷紧注射部位皮肤 → 右手持注射器（以示指固定针拴）→ 使针头斜面向上并与皮肤呈 30°～45°刺入皮肤，深度以针梗进入约 2/3 或 1/2 长（过瘦者可捏起皮肤注射）→ 用小手指固定皮肤以保持角度 → 以左手指回拉针栓抽吸无回血后即可注入药液 → 同时观察老年人的反应 → 注射完毕用干棉球轻按压针眼，迅速拔针 → 帮助老年人穿好衣裤 → 协助老年人取合适卧位 → 整理用物 → 洗手 → 记录。

【注意事项】

（1）注射前注意观察局部组织状态，其部位应无感染、瘢痕、硬结等。要求注射部位经常保持清洁。

（2）注射上臂三角肌部位时针头稍偏向外侧，避免损伤神经及其药液对三角肌的刺激。

（3）拔针时动作迅速并要注意角度，避免划伤组织。

（4）对长期注射胰岛素的老年人，需要每次更换注射部位，以免发生硬结。

十一、诺和笔注射法

【目的】

维持患糖尿病的老年人血糖浓度。

【评估】

（1）老年人的身体状态及胰岛素注射数值。

（2）老年人注射部位的皮肤状况（有无炎症、硬结等）。

（3）老年人的自理能力、合作程度、沟通能力。

【准备】

照护者：着装整洁，剪短指甲，洗手，戴口罩。

环境：清洁、舒适。

物品：注射盘、75%乙醇、诺和笔（短效或中效、长效胰岛素）、无菌棉签。

老年人：取舒适体位，暴露注射区域。

【操作程序】

（1）诺和笔芯更换：诺和笔芯上的胰岛素溶液为零时进行更换 → 分离诺和笔架，取下胰岛素笔芯 → 将新的诺和胰岛素笔芯装入诺和笔架内（避免污染笔芯前端）→ 将笔芯架与笔杆拧紧安装上针头（针头部位不可触及任何区域以免污染）→ 检查诺和笔安装是否正确。

（2）诺和笔注射：按医嘱要求的注射时间携带物品至老年人床旁 → 做好解释 → 协助取舒适体位 → 选择并暴露注射部位（上臂、腹部或大腿外侧）→ 用棉签蘸取皮肤消毒剂消毒 → 持诺和笔摇匀药液 → 拔下笔帽 → 调节注射剂量并查对 → 一手绷紧注射部位皮肤 → 另一手握诺和笔垂直进针 → 推动注射键将药液注入 → 停留10秒（防止药液未吸收，在拔针时药液被带出）→ 拔针用干棉签按压针眼 → 消毒针头，盖好笔帽 → 协助穿好衣服 → 整理用物 → 洗手 → 记录。

【注意事项】

（1）注射前注意观察局部组织状态，其部位应无感染、瘢痕、硬结等。要求注射部位经常保持清洁，在腹部注射时应将注射区的皮肤提起再注射。

（2）操作中应严格遵守无菌技术操作规范。

（3）长期注射胰岛素应每次更换注射部位，以防引发硬结。

十二、煎煮中药法

【目的】

为患病老年人煎煮中药。

【评估】

所煎煮中药的性质，查看药剂上注明有无"先煎""后下""布包煎""熔化（烊化）""冲服"等。

【准备】

照护者：着装整洁。

环境：清洁。

用物：中药、砂锅（砂壶或搪瓷锅）、火源。

【操作程序】

煎药前先用清水将药物在锅中浸泡 30 分钟左右 → 再用急火（大火）煎煮 → 药煮沸后更换文火（小火）煎煮 → 煎煮的过程中经常搅拌 → 煎煮 20 分钟后将药液滗出 → 剩余药渣再加水同法煎煮 15 分钟 → 再将药液滗出（与第一次滗出的药液放在一起）→ 药液保存备用 → 处理药渣 → 清洁并整理用物。

【注意事项】

（1）煎煮不同的中药，应按照医师嘱咐方法进行操作。

（2）煎中药应用砂锅、搪瓷锅，不可用铁锅、铝锅。

（3）每次加水量：煎药前先用清水将药物浸泡 30 分钟左右，再煎煮。①第一煎：加水量应浸过药表面 1.5～3.0 cm 为宜；②第二煎：水量酌减，滋补性中药应酌情多加水。

（4）煎药的时间：①第一煎：药煮沸后煎 20 分钟；②第二煎：药煮沸后煎15分钟，药的品质坚硬者或滋补药可酌情多煎煮 5～10 分钟。清热、解表的药煎的时间要短些。

（5）煎药火候的掌握：一般中药未煮沸时用大火，煮沸后用文火（小火），煮的过程中需要经常搅拌。

（6）煎药的次数和量：① 一般每付中药需煎两次，每次煎 150～200 ml（一茶杯），将两次煎的药量混合在一起 300～400 ml，分成两份，早、晚各服一次。② 滋补药可煎三次，混合在一起分成两份，早、晚各服一次。与饭隔开 30 分钟。③ 老年人服药困难者或病重时，可将药汁在煎药的过程中适量浓缩，便于服用。

（7）特殊药剂煎、服法：①"先煎"是将注明先煎的药放入锅中先煎 10～15 分钟后，再放入其他药煎煮；②"后下"是指先煎其他药，在其他药煎好出锅之前 5 分钟时，再放后下的药煎煮；③"布包煎"是指用布袋将药包好再放入锅内同煎；④"熔化（烊化）"是指用煎好的汤药溶解内服；⑤"冲服"是指用煎好的汤药送服。

第8节 特殊照料技术

一、翻身叩背促进排痰法

【目的】

帮助卧床和痰液黏稠的老年人将呼吸道的痰液排出，预防呼吸道并发症。

【评估】

(1) 老年人的意识状态、全身健康状况、呼吸道痰液情况及能否有力量将痰液咳出。

(2) 老年人的自理合作程度、对叩背促进排痰的认知水平与心理反应。

【准备】

照护者：着装整洁，修剪指甲，洗净擦干并温暖双手。

环境：清洁，关闭门窗，避免穿堂风。

物品：软枕4个（大枕2个、小枕2个）。

老年人：取舒适的坐位或侧卧位。

【操作程序】

核对后向老年人解释操作目的和方法 → 将备好的软枕头携至老年人床旁 → 照护者站在老年人床边近侧 → 嘱老年人移动身体至床远侧（若老年人自理困难时，协助老年人双手放于胸前，两腿屈膝，分别移动老年人头部、肩部和臀部及双下肢至远侧床边）→ 将老年人近侧手放于枕旁，远侧手放于胸前 → 近侧腿伸直，远侧腿搭在近侧腿上 → 照护者一手扶持老年人远侧肩部，另一手扶持老年人远侧髋部将身体向近侧翻转呈侧卧，面向照护者 → 取一大枕置于胸前，上侧手臂放于枕上 → 取一小枕置于上侧小腿下方 → 检查老年人皮肤有无损伤后将衣服整

理平整 → 暴露背部 → 一手扶助老年人肩部使体位稳定 →另一手触摸脊柱、肋骨下缘定位（避开脊柱和肾区）→ 将手掌呈环杯状（手五指并拢，微弯曲手指，使手背隆起呈环杯状），从下（肋骨下缘）至上（肺尖）叩拍背部数次 → 操作后再将老年人衣服整理平整 → 将一大枕立于老年人背部以支撑身体，另一小枕置于老年人颈部凹陷处，协助老年人盖好被子 → 整理用物与床单位 → 开窗通风 → 洗手。

【注意事项】

（1）此法适用于痰液黏稠，但有咳嗽能力的老年人。

（2）操作前注意要先温暖双手，以免手过凉引起老年人的不适。

（3）叩背时老年人可取侧卧位或坐位，叩背前要将其身体的支撑点安置妥当。

（4）叩拍时先从老年人后背部的肺底向上叩击至肩下。每次叩击的部位要与上一次的部位重叠1/3，不可遗漏。叩击一侧后再叩击另一侧，每次叩击数不少于3遍。

（5）叩背的力度要适宜，过轻不能使痰液顺利排出，过重则会发生损伤。

（6）叩背时注意位置要准确，不能叩在肾区和脊柱处。

（7）如痰液黏稠不易咳出，可用稀释痰液的方法，如做雾化吸入、蒸汽吸入等以协助咳痰。

（8）叩拍背过程中不可过度暴露老年人的身体，冬季可隔老年人的单衣进行叩背，以防受凉。

（9）根据老年人痰液及健康情况决定叩背的时间，一般不少于10分钟，操作中随时观察老年人的反应，如有不适应及时停止。

二、协助老年人有效咳嗽排痰法

【目的】

帮助咳嗽无力的老年人有效咳嗽，将呼吸道的痰液排出，预防呼吸道并发症。

【评估】

（1）老年人的意识状态、全身健康状况、呼吸道痰液情况。

（2）老年人的自理合作程度、对帮助排痰技术的认知水平与心理反应。

【准备】

照护者：着装整洁，修剪指甲，洗净擦干并温暖双手。

环境：清洁，关闭门窗，避免穿堂风。

物品：凳或座椅。

老年人：取舒适坐位。

【操作程序】

向老年人解释有效咳嗽、咳痰的方法和重要性 → 得到老年人的理解和配合 → 扶助老年人坐起（稳定地坐于凳或床边），上身挺直，稍向前倾 10°～15° → 照护者站立在老年人身后，双手臂从老年人腋下伸至肋下腹部交叉 → 嘱老年人深吸气鼓腹部（腹式呼吸），憋气 2 秒 → 然后嘱其用力咳嗽 → 老年人咳嗽的同时照护者双手下压老年人腹部，以帮助老年人咳嗽、咳痰 → 根据老年人身体状况重复以上动作数次 → 操作结束擦净老年人面部，恢复原体位 → 整理床单位 → 洗手 → 记录。

【注意事项】

（1）此法适用于咳嗽功能下降、咳嗽无力的老年人，以帮助其能有效地咳嗽、咳痰。

（2）操作前须向老年人仔细讲解，以便老年人配合。

（3）每次吸气咳嗽一次，根据老年人身体情况进行，以老年人不疲劳、能有效咳嗽为度。

三、排痰机使用法

【目的】

体外振动排痰机是根据物理定向叩击原理，产生的定向力可以穿透皮层、肌肉、组织和体液，到达肺组织深部的小支气管和肺泡部位，把肺组织深部的痰液及分泌物引流出来，促进分泌物及痰液的排出，缓解支气管平滑肌痉挛，消除水肿，减轻阻塞，有效清除呼吸道分泌物，预防呼吸系统并发症的发生。

【评估】

老年人的意识状态、全身健康状况、呼吸道痰液情况及排痰机是否完好。

【准备】

照护者：着装整洁，洗净双手。

环境：清洁，关闭门窗。

物品：振动排痰机、电源线。

老年人：舒适卧位。

【操作程序】

遵照医嘱，评估老年人（了解体征、病史及身体的一般情况）→ 了解治疗方案 → 将备好的用物携至床旁 → 询问老年人是否需要使用便器（如老年人需要则应先协助老年人排便后再更换）→ 打开电源 → 选择叩头及叩击模式 → 摆放正确体位 → 设定频率和治疗时间（10～15 分钟/次）→ 振动叩击治疗（治疗前可先进行 20 分钟的雾化吸入）→ 治疗中嘱患者咳嗽，以促进排痰（注意观察患者的各种体征变化，如心电监护等仪器及静脉滴注的情况）→ 治疗后嘱老年人排痰，对无自主能力的患者，在床边预备吸痰器，予以吸痰。

【注意事项】

（1）排痰机的基本治疗频率为 15～35 CPS。

（2）使用叩击接合器治疗时，频率不能超过 35 CPS。

（3）使用轫状海绵叩击头治疗时，不能用叩击接合器，其他叩击接合器则要用叩击接合器。

（4）使用叩击接合器治疗时，要让叩击接合器上的箭头对向老年人的主气道。

（5）为避免交叉感染，应尽量使用一次性叩击头罩。

（6）使用轫状海绵叩击头，先套上一个塑料套对海绵进行保护，再在外面罩上一个一次性叩击头罩。

（7）治疗前可进行 20 分钟雾化吸入治疗。

（8）每日可治疗 2~4 次。餐前 1~2 小时或餐后 2 小时进行治疗。

（9）禁忌证：接触部位皮肤感染；胸部肿瘤（包括肋骨及脊柱的肿瘤）血管畸形；肺结核、气胸、胸腔积液、胸壁疾病、未局限的肺脓肿；出血性疾病或凝血异常，有出血倾向者；肺部血栓、肺出血及咯血；不耐受振动者；急性心肌梗死、心内血栓、心房颤动。

四、家庭伤口换药法

【目的】

为身体有伤口的老年人更换伤口敷料。

【评估】

（1）老年人伤口的部位、大小、性质（感染伤口或非感染伤口），伤口中有无引流条、异物等。

（2）老年人意识状态及全身健康状况，以及自理、合作及耐受程度。

【准备】

照护者：着装整洁，洗净双手，戴口罩，准备用物。

环境：清洁、温暖，无对流风。关闭门窗或围屏遮挡，光线明亮（必要时使用聚光灯）。

物品：①无菌物品，包括弯盘 2 个（或治疗碗）、无菌镊 2 个（或血管钳）、碘伏棉球（或乙醇棉球）、生理盐水棉球数个（分别置于弯盘的两侧，不能混合放置）、干纱布数块（大、小及数目以伤口大小而定），需要时备外用药剂棉球数个、引流条等；②一般物品，包括胶布、治疗巾（或纸巾）、剪刀、汽油、棉签等。

老年人：根据伤口的部位取舒适平卧、侧卧或坐位（以能充分暴露伤口为宜）。

【操作程序】

将备好的物品拿至老年人床前 → 向老年人解释伤口换药的目的和方法 → 待老年人同意后进行操作 → 协助老年人采取换药的舒适体位（以能充分暴露伤口为宜）→ 用软枕协助支撑老年人身体以保持正确姿势（如伤口在骶尾部，协助老年人取侧卧位，前胸、上腿膝关节下小腿处放软枕）→ 掀开部分被褥，充分暴露伤口部位 → 伤口部位下铺治疗巾（或纸巾）→ 将一个弯盘放在伤口旁 → 用手轻轻揭去伤口上沾污的外敷料，内面向上放入伤口旁的弯盘内 → 右手持镊揭去伤口内层敷料（如有分泌物干结，可用生理盐水湿润后再揭下）→ 持镊夹取碘伏棉球（乙醇棉球）消毒伤口周围皮肤两次（若用乙醇消毒，勿使乙醇流入伤口）→ 再用生理盐水棉球清洗伤口内分泌物（操作时右手持镊接触伤口，左手持另一把镊从无菌弯盘内夹取无菌物品传递给右手，两手持镊不可相碰）→ 伤口内清洗干净后按不同伤口敷以药物纱布或适当安放引流物 → 无菌敷料覆盖伤口 → 用胶布粘贴固定（胶布不易固定时可用绷带包扎）→ 换药完毕撤去身下治疗巾（或纸巾）→ 协助老年人恢复舒适体位 → 将老年人衣服和床单位整理平整 → 整理用物 → 洗手 → 开窗通风。

【注意事项】

（1）换药前应了解老年人伤口情况，如有无感染、有无引流物、伤口的大小、老年人的身体状况、耐受程度，以便采取相应的措施。

（2）严格执行无菌操作规程。

（3）操作中注意老年人保暖。操作动作要轻柔，以免引起老年人不舒适。

（4）消毒皮肤时要注意，对无感染伤口应从创缘向外消毒伤口周围皮肤两次，若为感染伤口（伤口内有脓性分泌物），应用碘伏或乙醇棉球从创缘外向内消毒伤口周围皮肤两次（勿使乙醇流入伤口）。

（5）胶布粘贴方向应与肢体或躯体长轴垂直，不能贴成放射状。

（6）换药的物品要认真处理，以防交叉感染。污染敷料倒入医疗垃圾袋内，器械、弯盘、镊等应先用消毒剂浸泡30分钟后再用清水刷洗干净，然后再高压灭菌。若为一次性物品，应放入黄色医疗垃圾袋内统一焚烧。

五、家庭腹膜透析照护法

【目的】

为肾衰竭老年人在家庭进行腹膜透析时提供照护。

【评估】

（1）老年人的病情、意识状态、活动能力及合作程度，老年人对透析操作的心理反应。

（2）老年人腹部透析外口的情况。

（3）医嘱对透析操作的要求。

【准备】

照护者：着装整洁，洗净双手，戴口罩。检查透析液是否合格。

环境：清洁、温暖，无对流风，关闭门窗；不使用电风扇、空调；透析前 30 分钟用湿式清洁法擦拭室内家具与物品。

物品：腹膜透析液（事先将透析液放在暖箱中加热至 32 ℃ ~37 ℃，不可放入热水盆中加热）及双流装置、小桌、座椅、挂钩（输液架）、暖箱、弹簧小秤、无菌碘伏帽、小桶（盆）、记录本。

老年人：能活动自理的老年人取坐位透析；不能活动及病情较重的老年人在床上取坐位或半坐位透析。

【操作程序】

向老年人解释后操作，了解医嘱对透析的要求 → 将预热好的透析液取出 → 再次检查外包装是否完整、漏液 → 协助老年人洗手，戴口罩 → 扶助老年人端坐椅上解开衣裤，暴露腹部透析管处（若老年人不能下床，可取半坐位）→ 透析液双流装置的药袋挂在挂钩上 → 引流袋放置在老年人腿旁（身体最低的位置）的小桶（盆）内→ 打开腹部透析管上的碘伏帽（透析管口向下）→ 将透析管口与透析液导管连接紧密 → 打开引流管夹 → 腹内液体由引流管流入小桶（盆）内引流袋中 → 腹内液体流完 → 打开透析液导管夹，排出透析液少许（口述 5 秒）→ 夹闭引流袋上导管 → 透析液下流至腹腔（注意观察老年人的反应，如有无腹痛、腹胀，液体流入是否通畅）→ 透析液剂量滴完后夹闭透析液导管→ 关闭腹部导管开关 → 拿取碘伏帽并进行检查是否合格 → 确认碘伏帽外包装合格后打开（注意无菌操作，碘伏帽内不可接触手及它物）→ 检查碘伏帽盖内海绵是否充满碘伏（约占盖的 2/3，否则为不合格，重新更换）→ 分离腹部导管与双流装置 → 腹部导管口朝下 → 将碘伏帽稳妥地套盖于腹部导管口上，并完全密合 → 帮助老年人将腹部透析管安置妥当 → 扶助老年人回床休息 → 观察引流出的液体状态（透析液颜色、有无浑浊等），用弹簧秤测量剩余液量及引流袋内透

析液的重量 → 整理用物 → 洗手 → 记录。

操作后清洁房间，用紫外线杀菌灯消毒空气 1 小时（照射距离 2 m 内，从灯亮 5~7 分钟后计时）。

【注意事项】

（1）透析所用的房间要保持清洁、干燥，不要乱放杂物，室内不可有宠物走动。每日对房间要进行消毒，以保证透析的安全。

（2）操作中注意遵守无菌技术操作原则，以防感染。

（3）嘱咐老年人腹部导管处不可用手抓痒或用力祛除痂皮，局部不可使用非医疗的护肤品。腹部导管处要安置妥当，避免腰带的挤压。

（4）保持身体的清洁，沐浴宜选择淋浴，擦洗身体时注意导管的保护和固定，不要扭折导管。

（5）注意观察老年人腹部导管处有无红肿、分泌物渗出，导管接头处有无松脱和污染，透析导管有无破裂、渗漏。老年人有无腹痛、发热等异常情况，如果有应及时送老年人到医院就诊。每月应定期陪同老年人到医院复查，以便及时了解老年人病情。

（6）老年人的衣着宜选择清洁、柔软、宽松的衣裤，避免摩擦导管处。

（7）老年人的饮食宜选择含高蛋白质的低盐食品，以补充蛋白质的丢失和减少身体内钠、水潴留。

六、简易血糖测量法

【目的】

为患糖尿病的老年人测量血糖，以观察病情。

【评估】

（1）老年人的病情、自理、合作程度。

（2）血糖仪是否完好无损。

【准备】

照护者：着装整洁，洗净双手。准备血糖仪，更换采血针头。

环境：清洁、舒适。

物品：拜安捷血糖仪、75% 乙醇、无菌棉签、记录本、笔等。

老年人：取舒适体位。

【操作程序】

向老年人解释，取得配合 → 协助老年人取舒适体位 → 协助老年人洗净手指并用乙醇棉签擦拭手指尖 → 将血糖仪后盖打开（按压后盖开启扣，然后往上拉，将血糖仪后盖打开）→ 放入血糖试碟（试碟上有黄色箭头的面朝上）→ 关闭血糖仪后盖（使血糖仪保持水平位）→ 将血糖仪手柄拉出然后再推进，此时血糖仪顶端出现一条血糖试纸，显示屏上出现一个闪烁的血滴图案（同时血糖仪自动开机）→ 开始滴加血样 → 滴加血样检测 → 使用拜安捷采血器采集指尖血样 → 轻轻按摩指端使形成一滴血 → 另一手握住血糖仪，将血糖仪上的血糖试纸移近血样 → 将试纸的整个前端边缘和血样接触（此时不可移动，血样自动被试纸吸收并将试纸完全填满，同时血糖仪会发出哗哗声，显示屏上出现三条横线）→ 显示屏上显示检测结果并自动储存 → 测量完毕将血糖仪拿到垃圾桶上方，倒过来使得血糖试纸朝下 → 按压试纸释放按钮，使试纸掉入垃圾桶内 → 按下血糖仪开关关机 → 整理用物 → 洗手 → 记录。

【注意事项】

采血器上的针头必须每次更换。

七、氧气吸入法

【目的】

当老年人因疾病有缺氧症状时，经常采取氧气吸入的方法。氧气吸入法是通过给老年人吸入高于空气中氧浓度的氧气，促进组织的新陈代谢，改善老年人组织缺氧的一种治疗方法。

【评估】

（1）查看老年人意识状态、缺氧程度及鼻腔有无损伤。

（2）检查用氧环境安全，不能有明火，检查设备是否漏气、污染。

【准备】

照护者：着装整洁，洗手。

环境：空气湿度、温度适宜，环境清洁、安静，舒适。

物品：氧气筒、氧气吸入装置1套、流量表及湿化瓶（瓶内装入1/3或1/2蒸馏水或冷开水）各1个、弯盘内放置双侧吸氧管1个（鼻导管或鼻塞）、小杯（碗）内盛温开水、棉签、吸氧卡、胶布和氧气记录单。

老年人：协助老年人取舒适卧位（仰卧、侧卧、半卧位均可）。

【操作程序】

（1）装表：用扳手打开氧气筒的总开关（逆时针方向旋转1/4周即可放出氧气）→ 放出少量氧气吹尘后关好总开关 → 装氧气压力表（将氧气表的旋紧螺帽与氧气筒的螺丝接头衔接，拧紧时先用手，后用扳手）→ 使氧气表直立 → 检查有无漏气 → 检查氧气筒有效日期 → 安装湿化瓶，瓶内添加蒸馏水至湿化瓶容量的1/3~1/2水量 → 旋开总开关 → 再逆时针方向旋转打开流量表开关 → 检查氧气流出量是否通畅 → 检查全套装置有无漏气 → 最后关上流量调节表开关 → 携物至床旁待用。

（2）吸氧

1）双侧鼻导管吸氧：适用于长期用氧的老年患者。

①吸氧：向老年人解释吸氧的目的及方法 → 取得老年人合作 → 检查老年人缺氧情况及鼻腔有无疾病 → 帮助老年人安排舒适卧位（仰卧、侧卧、半卧位均可）→ 打开氧气装置总开关 → 检查导管是否通畅（将导管末端插入盛有温开水的小杯内，看到有气泡溢出说明通畅，反之不畅）→ 若导管通畅可先关闭流量表 → 用棉签蘸温水清洁老年人的双侧鼻孔 → 输氧导管与鼻导管连接 → 遵医嘱调节氧气流量 → 再次检查氧气导管是否通畅 → 将鼻导管前端蘸水润滑 → 将双头插入老年人双侧鼻孔 1 cm → 将导管环绕老年人耳部向下放置固定 → 根据情况调整松紧度 → 吸氧 → 整理床单位 → 观察老年人缺氧症状、有无出现氧疗不良反应等 → 告知老年人有关用氧安全的知识 → 洗手 → 记录用氧时间及氧流量并签字。

②停氧：取下鼻导管置于弯盘内 → 关闭流量表小开关 → 清洁老年人面部 → 关闭总开关 → 重开流量表小开关排空余气 → 关闭流量表小开关 → 记录停氧时间并签字。

2）单侧鼻导管吸氧：单侧鼻导管法节省氧气，但可刺激鼻腔黏膜，长时间应用老年患者感觉不适。

①吸氧：携物至老年人床旁，解释吸氧的目的及方法 → 观察老年人缺氧情况及鼻腔有无疾病 → 帮助老年人安排舒适卧位（仰卧、侧卧、半卧位均可）→ 打开氧气装置总开关 → 检查导管是否通畅（将导管末端插入盛有温开水的小杯内，看到有气泡溢出说明通畅，反之不畅）→ 若导管通畅可先关闭流量表 → 用棉签蘸温水清洁老年人的一侧鼻孔 → 输氧导管与鼻导管连接 → 遵医嘱调节氧气流量 → 再次检查氧气导管是否通畅 → 将鼻导管前端蘸水润滑 → 将鼻导管自清洁鼻孔插入鼻咽部（约为鼻尖至耳垂长度的 2/3）→ 若老年人无呛咳，用胶布固定导管于鼻翼两侧及面颊部 → 吸氧 → 整理床单位 → 观察老年人缺氧症

状，有无出现氧疗不良反应等 → 告知老年人有关用氧安全的知识 → 洗手 → 记录用氧时间及氧流量并签字。

②停氧：取下鼻导管置于弯盘内 → 关闭流量表小开关 → 清洁老年人面部并去除胶布痕迹 → 关闭总开关 → 重新打开流量表小开关，排空余气 → 关闭流量表小开关 → 记录停氧时间并签字。

3）鼻塞吸氧：鼻塞大小以恰好能塞至鼻孔为宜。此法可避免鼻导管对鼻黏膜的刺激，老年患者较为舒适。

①吸氧：携物至老年人床旁，解释吸氧的目的及方法 → 观察老年人缺氧情况及鼻腔有无疾病→ 帮助老年人安排舒适卧位（仰卧、侧卧、半卧位均可）→ 打开氧气装置总开关 → 检查导管是否通畅（将输氧导管末端插入盛有温开水的小杯内，看到有气泡溢出说明通畅，反之不畅）→ 若输氧导管通畅可先关闭流量表 → 用棉签去蘸温水清洁老年人的鼻孔 → 输氧导管连接鼻塞 → 遵医嘱调节氧气流量 → 再次检查连接输氧导管的鼻塞是否通畅 → 将鼻塞放入鼻孔内（深浅度以塞入鼻前庭部为宜）→ 固定导管 → 吸氧 → 观察用氧情况 → 整理用物 → 观察缺氧症状，氧气装置是否漏气及通畅 → 有无出现氧疗不良反应等 → 洗手 → 记录用氧时间及流量并签字。

②停氧：取下鼻塞 → 关闭流量表 → 再关总开关 → 重开流量表 → 放出余气后再关闭流量表 → 清洁老年人面颊部 → 整理并消毒用物 → 洗手 → 记录停氧时间并签字。

【注意事项】

（1）吸氧前应认真进行评估，按照缺氧程度给氧，老年人因疾病而导致的缺氧，按轻重程度的不同调节氧流量。其症状常表现如下。

1）轻度：无明显的呼吸困难，表现为头晕、头痛、心慌、脉速，有轻度发绀，意识清楚。给氧气流量 $1 \sim 2$ L/min。

2）中度：表现为呼吸困难，口唇发绀明显、指甲发绀，意

— 101 —

识正常或烦躁不安。给氧气流量 2~4 L/min。

3）重度：呼吸困难，表现为三凹体征明显（胸骨上凹陷、锁骨上凹陷和肋间隙凹陷），显著发绀，呈半昏迷或昏迷状态。给氧气流量 4~6 L/min。

（2）使用氧气时，应先调节流量后再插鼻导管，停用时应先拔除鼻导管（鼻塞），再关氧气开关，以免操作错误时，致使大量氧气突然冲入呼吸道而损伤肺部组织。

（3）用氧过程中应注意观察的内容

1）定时查看氧气导管是否通畅，及时排除故障。及时清除鼻腔分泌物，防止鼻导管（鼻塞）堵塞。

2）随时查看老年人吸氧情况，及时观察老年人吸氧后的效果。如需调节氧流量，应先取下鼻导管，调节好流量再继续吸氧。

3）持续鼻导管（鼻塞）吸氧者，每日更换鼻导管（鼻塞）一次，一次性鼻导管（鼻塞）停氧后置于医疗垃圾袋内处理。

（4）用氧装置使用过程的处置要求

1）湿化瓶每日更换蒸馏水，水量不能少于 1/3，使用后清洗消毒。

2）对未用和已用完的氧气筒应分别注明"空"或"满"的字样，便于及时储备，以备急需。

3）氧气筒内氧气不可全部用尽，压力将至 5 kg/cm² 时不可再用，以防灰尘进入筒内，造成再次冲气时引起爆炸的危险。

4）严格遵守操作规程，切实做好防火，防油，防热，防震，注意用氧安全。

5）氧气压力表应定期检测，保证用氧安全。

（5）使用一次性吸氧装置应按照产品使用说明进行操作。

八、家庭制氧机使用法

【目的】

老年人使用家庭制氧机可以在发病时及时吸氧，预防或缓解心绞痛及心肌梗死的发生，预防猝死型冠心病；可提高肺泡内的氧浓度，有助于哮喘的缓解；有助于治疗肺气肿、肺源性心脏病、慢性支气管炎。

【评估】

（1）查看老年人意识状态、缺氧程度及鼻腔有无损伤。

（2）检查用氧环境的安全，不能有明火，查看家庭制氧机设备是否漏气、污染。

【准备】

照护者：着装整洁，洗手。

环境：空气湿度、温度适宜，环境清洁、安静，舒适。

物品：制氧机、吸氧管、冷开水。

老年人：取舒适卧位。

【操作程序】

（1）准备工作：首先把制氧机固定安稳、妥当 → 取下制氧机上的湿化瓶，放入冷开水（约为容器的 1/2 或 1/3 水量），安装回制氧机 → 将制氧机的附件"输氧管"一端与主机"氧气出气嘴"连接，另一端与一次性鼻导管连接 → 连接电源，打开开关 → 供氧器显示红灯亮，待用。

（2）操作程序

1）吸氧：向老年人解释吸氧的目的及方法 → 取得老年人合作 → 检查鼻腔有无疾病 → 帮助老年人取舒适卧位（半卧位）→ 启动制氧机 → 查看显示灯 → 调节氧气流量 → 根据老年人病情设定时间 → 检查一次性鼻导管是否通畅（看到有气泡溢出说明通畅）→ 清洁老年人双侧鼻孔 → 将鼻导管前端蘸水润滑插

入老年人双侧鼻孔 → 将导管环绕老年人耳部向下放置固定 → 根据情况调整松紧度 → 吸氧 → 整理床单位 → 洗手 → 记录用氧时间。

2）停氧：取下鼻导管 → 关闭制氧机电源 → 清洁老年人面部 → 整理老年人的床单位 → 将鼻导管与制氧机分离 → 取下湿化瓶，清洗后晾干并安装 → 按使用说明整理制氧机，妥善安放 → 洗手并记录停氧时间。

【注意事项】

（1）严格按照制氧机操作规程执行，注意用氧安全，防火，防油，防热，防震。

（2）在使用制氧机吸氧的过程中，如果需要对氧气流量进行调节，应该先取下老年人的鼻导管，然后调节氧气流量，再继续吸氧。停氧时，先取下鼻导管，再关闭流量表。

（3）在使用制氧机吸氧的过程中，要注意观察老年人的脉搏、血压及精神状态等情况的改善程度，应该根据老年人的缺氧情况，调节用氧的浓度。

（4）湿化瓶每日更换蒸馏水，使用后清洗消毒。

九、宠物咬伤救护法

【目的】

对被宠物咬伤的伤口进行及时处理，以减少毒素的吸收，预防狂犬病的发生和伤口感染。尤其是被携带有狂犬病病毒的犬咬伤，如果未能及时处理，常能引发狂犬病而致发生生命危险。

【评估】

（1）被咬伤口的伤情（伤口的大小、深度及伤口被撕裂的程度）。

（2）老年人的情绪及精神状态、全身健康情况等。

（3）现场环境，有无清洁水源、布带及消毒物品。

【准备】

照护者：着装整洁，洗手。

环境：就地及时救护。

物品：止血带可用橡胶止血带、柔软的布条（或绳索、绷带、手绢、纱巾等代替）、肥皂水、消毒剂、棉签等。

老年人：就地取舒适的体位（坐位或卧位）。

【操作程序】

迅速安置老年人体位 → 立即在伤口上方（距伤口 5 cm 处）用止血带或者布带扎住（松紧度要以阻止静脉血回流，但又不阻断动脉血流为准）→ 用手挤出伤口处的血（或用吸奶器、拔火罐将伤口内的血液吸出，尽量排出伤口的毒液）→ 再用浓肥皂水（约 20% 浓度）与清水反复冲洗伤口及照护者的手（彻底刷洗犬的唾液）→ 冲洗后用碘酒和 75% 乙醇涂擦消毒局部 → 护送老年人到当地"疾病控制中心"或医院注射疫苗。

【注意事项】

（1）伤口应开放，不可包扎或缝合。

（2）及时转送老年人至医院，请医师注射抗狂犬病免疫血清或狂犬病疫苗及破伤风抗毒素。

（3）人如果被犬、猫、狼、猪、蝙蝠等动物咬伤、抓伤、舔伤，都有可能感染狂犬病病毒，潜伏一段时间后会发病，病死率极高。因此要注意预防。

十、蜂虫蜇伤救护法

【目的】

及时救护被蜂虫蜇伤的老年人，以减轻痛苦。

【评估】

（1）被蜂虫蜇伤部位的伤情。

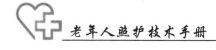

（2）老年人的情绪及精神状态、全身健康情况等。

（3）现场环境。

【准备】

照护者：着装整洁。

环境：就地及时救护。

物品：小刀或针、胶布、清凉油或风油精、肥皂、清水。

老年人：就地取舒适体位。

【操作程序】

用小刀拨开，也可用针挑出，或用胶布黏除留在被咬之处的蜂刺 → 将毒液吸出 → 用大量的肥皂水冲洗 → 及时涂清凉油或风油精。

【注意事项】

（1）昆虫类的毒素多是酸性，应用肥皂水冲洗。

（2）被马蜂蜇伤后，应避免挤压伤口，防止毒液囊注入更多的毒液。

（3）及时涂清凉油或风油精可消肿和缓解疼痛。

十一、毒蛇咬伤救护法

【目的】

以减少蛇毒素的吸收，及时挽救被毒蛇咬伤的老年人性命。

【评估】

（1）被蛇咬伤口的伤情（伤口的大小、深度、局部受伤组织的情况等）。

（2）老年人的情绪及精神状态、全身健康情况等。

（3）现场环境，有无清洁水源、布带及消毒物品。

【准备】

救护者：着装整洁。

环境：就地及时救护。

物品：止血带，可采用比较柔软的绳索、布条、绷带、手绢、纱巾等。

老年人：立即就地坐下或卧倒。

【操作程序】

老年人被毒蛇咬伤后立即坐下或卧倒 → 咬伤1~2分钟在伤口的近心端5 cm处缚扎止血带（松紧度要以出血停止，但不妨碍动脉血液供应）→ 用大量清水冲洗伤口 → 同时不断挤压伤口促使毒液外流（或用消毒尖刀将皮肤咬痕处挑开1 cm长0.5 cm深的切口 → 用吸奶器或拔火罐将伤口内的毒液吸出）→ 伤口冷敷 → 用担架搬运即刻送医院救治。

【注意事项】

（1）救护原则是阻止毒素吸收和尽快将毒素从局部排出。

（2）毒蛇咬伤后要保持冷静，伤员不要走动、奔跑，以免毒素快速扩张至全身。

（3）止血带要每隔15分钟放松15秒。

（4）尽早就医接受抗毒素血清注射。

第9节　冷热用具使用技术

一、热水袋使用法

【目的】

为老年人保暖或做热敷。

【评估】

（1）老年人的意识及全身健康状况、末梢血液循环及感觉是否良好，对温热刺激的敏感性。

（2）使用热水袋的目的。

（3）老年人的自理能力、语言表达、合作程度及对使用热水袋的知识水平与心理反应等。

【准备】

照护者：着装整洁，洗净双手并温暖。检查热水袋是否完好无损、不漏气。

环境：清洁、温暖、无对流风。

用物：备好热水袋、布套、50~55℃热水。

老年人：取舒适体位。

【操作程序】

使用前：一手持热水袋口的边缘 → 一手将热水灌入1/2或2/3满 → 将热水袋放平排尽袋内的气体 → 拧紧袋口塞 → 擦干热水袋表面的水渍 → 将热水袋倒提检查有无漏水 → 确定无漏水装入布套 → 将热水袋拿至老年人的床边。

使用中：向老年人解释后先用手触摸老年人肢体，并询问老年人的感觉，以评估老年人的末梢循环及感觉有无异常 → 再将热水袋放于所需的部位（根据老年人的要求可放在老年人的足下或身旁约10 cm处，不可直接接触皮肤）→ 为老年人整理

好盖被 → 使用中随时观察老年人局部皮肤的颜色及热水袋的温度。

使用后：停止使用时拿出热水袋先将水倒掉 → 开口倒挂晾干 → 吹气入袋内 → 旋紧袋口塞子 → 放阴凉处保存 → 布套清洗干净保存。

【注意事项】

（1）热水袋的温度不宜过高，以50℃左右为宜，使用中应经常注意观察和询问老年人热水袋的温度，及时更换热水，并认真交接班，预防烫伤。

（2）使用前要认真检查热水袋是否完好无损，有无漏水，以免发生烫伤。

二、热贴敷用具使用法

【目的】

促进血液环系统、保暖及减轻疼痛的作用。

【评估】

（1）老年人的意识状态、自理能力、合作程度及沟通能力。

（2）热敷贴用具是否在有效期之内。

（3）环境是否温暖、具有保护隐私的条件。

【准备】

照护者：着装整洁，洗净双手。

环境：关闭门窗，室内清洁干燥。

物品：热敷贴。

老年人：取安全适宜体位。

【操作程序】

评估老年人健康状况后 → 撕开真空包装外袋，取出内袋，不要揉搓 → 剥离后面衬布贴于内衣的外侧，用手铺平（可贴于人体的肩部、背部、腰部、胃部及相关关节部位） → 使用完毕，

从衣服上轻轻撕下 → 观察老年人皮肤状况并记录。

【注意事项】

（1）贴热使用时要贴于内衣的外侧，不宜直接贴于人体皮肤上，避免压迫放置暖贴的部位。

（2）避免长时间放置暖贴于同一部位。

（3）如感觉暖贴过热时，需移置暖贴于不同部位。

（4）晚上睡觉时不宜使用。

（5）请妥善保管产品，避免使取暖袋的真空塑料包装袋损伤或破坏，造成药物泄露。

三、热水坐浴法

【目的】

热水坐浴法可为患肛门疾病的老年人减轻局部肿胀、缓解疼痛，改善血液循环，消除炎症，治疗肛门疾病以促进舒适。

【评估】

（1）老年人的病情、会阴和肛门处有无损伤、皮肤黏膜情况、对温热刺激的敏感性。

（2）热水坐浴的目的。

（3）老年人自理能力、表达能力及合作程度、对热水坐浴的知识水平及心理反应。

（4）环境的隐蔽程度、保暖情况。

【准备】

照护者：着装整洁，洗净双手，戴口罩，准备物品。

环境：清洁、温暖，围屏风遮挡或关闭门窗、窗帘。

物品：坐浴椅上置消毒坐浴盆，盆内盛温开水（水温40℃左右）或药液（遵医嘱）、水温计、无菌纱布、浴巾，必要时备换药物品、屏风等。

老年人：协助老年人排尿、排便，准备热水坐浴。

【操作程序】

携物至床旁 → 向老年人解释坐浴的目的和方法 → 搀扶老年人到卫生间（或床旁）→ 将药液和温水倒入坐浴盆内至1/2满 → 测量水温（40℃左右）→ 协助老年人脱裤至膝部 → 用纱布蘸水给老年人试温并轻轻擦拭，使老年人臀部皮肤适应水的温度后再坐浴 → 帮助老年人坐浴（坐浴中随时问老年人水的温度，以便随时调节，若水温过凉，需添加热水时，老年人需偏离浴盆，以免烫伤。冬季应调节好室温，以防老年人受凉）→ 坐浴15～20分钟 → 坐浴结束用浴巾擦干臀部、会阴处 → 协助老年人穿裤取舒适体位 → 清理用物 → 洗手 → 记录。

【注意事项】

（1）在坐浴的过程中要注意老年人的安全，随时观察其面色和脉搏，如有不适应停止坐浴，协助老年人卧床休息。

（2）如果老年人会阴和肛门部位有伤口，应备无菌浴盆和溶液，坐浴后需按换药法处理伤口。

（3）老年女性有阴道出血和盆腔急性感染均不宜行坐浴治疗。

四、冰袋局部冷敷法

【目的】

（1）为高热老年人降低体温，促进舒适。

（2）为局部损伤（扭伤、撞伤、碰伤的早期）老年人实施冷敷治疗，以减轻疼痛和肿胀。

【评估】

（1）老年人的意识及其他健康状况，测量体温值高度是否在39℃以上。

（2）冷敷的目的、需实施冷敷的部位的伤情等。

（3）老年人的自理能力、表达能力、合作程度及对冷敷的知识水平与心理反应。

【准备】

照护者：着装整洁，洗净双手。检查冰袋（冷水袋）是否完好无损。

环境：清洁、温暖，无对流风。

用物：备好冰袋（或冷水袋）、布套、冰块、脸盆。

老年人：取舒适体位。

【操作程序】

取小冰块数个放入盆中 → 盆中加冷水冲去冰棱角 → 将冰块及少量的冷水（约 1 杯）装入冰袋内约 1/2 满（或冷水袋内灌冷水 1/2 或 2/3 满）→ 冰袋（冷水袋）放平排除气体 → 夹紧袋口 → 擦干冰袋（冷水袋）上的水渍 → 倒持冰袋（冷水袋）检查有无漏水 → 确定无漏水后装入布套 → 携冰袋（冷水袋）至老年人的床边，向老年人解释使用冰袋的原因及方法。

（1）降低体温：将冰袋（冷水袋）置于老年人的头顶、前额（若老年人体温过高也可将小冰囊置于颈部外侧、腋下、腹股沟等处）→ 需要时给予扶持并陪伴老年人 → 观察用冷疗的情况（若冰块融化应根据需要进行更换）→ 洗手。

（2）局部冷敷：将冰袋（冷水袋）置于老年人的局部患处 → 需要时给予扶持并陪伴老年人 → 观察用冷疗的情况（若冰块融化应根据需要进行更换）→ 洗手。

用后将冰水倒净 → 开口倒挂晾干 → 袋内吹入气体 → 夹紧袋口塞 → 放阴凉处保存 → 布套清洗、晾干保存（需要时消毒）。

【注意事项】

（1）为高热的老年人使用冰袋降温时要注意观察体温下降的情况，使用冰袋 30~60 分钟后应为老年人测量体温，若体温降至 38℃时，可停止使用冰袋。

（2）枕后、耳郭、腹部、足部忌放冰袋冷敷，对有局部血液循环不良、慢性炎症的部位不宜使用冷敷。使用中随时观察老年人的反应，如有不适应及时报告医务人员。

（3）老年人发热时如无冰袋和冷水袋可用冷水毛巾放置在老年人的前额部以助降温。

（4）对于因局部损伤早期，而使用冷敷治疗以减轻疼痛和肿胀时，一般时间不超过30分钟，并随时注意观察老年人的反应及局部血液循环。

五、降温贴使用法

【目的】

各种原因引起发热的辅助治疗及应急物理降温，缓解发热，减少发热对脑细胞的损害。

【评估】

（1）老年人的病情变化、意识状态、合作程度、是否有皮肤损伤。

（2）降温贴药物是否在有效期之内。

（3）环境是否温暖、具有保护隐私的条件。

【准备】

照护者：着装整洁，洗净并温暖双手。

环境：清洁，关闭门窗。

物品：降温贴。

老年人：体位适宜。

【操作程序】

与老年人沟通解释操作目的与方法 → 沿缺口撕开降温贴包装袋，取出贴剂 → 揭开透明胶膜 → 直接贴于额头（为加快降温速度可加用数贴同时贴在老年人左右颈总动脉、左右腋下动脉、左右股动脉处，每日1~3次，每贴可持续使用约8小时）→ 使用完毕取下贴剂，观察老年人皮肤状况并记录。

【注意事项】

（1）高温持续不退，应请医师诊治。

（2）本品外层为缓释层，体温和汗液会使其黏度增大，揭下后缓释效果还会持续一段时间。

（3）勿贴于敏感性部位（近眼及口），勿贴于头发、眉毛、乳前及有汗水处，以免脱落。

六、化学制冷袋使用法

【目的】

（1）为高热老年人降低体温，促进舒适。

（2）为局部损伤（扭伤、撞伤、碰伤的早期）老年人实施冷敷治疗，以减轻疼痛和肿胀。

【评估】

（1）老年人的意识及其他健康状况，测量体温值在39℃以上。

（2）老年人的自理能力、表达能力、合作程度及对冷敷的知识水平与心理反应。

（3）冷敷的目的、需实施冷敷的部位的伤情等。

【准备】

照护者：着装整洁，洗净双手。检查制冷袋是否完好无损。

环境：清洁、温暖、无对流风。

用物：备好制冷袋、布套。

老年人：取舒适体位。

【操作程序】

使用：取出化学制冷袋 → 擦干制冷袋外水渍 → 确认制冷袋无损坏装入布套 → 携至老年人的床边，向老年人解释使用制冷袋的原因及方法 → 将制冷袋放置于老年人身体所需的部位（用于降低体温者放于头顶、前额部；用于局部冷敷者将制冷袋放于局部患处）→ 需要时给予扶持并陪伴老年人 → 观察用冷疗的情况 → 洗手。

使用后：取下布套清洗晾干保存（需要时消毒）→ 将制冷袋擦干，放入冰箱冷冻室保存备用。

【注意事项】

（1）高热的老年人使用制冷袋降温时要注意观察体温下降的情况，使用制冷袋30~60分钟后应为老年人测量体温，若体温降至38℃时，可停止使用。

（2）枕后、耳郭、腹部、足部忌用制冷袋冷敷，对有局部血液循环不良、慢性炎症的部位不宜使用冷敷。使用中随时观察老年人的反应，如有不适应及时报告医务人员。

（3）对于因局部损伤早期，使用冷敷治疗以减轻疼痛和肿胀时，一般时间不超过30分钟，并随时注意观察老年人的反应及局部血液循环。

七、温水擦浴降温法

【目的】

为发热老年人进行物理降温，减少由于发热引起的不适感。

【评估】

（1）老年人的病情，测量老年人体温数值在39℃以上。

（2）老年人的精神状态、自理及合作程度。

【准备】

照护者：着装整洁，洗净并温暖双手。

环境：温暖舒适，关闭门窗，无对流风。

物品：32~34℃温水1盆（内浸纱布或小毛巾2块）、大毛巾、冰袋、热水袋、衣裤。

老年人：体位舒适、安全。

【操作程序】

备齐用物携至床前，向老年人做好解释 → 将冰袋置于老年

人前额 → 热水袋放于足下 → 协助老年人脱衣分别露出擦拭部位（前额、颈部、腋窝、腹股沟、四肢、掌心和足心）→ 将大毛巾垫老年人身下 → 温水浸湿的小毛巾拧半干缠在手上成手套式 → 以离心方向边擦边按摩 → 露出一侧上肢，自颈部外侧沿上臂外侧擦至手背 → 再自老年人侧胸部经腋窝内侧至手心 → 擦毕，用大毛巾擦干皮肤（同法擦拭另一上肢）→ 助老年人侧卧，露出背部 → 背下垫大毛巾 → 自颈部向下擦拭整个背部、腰部 → 擦后将背部擦干 → 穿好上衣 → 露出一侧下肢，下垫大毛巾 → 自髋部沿腿的外侧擦至足背 → 再自腹股沟的内侧擦至踝部 → 然后擦拭大腿后侧、腘窝至足跟（以同法擦拭对侧下肢）→ 擦干皮肤，穿好裤子 → 移出热水袋 → 整理用物和床单位 → 洗净双手 → 30 分钟后测量体温并记录于体温单上，若老年人体温降至 39℃ 以下，可取下头部冰袋，让其休息。

【注意事项】

（1）擦拭过程中，注意观察老年人全身情况，如有寒战、面色苍白、脉搏、呼吸异常，应立即停止，通知医师。

（2）中暑、高热患者可同时置冰袋于颈部、腋下、腹股沟等处，协助降温。

（3）禁擦胸前区、腹部、后颈，这些部位对冷刺激敏感，易引起不良反应。

（4）擦拭腋下、掌心、腹股沟、腘窝、足心等部位，用力可略大，时间可稍长，有利降温，一般温水擦浴时间以 15~20 分钟为宜。

（5）30 分钟后测量体温，同时密切观察老年人的血压、脉搏、呼吸及神志的变化。

第10节　协助老年人安全移动技术

一、协助移至床头法

【目的】

协助半卧于床上，从床头滑到床尾的老年人移向床头，调整姿势使其舒适。

【评估】

（1）老年人的体位状态、皮肤状况、身体有无移动障碍。

（2）老年人的活动耐力、合作程度、自理能力。

（3）环境及设备状况。

（4）移动过程应评估老年人的面色、表情及身体状况。

【准备】

照护者：着装整洁，洗净并温暖双手。

环境：清洁，关闭门窗，避免对流风。

物品：软枕或中单（数目根据需要准备）。

老年人：需要向床头移动生活不能自理的老年人。

【操作程序】

向老年人说明移动的必要性和方法 → 携用物至床旁 → 将老年人双手交叉置于腹部（以免移动时，双手晃动或牵拉引起意外）→ 床头竖立一枕（以免向床头移动，头部碰伤）→ 嘱老年人屈膝，双足抵住床垫，若神志不清应在其双膝下垫以小枕（在移动时，可减轻双腿重量，达到省力的目的）→ 将枕头（或中单）自头部下移至肩下与上背部，以抬高的上半部（可增加向床头移动的助力）→ 照护者站在床的一侧，一手拉枕头（或中单）上角，另一手拉枕头（或中单）下角（成对角线），或照护者站在床头，双手拉枕头（或中单）两侧用枕头（或中单）移动向床头方向（不需要抬高，减少摩擦力及地心引力，以达到省力及减少不适）→ 将头部枕头回归原位，颈下枕头移出，后将更换为"仰卧位"姿势 → 整理床单位 → 洗手。

【注意事项】

（1）在床上为老年人安全移动时要维持正常解剖位置，认识各种姿势对身体各部位的载重负担，保持良好姿势的摆放。

（2）注意使用节力原则，运用各种支托设备。如正确使用枕头，可以增加老年人向床头和床边移动的助力；可以减轻双腿重量，达到省力的目的。

（3）注意老年人安全，操作时必须使用安全保护设备以免移动老年人时，双手晃动或牵拉引起意外；防止操作中老年人坠床、跌倒、碰伤。

（4）注意观察老年人的面色、脉搏、呼吸，注意保温，防范直立性低血压。为老年人摆放姿势时，注意适当的覆盖，以保暖和维护老年人的隐私。

二、协助移至床边法

【目的】

将老年人由床中央移至床的一侧或由床的一边移至另一边。

【评估】

（1）老年人的体位状态、皮肤状况、身体有无移动障碍。

（2）老年人的活动耐力、合作程度、自理能力。

（3）环境及设备状况。

（4）移动过程应评估老年人的面色、表情及身体状况。

【准备】

照护者：着装整洁，洗净并温暖双手。

环境：清洁，关闭门窗，避免对流风。

物品：小枕头、软枕（长圆枕、长方枕、L形枕）或毛毯卷（数目根据需要准备）。

老年人：需要向床边移动体位的老年人。

【操作程序】

向老年人说明移动的必要性和方法 → 携用物至床旁 → 将老年人双手交叉置于腹部（以免移动时，双手晃动或牵拉引起意外）→ 将枕头自头部下移至肩下与上背部，以抬高老年人的上半部（可增加向床头移动的助力）→ 照护者将手放在枕头上侧，用枕头将老年人移向床边（不需要抬高，减少摩擦力及地心引力，以达到省力及减少不适）→ 照护者一手伸入腰下，另一手绕过老年人身体，两手环抱，将老年人躯体移向床边 → 以双手移动老年人的两腿至床边 → 将枕头放回老年人头部下方 → 整理床单位 → 洗手。

三、协助移至床边坐起法

【目的】

将老年人由床中央移至床边并坐起。

【评估】

（1）老年人的体位状态、皮肤状况、身体有无移动障碍。

（2）老年人的活动耐力、合作程度、自理能力。

（3）环境及设备状况。

（4）移动过程和改变体位后应评估老年人的面色、表情及身体状况。

【准备】

照护者：着装整洁，洗净并温暖双手。

环境：清洁，关闭门窗，避免对流风。

老年人：需要向床边移动并坐起的老年人。

【操作程序】

向老年人说明移动的必要性和方法 → 固定护理床 → 利用

"协助移至床边法",将移至床边 → 将床头抬高 60°,将对侧床栏拉起(注意防止坠床)→ 老年人双膝微屈(不必扶起,可省力减少腿部的重量)→ 照护者面向老年人站立,两脚分开,双膝微屈(增加底面积并降低重心,可提高稳定度)→ 近床头侧手伸入颈肩下,另一手托住老年人腘窝处或小腿下(或越过双膝,由对侧伸入腘窝或小腿下)→ 照护者利用身体转轴,转身扶起老年人并坐于床边 → 妥善安置老年人的姿势 → 洗手。

【注意事项】

(1)移动老年人前将护理床固定,避免移动时床晃动。

(2)协助老年人坐起时身体应靠近床边,起到省力作用。

(3)长期卧床的老年人,突然坐起来,会出现直立性低血压,应做好防护工作。

(4)老年人移位完成后应注意老年人的安全,同时应观察老年人的面色、脉搏、呼吸,注意保温。

四、协助下床法

【目的】

将老年人由床中央移至床边并下床站起。

【评估】

(1)老年人的体位状态、皮肤状况、身体有无移动障碍。

(2)老年人的活动耐力、合作程度、自理能力。

(3)环境及设备状况。

(4)移动过程和改变体位后应评估老年人的面色、表情及身体状况。

【准备】

照护者:着装整洁,洗净并温暖双手。

环境:清洁,关闭门窗,避免对流风。

老年人:需要协助下床的老年人。

【操作程序】

向老年人说明移动的必要性和方法 → 利用"协助坐移床边法"，协助老年人坐起来，穿好衣服、鞋袜 → 若无任何不适，可进一步协助下床（确保安全）→ 照护者面对老年人，嘱老年人双手环抱照护者颈部 → 照护者分开两腿，双手臂环抱住老年人腰部，若体重较重，照护者可用双手拉住老年人的腰带协助老年人站起 → 继而在站起来时，照护者将双脚分开，夹住老人双腿以膝盖抵住老年人的膝部（以防止老年人膝部不自主的弯曲而跌倒）→ 照护者（利用自身力量）同时与老年人一起站立 → 妥善安置老年人姿势站稳 → 洗手。

【注意事项】

（1）协助老年人下床站立时，先要确认老年人无任何不舒适。协助老年人下床后必须确认已经站稳，稍休息片刻再进行下一步的活动，以免老人头晕而摔倒。

（2）注意观察老年人的面色、脉搏、呼吸；注意保温；防范直立性低血压。

五、协助老年人坐入椅（轮椅）法

【目的】

帮助老年人移动，增加活动范围。

【评估】

（1）老年人的肌力、肢体障碍程度及皮肤情况。

（2）老年人的活动耐力、合作程度、自理能力。

（3）环境及设备状况。

（4）体位改变过程应注意老年人的面色、表情及身体状况。

【准备】

照护者：着装整洁。

环境：清洁，周围无障碍物。

物品：保暖衣物、防滑鞋（步鞋或拖鞋）、椅或轮椅。

老年人：需要协助坐入椅（轮椅）的老年人。

【操作程序】

向老年人解释操作方法 → 检查椅或轮椅是否稳定、安全 → 将椅或轮椅放在床尾，椅背与床尾平行或呈45°角；拉起车闸固定车轮（如无车闸则照护者需将一只脚放于一车轮后面固定车论，防止车轮移动）→ 利用"协助移至床边法"，协助老年人坐起，穿好衣服 → 照护者面对老年人，嘱老年人双手环抱照护者后颈部 → 照护者将两腿分开，左脚在前，抵住右膝，右脚在后，双手臂抱住腰部；若体重过重，照护者可再用双手拉住的腰带 → 照护者转动身体，顺势将老年人移入椅或轮椅内（照护者借助转身的力量移位，双手起到固定和协助的作用）→ 嘱咐老年人手扶轮椅扶手靠后坐，勿向前倾身或自行离开轮椅（或椅）→ 洗手。

【注意事项】

（1）固定轮椅时要拉起两侧扶手旁的车闸，无车闸时，照护者站在轮椅后面固定轮椅。

（2）注意翻转踏脚板，供踏脚。

（3）移动过程中注意观察老年人的面色、脉搏、呼吸，注意保温。

六、协助老年人自椅（轮椅）返回床上的方法

【目的】

促进体力的恢复，移动，增加活动的范围。

【评估】

（1）老年人的肌力、肢体障碍程度及皮肤情况。

（2）老年人的活动耐力、合作程度、自理能力。

（3）环境及设备状况。

（4）体位改变过程中应注意老年人的面色、表情及身体状况。

【准备】

照护者：着装整洁。

环境：清洁，周围无障碍物。

物品：保暖衣物、防滑鞋（步鞋或拖鞋）、椅或轮椅。

老年人：需要协助从椅（轮椅）返回床上的老年人。

【操作程序】

椅或轮椅放在床尾，同下床位置；固定轮椅 → 打开脚踏板，将老年人双足放于地面，松开腰部约束装置 → 照护者面对老年人，嘱老年人双手环抱照护者的颈部、双膝并拢 → 照护者将两腿分开，左脚在前，抵住右膝，右脚在后，双手臂环抱腰部 → 若体重过重，照护者可再用双手拉住腰带（可以加大底面积，让靠近照护者，移位时做到省力）→ 照护者屈膝，上半身挺直，利用身体转向的力量，将老年人移位于床边 → 妥善安置老年人姿势 → 洗手。

【注意事项】

（1）固定轮椅时要拉起两侧扶手旁的车闸，无车闸时，照护者站在轮椅后面固定轮椅。

（2）注意翻转踏脚板，供踏脚。

（3）移动过程中注意观察老年人的面色、脉搏、呼吸，注意保暖。

七、轮椅移动法

【目的】

促进体力的恢复，移动，增加活动的范围。

【评估】

（1）老年人的体位状态、皮肤状况、身体有无移动障碍。

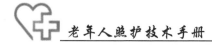

（2）老年人的活动耐力、合作程度、自理能力。

（3）环境及设备状况。

（4）移动过程和改变体位后应评估老年的人面色、表情及身体状况。

【准备】

照护者：着装整洁。

环境：清洁，周围无障碍物。

物品：保暖衣物、防滑鞋、椅或轮椅。

老年人：需要协助轮椅移动的老年人。

【操作程序】

查轮椅是否安全，推至床边 → 置轮椅的椅背与床尾平齐，面向床头翻起脚踏板，拉起车闸固定车轮 → 按照"协助老年人坐入轮椅法"协助老年人坐入轮椅 → 照护者站在轮椅后面双手握住把手推行（推行中注意观察老年人及前、后、左、右情况）→ 上台阶时照护者抬起前轮到下一个台阶后放下前轮 → 继续前进，后轮碰到台阶时，一边抬起手柄，一边向前推，尽量减少后轮撞击 → 下台阶时让老年人背对前进方向，照护者抬起手柄，慢慢平稳落下后轮 → 照护者抬起前轮向后退，脚踏板和脚尖避免碰撞台阶，前轮轻轻落下 → 上坡时照护者身体前倾用力推行 → 下坡时照护者将轮椅背向坡道，一边支撑轮椅，一边退行 → 上、下电梯时老年人背向电梯门，照护者倒退进、出电梯。

【注意事项】

（1）固定轮椅时要拉起两侧扶手旁的车闸，无车闸时，照护者站在轮椅后面固定轮椅。

（2）上下轮椅时注意翻转脚踏板，妥善固定双足。

（3）在推轮椅行进的过程中要注意观察老年人情况，保持老年人坐位舒适。

（4）推车下坡时减慢速度，过门槛时翘起前轮，推行过程中嘱老年人抓住扶手，尽量要靠后坐，勿向前倾身或自行下车，以免跌倒，以防发生意外。

八、协助偏瘫老年人使用轮椅安全移动法

【目的】

协助偏瘫的老年人扩大活动的范围，使其能安全移动，预防摔伤及其他并发症。

【评估】

（1）老年人的健康及偏瘫的状况、活动耐力。

（2）老年人的精神状态及合作程度。

（3）需移动范围的环境及所需的设备。

【准备】

照护者：着装整洁。

环境：清洁，周围无障碍物。

物品：根据老年人自理的程度及移动的需要准备轮椅、棉毯、衣服等物。

老年人：准备乘轮椅移动。

【操作程序】

检查轮椅是否安全，确定可以使用后推至老年人的床边 → 置轮椅于老年人健侧身旁 → 轮椅内侧扶手与床边平齐呈 30°～45°角 → 面向床头（或床尾）→ 翻起脚踏板 → 拉起车闸固定车轮（如无车闸则照护者需将一只脚放于一车轮后面固定车论，防止车轮移动）→ 向老年人解释移动的方法 → 撤掉盖被至床尾 → 利用"协助老年人床边坐起法"协助老年人坐起，穿好衣服及鞋 → 照护者面对老年人将其患侧手臂放于自己肩颈部 → 嘱老年人用健侧手臂在照护者颈后紧握患侧手臂 → 照护者两腿分开，一腿在前抵住老年人患腿膝部，另一腿在后，双手臂环抱老年人腰部将老年人用力抱起站稳 → 再转动身体顺势将老年人移至轮椅上 → 调整老年人姿势，使其坐稳 → 嘱咐老年人健

侧手扶轮椅扶手靠后坐，勿向前倾身或自行下轮椅 → 需要时给老年人双腿盖小毛毯保暖 → 推轮椅移动至老年人需要去的地方（下坡时要减慢速度并嘱咐老年人坐稳 → 将轮椅倒转，使轮椅倒行下坡）→ 上下坡、进出房门、进出电梯方法同轮椅移动法。

【注意事项】

（1）在推轮椅移动的过程中要注意观察老年人情况，保持老年人坐位舒适与安全。

（2）推车下坡时减慢速度，过门槛时翘起前轮，推行过程中嘱老年人健肢抓稳扶手，尽量要靠后坐，勿向前倾身或自行下车，以免跌倒，以防发生意外。

九、平车安全移动法

【目的】

安全移动老年人，增加老年人的活动范围。

【评估】

（1）老年人的意识状态、皮肤状况、身体有无移动障碍。

（2）老年人的活动耐力、合作程度、自理能力。

（3）环境及设备状况。

（4）移动过程和改变体位后应评估老年的人面色、表情及身体状况。

【准备】

照护者：着装整洁，洗净双手。

环境：温暖，无对流风。

物品：平车、被褥。

老年人：需借助平车移动的老年人。

【操作程序】

1. 平车单人搬运法　向老年人解释平车移动的方法 → 照护者检查平车是否安全可靠，确定设备安全后将平车置于床尾，使平车的头端和床尾呈钝角，安全固定（平车头端为平车的大轮端）→ 打开盖被帮助穿好衣服 → 一手臂自老年人腋下伸至远侧肩部→ 另一手臂伸入老年人膝关节下 → 嘱咐老年人双臂交叉于照护者的颈后并握紧双手 → 用力托起移至平车上（头部在平车的头端）→ 帮助老年人采取舒适卧位，盖好被褥 → 推车移至需要去的地方（移动过程中注意观察老年人情况）→整理用物→洗手。

2. 平车双人搬运法　照护者检查平车是否安全可靠，确定设备安全后推至床尾，使平车的头端和床尾呈钝角，安全固定 → 向老年人解释平车移动的方法 → 照护者两人站于同侧床边 → 将老年人双臂放于胸腹前 → 甲一手臂托住的头颈与肩部，另一手臂托住的腰部 → 乙一手臂托住的臀部，另一手臂托住的下肢 → 两人同时用力托起，使老年人身体向照护者倾斜 → 两人同时将老年人移至平车上 → 帮助采取舒适卧位，盖好被褥 → 推车移至需要去的地方（移动过程中注意观察老年人情况）→ 整理用物 → 洗手。

3. 平车三人搬运法　照护者检查平车是否安全可靠，确定设备安全后将平车推至床尾与床保持钝角放置，固定车轮（以免床或推车滑动）→ 向老年人解释平车移动的方法 → 甲、乙、丙三位照护者排列于床的同侧（身材高的站在床头侧，矮的站在床尾侧）→ 甲用一只手臂托住的头部，另一只手臂托住肩部；乙用一只手臂托住背部，另一只手臂托住臀部；丙用一只手臂托住大腿，另一只手臂托住两小腿 → 由甲发令，三人同时抬起，动作一致将老年人移至平车，轻放在平车中央 → 帮助老年人采取舒适卧位，盖好被褥 → 推车移至需要去的地方（移动过程中注意观察老年人情况）→整理用物→洗手。

4. 平车四人搬运法（利用床单、中单或被子实现平车搬运的方法）　向解释平车移动的方法→将中单（床单或被子）平铺在老年人身下 → 照护者检查平车是否安全可靠，确定设备安全后推平车与床并排，固定车轮→照护者四人分四侧站立→甲站在床头，用手托住的头颈部；乙站在床尾，托住两腿；丙站在床的一侧（必要时跪于在床上）握紧中单的一侧；丁站在平车侧握紧中单的另一侧（使用床单或被子时，四人各自握紧床单或被子的一边）→由甲发令，四人同时将老年人抬起移至平车上 → 帮助采取舒适卧位，盖好被子 → 推车移至需要去的地方（移动过程中注意观察老年人情况）→整理用物→洗手。

【注意事项】

（1）使用辅助器具移动时要注意安全、稳定性、舒适与保暖，动作轻稳，车速不宜过快，如移动有意识障碍者应另有其他人的帮助，以防发生意外。

（2）搬运时，应尽量使老年人的身体靠近搬运者，以便稳定和省力。

（3）推平车时照护者应位于老年人的头端以便观察情况，上下坡时老年人头部应处于上坡位，照护者位于足部推行，推平车进门时不可用平车直接撞击门，以免引起老年人的不适和损坏建筑物。

（4）平车运送老年人时应随时与其交谈，了解老年人的需求与反应，提供安全舒适的转移方法。

第11节 保护具使用技术

一、床档使用法

【目的】

使用床档可防止因老年人意识不清或自理能力下降而发生坠床、摔伤、骨折等意外事件。常用的有折叠式床档和插孔式床档，根据老年人的情况在使用床档时，可一侧使用，也可双侧同用。

【评估】

（1）老年人的健康状况、意识及身体的活动能力。

（2）老年人的心理状态、对使用床档的心理反应。

（3）环境是否宽敞、床档的完好状态。

【准备】

照护者：着装整洁，洗净双手。

环境：清洁，周围无障碍物。

物品：根据老年人的需要及设备准备多功能床档或半自动床档。

老年人：取舒适卧位。

【操作程序】

（1）使用插孔式床档：向老年人做好解释 → 协助老年人舒适地卧于床中心（保暖、舒适）→ 取床档 → 检查床档（是否光滑）→ 将床档插入床的床档孔中 → 检查床档固定是否牢固 → 检查老年人体位安全程度 → 整理床单位 → 嘱咐老年人活动时注意安全。

停止使用后清洁床档 → 放于安全处。

（2）使用折叠式床档：向老年人做好解释 → 协助老年人舒适卧位于床中间 → 双手将床档拉起 → 听到咔嚓的响声后表示

已安装好 → 检查是否固定牢固 → 检查被褥、老年人皮肤有无挤压 → 停止使用时用手按住开关器 → 床档折叠放置与床平即可 → 另一侧同上。

【注意事项】

（1）使用前要检查床档是否光滑，固定要牢靠，固定时注意被褥、老年人衣服和身体，以免擦伤或挤压到老年人皮肤。

（2）床档不使用时，应放置妥当，以保老年人的安全，防止意外的发生。

二、安全保护带使用法

【目的】

使用安全保护带可防止老年人因意识不清发生自伤撞伤、抓伤或伤及他人等意外事件发生，保护老年人的人身安全。

【评估】

（1）老年人的健康状况、意识及身体的活动能力，需要使用保护具的部位皮肤状况，有无损伤。

（2）老年人的心理状态、老年人及亲属对使用保护具的心理反应。

（3）环境是否舒适、保护具的完好状态。

【准备】

照护者：着装整洁，洗净双手。

环境：清洁、安静、温暖。

用物：按需要选择适用于手腕、踝部、肩部、膝部的品种安全保护带及棉垫等。

老年人：取舒适体位，保暖。

【操作程序】

使用应前征得家属同意并签订知情同意书后进行操作。

（1）手腕及踝部安全保护带：用于限制老年人肢体活动，

以保护其安全。

洗净双手 → 选好适用于手腕或踝部安全保护带 → 将手腕或踝部放于安全保护带中间 → 稍拉紧（松紧适宜以不能脱出为宜）系好结 → 查看手指或足趾的血液循环（温暖、色泽红润无发绀）→ 将带系于床缘。

（2）肩部安全保护带：用于限制老年人坐起，以保护其安全。

洗净双手 → 将老年人置舒适体位 → 在老年人两肩部套上安全保护带袖筒 → 在腋窝部衬好棉垫 → 两袖筒上的细带在胸前打结并固定 → 将下面的两条长带系于床头 → 检查老年人的舒适度并盖好被。

（3）膝部约束带：用于限制老年人下肢活动，以保护其安全。

洗净双手 → 老年人取舒适体位 → 两膝内外衬棉垫 → 将安全保护带横放于两膝棉垫上→ 宽带下的两条细带各固定一侧膝关节 → 将宽带两端系于床缘上 → 盖好被。

【注意事项】

（1）使用安全保护带之前，要和其家属进行沟通，签订协议书，以便其理解保护的目的，能配合操作。在可用可不用的情况下，尽量不用。

（2）使用保护性制动措施，只宜短期使用。连续约束的时间不宜过长，用时需注意老年人的体位是否舒适，并经常更换体位，注意肢体处于功能位置。

（3）选择物品时注意安全保护带的宽度、棉垫大小要合适。

（4）安全保护带固定的松紧要合适，并定时放松，一般应2小时左右放松一次，并进行局部按摩。在约束中注意局部的血液循环和皮肤的观察，发现异常及时处理。

（5）使用后的安全保护带，应注意清洁，必要时进行消毒处理。

三、安全保护衣使用法

【目的】

防止老年人因意识不清坐在轮椅（或椅）上发生意外的危险。常用的保护衣为背部敞开，两边有带，可系在一起，两边袖下有两个带，起固定作用。

【评估】

（1）老年人的健康状况、意识及身体的活动能力。

（2）老年人的心理状态、对使用保护衣的心理反应。

（3）环境是否舒适、保护衣的完好状态。

【准备】

照护者：着装整洁，洗净双手。

环境：清洁、宽敞、温暖。

用物：根据需要选择适合的安全保护衣。

老年人：将老年人安全移置于轮椅（或椅）上。

【操作程序】

洗净双手 → 选择好适合老年人的保护衣 → 将老年人移动至座位上（轮椅或椅）→ 将保护衣协助穿好 → 取老年人坐稳后 → 将袖两边的带固定在轮椅或椅上 → 检查老年人舒适度。

【注意事项】

（1）使用安全保护衣之前，要和其家属进行沟通，签订协议书，以便其理解保护的目的，能配合操作。

（2）保护衣应选择棉质布品，制作各连接处应密集。

（3）操作前应选择适合老年人的保护衣，不易过大或过小。

（4）使用后应注意保持清洁，必要时应进行消毒处理。

四、支被架安全使用法

【目的】

防止老年人因体弱、皮肤破损、疾病时皮肤肢体受压，达到保暖的作用。

【评估】

（1）老年人的健康状况、肢体的活动能力及骨关节病程度、皮肤感染、损伤情况。

（2）老年人的心理状态、对需要使用支被架的心理反应。

（3）环境是否舒适、支被架的完好状态。

【准备】

照护者：着装整洁，洗净双手。

环境：清洁、安静、温暖。

用物：根据需要选择大小、形状合适的拱形支被架1个。

老年人：将老年人安全、舒适卧于床中间。

【操作程序】

洗净双手 → 向老年人解释 → 协助老年人取舒适体位 → 检查支被架是否光滑完好 → 将其放置在身体需防受压的部位上面（胸、腹、腿、足等处）→ 将棉被平盖于架子上面 → 检查支被架棉被有无漏风 → 定时观察使用情况 → 停用时取下棉被 → 再取下支被架 → 为老年人整理被子 → 取下的支被架放于安全处，防止意外的发生。

【注意事项】

（1）注意支被架的设计合理、光滑。停止使用后应放置于安全处。

（2）注意老年人的体位、防止支被架给老年人造成皮肤损伤。

（3）注意使用后检查保暖，防止漏风。

五、压疮辅助用具使用法

【目的】

为长期卧床老年人防止皮肤受压而导致皮肤损伤。

【评估】

（1）老年人的健康状况、意识及身体活动能力、皮肤局部受压情况。

（2）老年人的心理状况、对使用压疮辅助用具的心理反应。

（3）压疮辅助用具的完好状态。

【准备】

照护者：着装整洁，洗净双手。

环境：清洁、安静、温暖。

用物：防护床垫 1 套、电源线、床单、一次性中单。

老年人：根据老年人情况将其安置于安全位置。

【操作程序】

向老年人解释 → 连接好床垫和各连接处，将防护垫平放于床上 → 开通电源，调整气囊软硬度 → 防护垫上铺棉褥、床单、一次性中单 → 协助老年人舒适地卧于防护气垫上 → 观察防护垫充气、放气交替时仪器运转情况（如发现异常及时关闭电源进行维修）→ 随时询问老年人的舒适程度，必要时适当调整 → 洗手 → 记录。

停止使用时向老年人解释 → 将老年人安置妥当 → 关闭电源 → 打开管路放气 → 清洁消毒处理后备用 → 洗手。

【注意事项】

（1）操作前做好防护垫仪器各连接管处的检查，发现异常及时维修。

（2）停止使用后，应及时进行清洁消毒处理。

（3）注意观察老年人的反应，如有不适应及时调整，如床垫气囊的软硬度等。

第12节　老年人康复活动照护技术

一、站立训练法

【目的】

站立是独立生活的基本技能，也是行走的先决条件，偏瘫老年人早期开展站起训练可提高下肢肌力、躯体平衡能力和身体各节段的整体控制能力，预防并发症，减轻肢残，改善躯体功能。

【评估】

（1）老年人的肌力、平衡力，有无站立困难。

（2）老年人的活动耐力、合作程度、自理能力。

（3）环境及设备状况。

（4）训练过程观察老年人面色、表情及身体状况。

【准备】

照护者：着装整洁，洗净双手。

环境：宽敞明亮，地面平坦无障碍物。

用物：一把高度可调节的椅。

老年人：需进行站立训练的老年人。

【操作程序】

（1）方法一：向老年人解释训练方法 → 指导老年人坐于椅上 → 双足分开与肩同宽，足跟与椅距离为5 cm → 健侧手握住患侧的手，肩部充分前倾同时上肢向前摆动，带动身体向上和向前 → 将身体重心向前移到足掌前部 → 伸膝伸髋，抬臀站起挺胸直立。

（2）方法二：向老年人解释训练方法 → 指导老年人坐于椅上 → 双足分开与肩同宽，足跟与椅距离为5 cm → 健侧手握住患侧的手放于患侧膝关节处 → 肩充分前倾 → 将身体重心移向患侧足的前掌部 → 用健侧手按压患侧膝部站立 → 伸膝伸髋，抬臀站起挺胸直立。

【注意事项】

（1）站立训练过程中，老年人应目视前方的目标并注意力集中，这样有助于控制头部的位置和纵向感觉，使身体有一个良好的对线；或选择高度适宜的椅鼓励老年人患肢负重。

（2）操作者在老年人站立训练过程中，应根据老年人身体状况给予患侧膝部和患侧髋部帮助。

（3）老年人站立后，操作者应根据老年人身体状况用膝部顶住老年人患侧膝部防止"打软"。

（4）对于肌力严重不足的老年人，操作者帮助稳定老年人患侧足并沿小腿向下方施压以鼓励老年人患肢负重。

二、平衡杠行走训练法

【目的】

利用平衡杠进行行走训练，对老年人行走能力康复治疗的方法。

【评估】

（1）老年人的肌力状态、平衡能力、行走障碍情况。

（2）老年人的活动耐力、合作程度、自理能力。

（3）环境及设备状况。

（4）训练过程过程中观察老年人的面色、表情及身体状况。

【准备】

照护者：着装整洁，洗净双手。

环境：宽敞明亮，地面平坦无障碍物。

用物：平衡杠。

老年人：需进行行走训练的老年人。

【操作程序】

方法一：患足前行。

向老年人解释行走方法 → 嘱老年人手握平衡杠站立 → 伸出健侧手握住前方平衡杠，迈出患足 → 健足跟上与患足平行 → 依次方法逐步前行。

方法二：健足前行。

向老年人解释行走方法 → 嘱老年人手握平衡杠站立 → 伸出健侧手握住前方平衡杠，迈出健足 → 患足跟上与健足平行 → 依此方法逐步前行。

【注意事项】

（1）了解老年人肢体障碍的原因，掌握锻炼方法。

（2）检查老年人使用辅助器的安全性，防止老年人出现跌倒等意外情况。

（3）清理妨碍老年人行走时可能绊倒的物品。

（4）为老年人选择合适的衣服，如老年人出汗要及时更换衣服。

（5）应随时观察老年人行走过程中有无异常表现，如有疲劳感应适当休息。

三、手杖行走训练法

【目的】

使用手杖移动，增加活动的范围。

【评估】

（1）老年人的肌力状态、平衡能力、身体移动障碍情况。

（2）老年人着装是否适宜，穿防滑鞋。

（3）环境宽敞，无障碍物。

（4）手杖选择适宜，稳定。

【准备】

照护者：着装整洁。

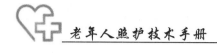

环境：场地平坦干燥，无障碍物。

物品：根据老年人身体条件选择适宜长度的手杖，长度相当于老年人穿鞋站立时与髋部平行。

老年人：需借助手拐行走的老年人。

【操作程序】

向老年人解释手杖使用的方法 → 使用三点步行时，伸出手杖，迈患足，再迈健足或伸出手杖，迈健足，再迈患足 → 使用两点步行时，同时伸出手杖和患足，再迈出健足 → 上楼梯时，先迈健侧，然后患侧跟上 → 下楼梯时，先迈患侧然后健侧跟上。

【注意事项】

（1）检查手杖橡皮头及螺丝有无变形或损坏，有损坏及时更换，维持其安全性。

（2）避免地面潮湿、光线不足及有障碍物时行走，以免绊倒或滑倒老年人。

（3）使用手杖行走时老年人不宜穿拖鞋，防止跌倒。

四、双拐杖行走训练法

【目的】

使用双拐移动，促进行走能力的恢复，增加活动的范围。

【评估】

（1）老年人的肌力状态、平衡能力、身体有无行走障碍。

（2）老年人的活动耐力、合作程度、自理能力。

（3）环境及设备状况、拐杖的长度及其安全性。

（4）移动过程观察老年人的面色、表情及身体状况。

【准备】

照护者：着装整洁，检查拐杖。

环境：场地平坦、干燥，无障碍物。

物品：拐杖完好，胶垫无破损。

拐杖的高度调整至适当长度（使膝关节成 5°，两手肘部成 30°）→ 拐杖放在前左右两旁外各 20 cm，拐杖头离腋下 2 ~ 3 cm 处。

老年人：准备借助双拐移动。

【操作程序】

拿取拐杖，向老年人讲解使用拐杖的方法和注意点，使老年人采取良好的姿势：抬头挺胸、背直，腹部收缩、髋关节放松，将体重的负重放在手腕及手背（不要放在腋下，避免手臂麻痹）→ 将拐杖的高度按照老年人身体的高度调整至适当长度（使膝关节成 5°，两手肘部成 30°）→ 帮助或指导老年人将拐杖放在身体前或左右两旁外各 20 cm，拐杖头离腋下 2~3 cm 处 → 开始双拐行走 → 依据老年人的肢体情况选择不同的步伐。

四点步伐：行走顺序为右拐杖向前 → 左足跟上 → 左拐杖向前 → 右足跟上。

三点步伐：两拐杖与患腿先向前行 → 然后健肢向前跟上。

两点步伐：右拐杖与左足同时向前行 → 然后左拐杖与右足向前走。

摇摆步伐：先移动双拐杖向前 → 再将手臂撑直身体 → 摆动身体向前抬起越过拐杖与其平行。

上楼梯时：健侧先上 → 然后患侧与拐杖同时上。

下楼梯时：两拐杖同时向下，先下到较低的台阶 → 再出患侧将重心下移 → 然后健侧跟上。

【注意事项】

（1）拐杖长度的测量方法有：①身高乘以 77%；②或身高减去 40 cm；③让平卧，从腋下量至足跟再加 5 cm；④让站立，从腋下 5 cm 处量至第 5 足趾外 15 cm 处。

（2）双拐行走的步态选择依残障的类型、身体情况、手臂和躯体的力量及身体的平衡而定。四点步伐适用于关节炎、脑卒中、小儿麻痹、神经肌肉无力但双腿稍能支撑重量者；三点步伐适用于截肢者、一侧下肢稍能或完成不能负重者；两点步伐适用于身体平衡较好者或打石膏者和下肢部分麻痹者；摇摆步伐用于足及髋部完全麻痹者或为了快速前进时。

3. 使用的拐杖要注意其胶垫有无破损，及与对地面的摩擦力是否够大，以确保安全。

五、步行器行走训练法

【目的】

辅助下肢肌力衰竭的老年人行走，增加活动的范围。

【评估】

（1）老年人的肌力状态、平衡能力、有无行走障碍。

（2）老年人的活动耐力、合作程度、自理能力。

（3）环境及设备状况。

（4）移动过程观察老年人的面色、表情及身体状况。

【准备】

照护者：着装整洁，洗净双手。

环境：温暖，无对流风。

物品：助行器。

老年人：需借助步行器行走的老年人。

【操作程序】

向老年人解释助行器使用的方法 → 协助穿着合适防滑的鞋 → 根据老年人的身高调整助行器的高度 → 协助站立 → 叮嘱老年人握住助行器的上部把手 → 嘱其双手举起助行器向前移动 → 使助行器的四角放置在身前约 15 cm 处地面上 → 当助行器放置稳定时，再嘱咐老年人身体向前移动靠近助行器 → 再抬起双足向前移动 → 如此重复向前移动。

【注意事项】

（1）首先必须经医师进行病理生理学检查，选用适当的助行器具。

四脚助行器的正确测量：站立扶手处应能使肘关节弯曲20°。

（2）照护者应站立于老年人患侧、周围环境人多的一侧、车道侧以便随时提供照顾。进入或步出电梯时，都应在门打开后，首先将助行器置放于内或外，再移动下肢肢体。

（3）行进中随时注意的安全及稳定性，防止跌倒。

六、协助行走训练法

【目的】

对于偏瘫老年人康复治疗初期，在操作者协助下，进行行走训练，以促进老年人行走能力的恢复，改善躯体功能。

【评估】

（1）老年人的肌力、平衡能力、负重情况及行走障碍情况。

（2）老年人的活动耐力、合作程度、自理能力。

（3）环境状况。

（4）移动过程观察老年人的面色、表情及身体状况。

【准备】

照护者：着装整洁，洗净双手。

环境：宽敞、地面平整。

老年人：康复治疗初期需协助行走训练的老年人。

【操作程序】

方法一：搀扶健侧行走。

向老年人解释搀扶行走的方法 → 协助穿着合适防滑的鞋 → 搀扶老年人站立，并尽量站直站稳 → 操作者站在老年人健侧的侧后方，一手支撑老年人健侧上臂同时握住掌心，另一手从老年人背后放在患侧腋下，用自己的身体支撑健侧，并嘱老年人重心移向患侧并站稳，嘱老年人先迈健侧下肢，然后患侧下肢跟上与健侧下肢平行 → 操作者嘱老年人重心移向健侧并站稳，嘱老年人迈患侧下肢，健侧下肢跟上 → 如此重复向前移动协助老年人行走。

方法二：搀扶患侧行走。

向老年人解释搀扶行走的方法 → 协助穿着合适防滑的鞋 → 搀扶老年人站立，并尽量站直站稳 → 操作者站在老年人患侧的侧后方，一手握住老年人患侧掌心，另一手放在老年人患侧腋下 → 老年人健侧手持拐杖，操作者嘱老年人重心移向患侧并站稳 → 操作者嘱老年人先迈患侧下肢，然后健侧下肢跟上 → 操作者嘱老年人重心移向健侧并站稳，嘱老年人迈健侧下肢，患侧下肢跟上与健侧下肢平行 → 如此重复向前移动协助老年人行走。

方法三：后面抱老年人行走。

向老年人解释搀扶行走的方法 → 协助穿着合适防滑的鞋 → 操作者站在老年人身后，双手握住老年人腰带两侧，协助其站直，或操作者上臂分别支撑老年人双臂，双手在老年人胸前交叉环抱 → 操作者下肢前移带动老年人患侧下肢前移，健侧下肢跟上，并将身体重心缓慢前移 → 如此重复向前移动协助老年人行走。

【注意事项】

（1）协助老年人步行训练时应注意老年人的血压变化。

（2）行走训练时，要提供安全、无障碍的环境；老年人裤长度不可及地，以防绊倒；穿着合适的鞋及袜，鞋带须系牢，不宜赤足练习行走，严防摔倒。

（3）老年人练习行走应量力而行，不要盲目追求步行的距离和速度，开始练习时每次行走 5~10 m，根据老年人身体状况逐渐增加训练的量。

（4）康复治疗初期的老年人在练习行走以前，应在康复医师指导下科学合理地安排训练计划，选择适宜的行走训练方法。

老年人按康复处方进行行走训练，必须确保老年人在安全的前提下进行，行走训练时操作者也可站在老年人的健侧，使老年人用健侧的手臂搂住操作者的颈部，握住操作者的手，而操作者用另一只手围抱住老年人的腰部，保护老年人防止因步态不稳跌倒。

七、肢体被动活动训练法

【目的】

需要进行肢体被动活动的老年人，用于维持关节活动度和柔韧性，预防并发症。

【评估】

（1）老年人的肌力状态、平衡能力、骨质疏松程度、身体有无移动障碍。

（2）老年人的活动耐力、合作程度、自理能力。

（3）训练过程中观察老年人的面色、表情及身体状况。

【准备】

照护者：着装整洁，洗净双手。

环境：清洁温暖，无对流风。

物品：高矮、软硬合适的床（高矮以操作者操作时不需大弯腰为宜）。

老年人：准备进行肢体被动运动。

【操作程序】

不同卧位各关节运动程序如下。

（1）平卧位：

1）肩肘运动：向老年人解释肩肘运动的重要性 → 协助平卧 → 操作者一手握老年人患肢手臂肘部，另一手握手掌 → 将手臂伸直从身旁向上举起 → 慢慢放到耳旁 → 将肘弯曲后越过头顶 → 恢复到原位（横举运动）→ 然后将手向前平伸举起与

身体成直角 → 再向上举 → 将手腕反转向下，手掌触及额部 → 恢复到原位（前举运动）→ 将患肢手臂弯曲使手掌触及对侧肩外侧 → 回复原位（手臂弯曲运动）→ 操作者一手固定的患侧肘部 → 另一手握住手腕 → 以肘为轴上下旋转运动 → 回复原位（肘旋转运动）。

2）手腕、指关节运动：用两手分别握住老年人的手腕与手掌 → 伸屈手掌 → 左右旋转手腕 → 再一手握住手腕关节 → 另一手握住手指 → 反复伸展和弯曲手指 → 回复原位 → 然后一手握住四指 → 另一手握住拇指 → 使拇指反复伸展和弯曲 → 再将拇指做如圆形的旋转反复交替进行。

3）髋关节、膝关节运动：一手握住足跟 → 另一手握住膝关节 → 反复将膝关节伸直、弯曲 →弯曲膝关节将腿向头部方向慢慢充分弯曲（操作者利用自身重力压向头侧，其力量以能耐受为宜）→ 然后将腿部伸直回复原位 → 再将膝关节弯曲腿部向内、外侧旋转数次 → 回复原位 → 伸直膝关节将腿部向外展和内收数次 → 回复原位。

4）踝关节、趾关节运动：两手分别握住足跟和踝关节 → 用手臂内侧向足底加压，使踝关节伸展→ 再向足背加压时踝关节屈曲 → 回复原位 → 然后一手握住踝关节 → 另一手握住足趾向外、内侧旋转数次 → 回复原位 → 一手再抓住足弓 → 另一手握足反复做屈曲和伸展活动 → 回复原位。

（2）俯卧位：协助反转俯卧 → 伸直手臂 → 操作者两手分别握住患侧手臂和手腕 → 向后抬起数次（抬起高度以能耐受为宜）→ 回复原位（肩部运动）。

【注意事项】

（1）对骨质疏松的老年人肢体被动活动时动作要轻柔，注意活动力度，对患严重骨质疏松的老年人应根据医嘱进行肢体活动。

（2）操作者抬起老年人肢体时，应使用身体力学的原理，移动身体完成动作，注意使用节力原则。

（3）协助做被动运动时，活动幅度要从小到大，动作要轻柔。每次进行被动活动时由起点开始结束后返回，再开始另一个新的动作。被动活动从近端关节开始，再至远端。对健康一侧上下肢与瘫痪一侧上下肢要做相同的动作，健侧与患侧同时训练有利于肢体功能的恢复。

（4）不论上肢还是下肢，每日进行被动运动 2~4 次，每次同一动作进行 5~6 遍；以不发生疼痛为原则。进行被活动时，若老年人感到疼痛、疲劳和有抗拒动作时，应及时停止操作，以免关节受伤。活动近心端关节前后时，要适当支托，控制关节活动，避免受伤和引起疼痛。

（5）对于肢体严重挛缩的老年人进行被动活动时，应根据老年人现有关节活动度开始训练，逐步加大关节活动范围，不可强拉硬拽以防损伤。

（6）操作者应掌握正确的被动活动方法，活动后要准确记录关节活动度、肌肉的强度、张力和老年人的反应，定期了解进展情况并加以比较。

（7）活动时应协助老年人采取舒适的体位，操作者面对老年人进行操作以便观察老年人的反应，同时被动活动可以在进行日常生活照料时同步完成。

八、盆底肌肉功能训练法（缩肛训练）

【目的】

（1）使轻度失禁的老年人盆底肌肉功能得到训练，以促使失禁状况的改善。

（2）减轻因失禁而导致身体与心理的不适，满足老人的自尊需要。

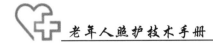

【评估】

（1）老年人的身体健康状况、自理合作程度。

（2）老年人对盆底肌肉功能训练的心理需求和认知程度。

【准备】

照护者：着装整洁。

环境：清洁，温湿度适宜。

物品：座椅、毛巾卷或棉垫。

老年人：端坐于座椅上。

【操作程序】

向老年人解释盆底肌肉功能训练的重要性及训练的方法 → 获得老年人同意及配合后，协助老年人取直坐位，双腿分开 → 将一个毛巾卷或棉垫放在老年人两膝之间，嘱其夹紧 → 双足跟抬起或抬起双足 → 嘱老年人做断尿动作（缩紧肛门），坚持3~5秒 → 然后放松片刻 → 再收紧肛门做断尿动作，坚持3~5秒 → 再放松 → 如此反复60次左右 → 一次训练结束嘱老年人休息 → 记录训练情况。

【注意事项】

（1）操作前要仔细询问老年人失禁的情况，并讲解训练的方法。

（2）康复训练常需要一个较长的时间，鼓励老年人坚持训练，并认真观察训练后失禁改善的情况。

（3）每日早、中、晚各做一次，每日共做180~200次。

九、腹式呼吸训练法

【目的】

帮助患肺气肿的老年人训练呼吸功能。

【评估】

（1）老年人的全身健康及呼吸状况、自理、合作程度。

（2）老年人对呼吸功能训练的心理反应及认知程度。

【准备】

照护者：着装整洁，洗手前修剪指甲。

环境：清洁，温湿度适宜。

物品：约 3kg 的枕头或软垫 1~2 个。

老年人：情绪稳定，取平卧位。

【操作程序】

向老年人解释腹式呼吸训练的方法及重要性 → 获得老年人同意及配合后，协助老年人取平卧位 → 将枕头放于老年人腹上 → 助老年人平静地吸气，鼓腹部 → 呼气→ 如此反复进行，每分钟做 12 次腹式呼吸 → 训练结束嘱老年人休息片刻 → 恢复原体位 → 洗手→记录。

【注意事项】

（1）此呼吸功能的训练适用于患肺气肿的老年人。

（2）腹式呼吸训练每次 5~10 分钟，以老年人不感觉疲劳为度。

（3）训练要循序渐进，每次训练的时间应逐渐增加，以便老年人的适应，开始可每次 1 分钟，逐渐增加到 10 分钟。

十、呼气功能训练法（吹哨呼气训练法）

【目的】

帮助患慢性支气管炎、肺气肿的老年人训练呼气功能。

【评估】

（1）老年人的全身健康及呼吸状况、自理、合作程度。

（2）老年人对呼吸功能训练的心理反应及认知程度。

【准备】

照护者：着装整洁，洗手前修剪指甲。

环境：清洁，温湿度适宜。

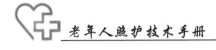

物品：座椅。

老年人：情绪稳定，取舒适坐位。

【操作程序】

向老年人解释呼气功能训练的方法及重要性 → 获得老年人同意及配合后，协助老年人取坐位 → 嘱老年人收缩口唇，使口形变小向外慢慢吹气（如吹笛样呼气）→ 再鼓腹吸气（腹式呼吸）→ 吸气后再慢慢缩唇吹气（呼气动作）→ 如此反复做 3~5 分钟/次 → 每日做 3~5 次 → 训练结束嘱老年人休息 → 记录。

【注意事项】

（1）开始训练每次 3~5 分钟，每日 3 次，随着老年人身体的逐渐适应，逐渐增加每次训练的时间，可增加到每次做 20~30 分钟。

（2）训练中注意观察老年人的反应，根据其反应调整训练的时间和次数。

第 13 节　感染控制技术

一、手清洁法

【目的】

规范地洗净双手，以减少手上的病原微生物，预防感染。

【评估】

手清洁的目的、手的污染程度、进行手清洁的环境及设备。

【准备】

照护者：着装整洁，洗手前修剪指甲，不戴手表和饰物。

环境：清洁，流动水设备。

物品：洗手液（肥皂）、手刷、清洁毛巾或一次性纸巾、指甲剪刀、流动自来水等。

【操作程序】

卷起衣袖 → 打开水龙头 → 双手充分冲湿 → 取洗手液适量均匀地涂抹整个手掌、手背、手指和指缝（或肥皂涂擦双手）→ 双手掌心相对，手指并拢，相互对搓数次 → 双手掌心相对，双手交叉指缝相互揉搓 → 手心对手背沿指缝双手分别相互揉搓 → 两手掌分别包绕对侧手的拇指旋转揉搓 → 弯曲手指使指关节在另一手掌旋转揉搓，交换进行 → 将五个手指尖并拢在另一手掌心旋转揉搓，交换进行 → 再以环行动作搓揉双手腕及前臂（全程搓揉时间不少于 40 秒）→ 手指向下用流动水冲洗净双手 → 用洁净毛巾（或纸巾）擦干双手（或烘干机烘干）。

【注意事项】

（1）照护老年人前后、协助老年人进食前后、协助老年人排泄后或接触污染物后均应认真洗手。

（2）洗手时身体勿靠近洗手池，以免污水喷溅导致湿污衣服。

（3）冲洗手时腕部不可高于肘部，以免污水倒流湿污衣袖。

（4）洗手前检查并修剪指甲，取下手饰等物。

（5）如无流水冲洗，可选择快速手消毒法。

二、快速手消毒法

【目的】

规范地洗净双手，以减少手上的病原微生物，预防感染。

【评估】

手清洁的目的、手的污染程度、手消毒液是否合格（无污染，在有效期内）。

【准备】

照护者：着装整洁，洗手前修剪指甲，取下手表和饰物。

环境：清洁。

物品：快速手消毒剂、指甲剪刀等。

【操作程序】

卷起衣袖 → 将手消毒剂挤压数滴于手掌上 → 双手充分揉搓 → 适量均匀地涂抹整个手掌、手背、手指和指缝 → 双手掌心相对，手指并拢，相互对搓数次 → 双手掌心相对，双手交叉指缝相互揉搓 → 手心对手背沿指缝双手分别相互揉搓 → 两手掌分别包绕对侧手的拇指旋转揉搓 → 弯曲手指使指关节在另一手掌旋转揉搓，交换进行 → 将五个手指尖并拢在另一手掌心旋转揉搓，交换进行 → 再以环形动作搓揉双手腕及前臂 → 直至双手干燥为止。

【注意事项】

（1）照护老年人前后均需认真清洁双手，如为老年人测量脉搏、血压或扶助老年人起床、大小便，为老年人整理床单位等。

（2）接触患病老年人的黏膜、受伤的皮肤和伤口前后；接触患病老年人的体液、分泌物、排泄物、伤口敷料之后，均需认真清洁双手。

（3）在护理患病老年人时，手需要从老年人身体有污染的部位移动到清洁部位时需清洁双手。

（4）接触患病老年人周围的无生命物体（包括医疗器械）之后需清洁双手。

（5）使用手套前后需清洁双手。

三、口罩使用法

【目的】

避免交叉感染，保护老年人及工作人员。

【评估】

使用口罩的目的、口罩是否为合格产品。

【准备】

照护者：着装整洁，洗手。

环境：卫生间关闭门窗。

用物：一次性口罩。

【操作程序】

（1）戴口罩：一手托住防护口罩，将有鼻夹的一面背向外 → 将防护口罩罩住鼻、口及下巴，把鼻夹部位向上紧贴面部 → 用另一手将下方系带拉过头顶，放在颈后双耳下 → 再将上方系带拉至头顶中部 → 将双手指尖放在金属鼻夹上，从中间位置开始，用手指向内按鼻夹，并分别向两侧移动和按压，根据鼻梁的形状塑造鼻夹。

（2）摘口罩：手不要接触口罩前面（污染面）→ 先解开下面的系带，再解开上面的系带 →用手仅捏住口罩的系带取下口罩，丢至医疗废物容器内。

【注意事项】

（1）不应一只手捏鼻夹。

（2）口罩只能一次性使用。使用中不可随意拿下悬吊在胸前。

（3）口罩潮湿后、受到血液、体液污染后，应及时更换。

（4）每次佩戴防护口罩进入工作区域之前，应进行密合性检查。检查方法将双手完全盖住防护口罩，快速呼气，若鼻夹附近有漏气应调整鼻夹，若漏气位于四周，应调整到不漏气为止。

四、冰箱清洁法

【目的】
清洁冰箱、去除掉冰箱内的异味。

【评估】
冰箱的清洁度，所装物品种类、数量等。

【准备】
照护者：着装整洁，洗手。

环境：宽敞、明亮、整洁。

物品：冰箱、流动水及配置适宜的清洁剂溶液、干净的擦布。

【操作程序】
拔掉电插销，切断电源 → 等待冷藏室化霜后，取出冰箱内冷藏物品，置于干净的桌面上 → 取出冰室内的所有支架、隔板等物 → 用干净的擦布浸湿清洁剂溶液并稍拧干 → 擦拭冰箱内的每一个角落 → 再用清水洗涤擦布稍拧干 → 擦拭冰箱内的每一个角落需 2 遍 → 清洗所有的支架、隔板并擦干 → 物归原处并放置稳妥 → 将原冰箱内的物品清理干净 → 分类放置物品 → 关闭冰箱 → 连接电源插销 → 冰箱开始运转 → 整理清洁用物。

【注意事项】

（1）擦洗冰室时，擦布无论是用清洁剂还是清水都要多次清洗。

（2）冷藏物品要分类放置：

1）储藏室：上层放置熟食；中层放置带包装的熟食；下层放置水果、蔬菜等。

2）冷藏室：上层放置熟食；下层放置生食。

（3）祛除掉冰箱内异味的方法：

1）橘子皮除味：取 500 g 新鲜橘子的皮洗净揩干，分散放入冰箱内。3 日后，打开冰箱，清香扑鼻，异味全无。

2）柠檬除味：将柠檬切成小片，放置在冰箱的各层，可除去异味。

3）茶叶除味：把 50 g 花茶装在纱布袋中，放入冰箱，可除去异味。1 个月后，将茶叶取出放在阳光下暴晒，可反复使用多次，效果很好。

4）食醋除味：将一些食醋倒入敞口玻璃瓶中，置入冰箱内，除臭效果亦很好。

5）小苏打除味：取 500 g 小苏打（碳酸氢钠）分装在两个广口玻璃瓶内（打开瓶盖），放置在冰箱的上、下层，异味能除。

6）黄酒除味：用黄酒 1 碗，放在上、下层（防止流出），一般 3 日就可除净异味。

7）檀香皂除味：在冰箱内放 1 块去掉包装纸的檀香皂，除异味亦佳。但冰箱内的熟食必须放在加盖的容器中。

五、化学消毒液配制法

【目的】

对日常用品进行化学消毒，可根据消毒对象和目的选择不

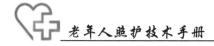

同种类、浓度的消毒剂。消毒剂原液一般浓度较高，在实际应用中，必须运用消毒剂溶液的配制与稀释计算方法加以稀释，配制成适宜的浓度使用，才能收到良好的消毒效果。

【评估】

（1）需要消毒物品的性质、消毒剂的性能及浓度、消毒容器的清洁度。

（2）所在消毒区的环境是否宽敞、明亮、整洁。

【准备】

照护者：着装整洁，剪短指甲，洗手，戴口罩。

环境：宽敞、明亮、整洁。

物品：消毒剂原液和稀释液（消毒生活用品可用凉白开水，消毒便器也可用自来水）、带盖清洁的容器、计量器具。

【操作程序】

按需要选择、计算消毒剂和配制水的剂量 → 将备好的凉开水倒入计量器具中 → 准确测量其水量 → 将其倒入容器中 → 拿起消毒剂原液 → 查对消毒剂的名称、浓度、剂量、有效日期 → 将须配置的消毒剂原液倒入计量器具中 → 准确测量消毒剂的剂量（一手持计量器，另一手拿消毒剂瓶，标签朝上，双眼平视计量器上刻度，将备好的消毒剂倒入计量器中测量）→ 再将此消毒剂倒入备好的白开水中混匀 → 将容器盖严 → 粘贴外用药标签 → 置于整洁的清洁区内 → 清洗计量器具 → 整理用物 → 物归原处。

【注意事项】

（1）外用消毒剂，不得口服，需要粘贴外用药标签。

（2）消毒剂对皮肤和黏膜有刺激性，配制使用时应注意防护，可戴防护手套和眼镜。如不慎接触，请立即用清水反复冲洗，并及时就医。

（3）须使用带盖容器，保存时要密闭，放置在通风处。

（4）使用容易氧化分解的消毒剂时（如过氧乙酸、漂白粉等）应注意现用现配，稀释液常温下保存不宜超过 2 日。

【配置消毒剂溶液计算公式】

（1）液体消毒剂配置溶液计算公式：

高浓度溶液 = 预配消毒液用量×需配消毒液浓度 ÷ 高浓度溶液浓度

例：用 12% 过氧乙酸溶液配制成 0.2% 过氧乙酸 3000 ml，需用 12% 过氧乙酸溶液多少毫升？

高浓度溶液 = 3000×0.2% ÷ 12% = 50 ml

答：需用 12% 过氧乙酸溶液 50 ml。

（2）固体消毒剂配置溶液计算公式：

预配消毒剂溶质成分=有效消毒剂成分 ÷ 有效消毒剂分数

例 1：请说出用 250 mg/L 健之素浸泡生活用具的操作方法？（每片含有效氯 250 mg）

代入公式：

预配消毒剂溶质成分 250 mg/L=有效消毒剂成分 250 mg ÷ 有效消毒剂分数 1 L

答：用 1 片健之素溶在 1 L 白开水内。

例 2：需要为老年人做口腔护理，配置生理盐水 500 ml，需用食盐多少克？

计算公式：

预配溶液溶质成分=需配溶液浓度×需配溶液容量

代入公式：

预配溶液溶质成分=需配溶液浓度（0.9%）×需配溶液容量（500 ml）

= 0.9%×500 ml

= 4.5 g

答：预配溶液溶质（食盐）需用 4.5 g。

【日常生活中常用物品的消毒方法】

日常生活中常用物品的消毒方法见表 13-1。

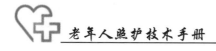

表 13-1　常用物品的消毒方法

物品类别	消毒方法
空气	紫外线杀菌灯照射，每方位照射 30 分钟，有效距离 2 m 以内（除尘后 1 小时，待空气干燥后再照射消毒）
被褥枕芯	日光暴晒 6 小时，并每隔 2 小时翻动一次
衣服被单	一般使用皂液和清水清洗，污染严重者（明显的排泄物、呕吐物、粪便、脓血等）应用含氯消毒剂浸泡后再洗净
痰杯便器	含氯消毒剂浸泡 30 分钟
体温计	75% 乙醇浸泡 30 分钟
排泄物	粪便：漂白粉与粪便的比例为稀便 1∶5，干便 2∶5，将漂白粉放入粪便中搅拌后放置 2 小时，再倒入化粪池
尿液	100 ml 加漂白粉 1 g 后放置 1 小时

注意：①浸泡消毒时，须将物品全部浸没在有效的消毒液内，使物品与药液充分接触。对于浸泡或喷洒消毒后的物品，应当用流动清水洗干净或用洁净的擦布擦干净。②消毒剂对人体细胞有毒性，只能外用。

六、化学消毒液浸泡消毒法

【目的】

对有严重污染且耐湿的日常生活用品，进行化学消毒处理，以达预防感染的目的。

【评估】

消毒剂的性能及浓度；需要消毒物品的性质及清洁度、容器的清洁度；消毒操作的环境清洁度。

【准备】

照护者：着装整洁，洗手，戴口罩，进行操作。

环境：宽敞、明亮、整洁。

物品：消毒剂（根据消毒物品的性能选择）；容积大小合适

的带盖消毒器皿 2 个（用于盛装配制好的消毒液）；需消毒的耐湿物品（如药杯、便器等）；记录时间的卡片或卡片表。

【操作程序】

（1）消毒前处理：将老年人用过的生活用品拿至消毒区 → 将带轴节的物品将轴部打开 → 将有瓶盖物品打开瓶盖 → 导管类物品在管腔内注满消毒液。

（2）消毒：处理后的物品浸泡在第一个消毒器皿内（物品必须完全浸没在消毒液内，使物品与药液充分接触）并且盖好盖 → 记录消毒时间 → 浸泡 30 分钟取出 → 将取出的物品清洗干净并擦干 → 再将物品浸泡在第二个消毒器皿内（消毒物品全部浸没在有效的消毒液内）并且盖好盖 → 注明浸泡消毒的时间 → 在规定时间内取出放置在消毒器皿中备用。

【注意事项】

（1）严格掌握消毒剂的有效浓度、消毒时间及使用方法，以保证效果。

（2）消毒前要将物品洗净、擦干，否则将影响药液浓度及消毒效果。

（3）浸泡消毒后的物品在使用前，根据需要用生理盐水（生活用品可用白开水）冲洗。

（4）消毒剂应定期更换，易挥发的药物，如乙醇、过氧乙酸等要加盖，并定期检测，进行更换。

【常用化学消毒剂】

使用化学消毒剂进行消毒时，必须了解消毒剂的性能、作用、使用方法、影响灭菌或消毒效果的因素，配制时注意有效浓度，并定期监测，可根据不同情况分别选择高效、中效、低效消毒剂。

高效消毒剂：能杀灭一切微生物及芽胞。例如，高浓度的碘、含氯消毒剂、40%甲醛、戊二醛、环氧乙烷、过氧乙酸等。

中效消毒剂：能杀灭细菌繁殖体、结核杆菌、病毒，不能杀灭芽胞。例如，低浓度的含碘消毒剂、醇类消毒剂、酚类消毒剂等。

低效消毒剂：能杀灭细菌繁殖体、部分真菌和亲脂性病毒，不能杀灭结核杆菌、亲水性病毒和芽胞。例如，苯扎溴铵（新洁尔灭）等季铵盐类消毒剂、氯己定（洗必泰）等二胍类消毒剂及中草药消毒剂等。

七、化学消毒液擦拭消毒法

【目的】

对有严重污染的日常生活用品的物体表面，用化学消毒液擦拭消毒法进行消毒处理，以达到预防感染的目的。可根据消毒对象选择不同种类、浓度的消毒剂。消毒剂原液一般浓度较高，在实际应用中，必须运用消毒剂溶液的配制与稀释计算方法加以稀释，配制成适宜的浓度使用，才能收到良好的消毒效果。

【评估】

（1）化学消毒液是否符合化学消毒法的要求。

（2）需要消毒的物品性能及清洁度。

【准备】

照护者：着装整洁，剪短指甲，洗手，戴口罩。

环境：宽敞、明亮、整洁。

物品：消毒剂稀释液（消毒生活用品可用凉白开水，消毒便器也可用自来水）置于容器内，消毒巾（或清洁擦布）。

【操作程序】

将消毒巾（或清洁擦布）浸入备好的消毒液中浸湿 → 取出拧干 → 将消毒巾横折叠一次再竖叠一次，折叠成消毒巾的1/4大小 → 首先用消毒巾1/4处擦拭需消毒物体表面上面 → 然后将已被污染的消毒巾1/4处折叠于消毒巾内侧面 → 用未被污染的消毒巾 1/4 处 → 延续擦拭消毒物体表面的下面 → 依次将已经污染的擦布 1/4 处折叠于消毒巾内侧面 → 将物体表面擦拭消毒完毕 → 将用后的擦布在消毒液中浸泡消毒 20 分钟 → 整理用物 → 用七步洗手法洗手。

【注意事项】

（1）严格掌握消毒剂的有效浓度及使用方法。

（2）擦拭物体表面时，消毒巾不可用已被使用过的那一面。

（3）消毒过程中物体表面不可遗漏，否则将影响消毒效果。

八、空气熏蒸消毒法

【目的】

对房间、卫生间等用化学消毒剂熏蒸法进行空气消毒，以避免呼吸道疾病的传播（如流行性感冒等）而降低院内感染率。

【评估】

（1）需要消毒房间的大小，查看需要消毒房间的空间、室内设备污染的情况，以及门窗可密闭的程度。

（2）需要选择化学消毒液的种类、性质，计算消毒房间面积及消毒液的用量。

【准备】

照护者：着装整洁，剪短指甲，洗手，戴口罩。

环境：密闭需要消毒的房间。

物品：化学消毒液、量杯、治疗碗、玻璃器皿（或可以用于加热的器皿）、酒精炉（或燃气炉）及酒精炉架、数张旧报纸、火柴、水盆、剪刀等。

老年人：搬出需要消毒的房间。

【操作程序】

根据空间的大小计算、配制化学消毒液的剂量及浓度 → 关闭房间窗户 → 将废报纸裁成 5~8 cm 宽的长纸条 → 蘸上清水粘贴在窗户缝上（以便消毒结束时取下无痕迹）→ 酒精炉架下放好酒精炉 → 治疗碗（或其他器皿）放在酒精炉架上 → 用量杯测量消毒剂的剂量 → 先加入等量的水 → 再将消毒剂倒入治疗碗中 → 点燃酒精炉将消毒剂加热熏蒸 → 退出房间 → 关闭房门 → 整理用物 → 观察酒精炉加热情况（及时撤出火源）→消毒剂加热蒸发 30 分钟 → 密闭房间 1 小时 → 撤下窗户上的纸 → 打开窗户彻底通风半小时换气 → 清洁房间。

【注意事项】

（1）消毒剂的用量：根据不同消毒剂的说明书进行配制，如选用 15% 过氧乙酸水溶液，按每立方米空间 1 g/m³ 配置用于空气熏蒸消毒，关闭门窗加热熏蒸 30 分钟。

（2）应在室内无人的情况下进行。

（3）严格掌握消毒剂的剂量和浓度。

（4）用 0.5%～1.0%（5000～10 000 mg/L）过氧乙酸水溶液，按 1 g/m³ 加热蒸发消毒。

九、日常用品煮沸消毒法

【目的】

煮沸法是一种简单易行、经济方便的消毒方法。对老年人的餐具及衣物、毛巾等采用煮沸消毒的方法，使其达到洁净和消毒，预防感染的目的。

【评估】

（1）需要消毒物品的性质及容器的清洁度。

（2）消毒地区环境是否属于高原地区，若为高原地区，需要延长消毒时间。

【准备】

照护者：着装整洁，洗手。

环境：宽敞、明亮、整洁。

物品：需要消毒的物品、煮锅、性能安全的电炉或煤气炉等加热器具。

【操作程序】

洗净物品（食具或其他物品）→ 物品放入煮锅内 → 使其全部浸没在水中 → 盖严锅盖 → 加热 → 水沸后开始计算消毒时间 → 消毒时间 5~10 分钟（若杀灭细菌繁殖体，需持续 15~20 分钟可达到消毒目的，若要杀灭细菌的芽胞菌则需要煮沸 60 分钟）→ 取出物品（切勿污染）→ 放置于干燥洁净处 → 备用。

【注意事项】

（1）在高原地区气压低、沸点低的情况下，要延长消毒时间（海拔每增高 300 m，需延长消毒时间 20%）。

（2）物品要全部浸入水中不可露出水面，空腔导管需先在腔内灌水。

（3）玻璃类物品用纱布包裹，应从冷水或温水时放入，以防炸裂等情况的发生。

（4）橡胶类物品或丝线类用纱布包好，待水沸后放入，消毒后及时取出，以免变形。

（5）物品的轴节及容器的盖要打开，大小相同的盆、碗不能重叠，放置物品不要过多。

（6）较小的物品用纱布包好以免撞击或散落。

（7）中途加入物品，则在第二次水沸后重新计时。

十、紫外线消毒法

【目的】

利用紫外线灯管通电后放电即可产生紫外线，透过灯管的石英玻璃辐射到空间，5~7 分钟后受紫外线照射的空气中氧气电离产生臭氧，用于杀灭悬浮在空气中、水中及物体表面的微生物。

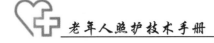
【评估】

（1）了解紫外线杀菌灯的使用效率，室内紫外线消毒灯的配置。

（2）检查室内环境温度、湿度及清洁程度及室内有否人员走动或休息。

【准备】

照护者：着装整洁，洗手，戴口罩，可戴墨镜。

环境：用湿式清洁法擦拭物体表面灰尘。

物品：消毒房间、紫外线杀菌灯装置或需要消毒的物品。

【操作程序】

（1）室内空气消毒：注意保护眼睛、皮肤。开灯时不要直视灯管，可戴墨镜，以免引起眼炎或皮炎。

消毒前将室内打扫干净（降尘 1 小时）→ 关闭门窗 → 若室内有老年人，且不能离开 → 用纱布、眼罩遮盖老年人双眼 → 使用被单遮盖身体 → 如有其他人员须停止走动 → 调节消毒的有效距离（不超过 2 m）→ 打开紫外线灯开关照射 → 灯亮 5~7 分钟后开始计时 → 照射时间不少于 30 分钟 → 消毒时间到后将紫外线杀菌灯移动至另一位置 → 再调整紫外线灯的方位（消毒室内各处，使室内每一个空间都能达到消毒）→ 全室各个方位消毒结束 → 关闭紫外线杀菌灯开关 → 安置老年人（取下眼罩与被单等）→ 记录使用紫外线杀菌灯的时间。

（2）室内物品消毒：将应消毒的物品摊开或挂起（减少遮挡）→ 调节有效距离（不超过 1 m）→ 打开紫外线灯开关 → 开始照射并计时（从灯亮 5~7 分钟后开始计时，照射时间不少于 30 分钟）→ 定时翻动物品（使物品表面受到直接照射）→ 时间到 → 关闭紫外线灯杀菌灯开关 → 撤去用物并整理 → 记录使用紫外线杀菌灯的时间。

【注意事项】

（1）固定安装紫外线消毒灯的配置，应按照平均每立方米不少于 1.5 W 的数量。

（2）进行消毒时人员停止走动，灯管要轻拿轻放。关灯后应间隔 3~4 分钟后才能再次开启。一次可连续使用 4 小时。

（3）注意保护眼睛、皮肤。开灯时不要直视灯管，可戴墨镜，室内若有老年人应尽量帮助老年人离开现场，若老年人身体确不能离开，需用纱布、眼罩遮盖老年人双眼，并使用被单遮盖身体，以免引起眼炎或皮炎。

（4）紫外线易被灰尘微粒吸收，消毒前室内用湿式清洁法打扫干净，另外要保持紫外线灯管清洁，灯管表面应每 2 周用95% 乙醇棉球擦拭一次并记录。

（5）紫外线消毒的适宜温度范围 20~40℃，相对湿度为40%~60%，不适宜的温度、湿度会影响消毒的效果；否则应延长照射时间。

（6）定期进行空气细菌培养，以检查杀菌效果。

（7）紫外线消毒效果的监测：包括进行日常监测、紫外线灯管辐射强度监测和生物监测，以保证消毒质量。

十一、终末消毒法

【目的】

终末消毒是指老年人出院、转院（居室）或死亡后对其所处的场所进行的彻底清洁/消毒的过程。

终末消毒目的是对老年人在离开（出院、转出或死亡）所处的场所（居室）后，对其居室内环境（空气、地面、家具）物品以及卫生间等区域进行彻底的清洁和消毒处理，以达到对感染的控制，预防疾病的传播。

【评估】

（1）了解老年人所患疾病的性质、病源微生物的危害性、对环境污染的程度。

（2）室内空间的大小、温度、湿度，需消毒的设备、物品的种类及清洁程度。

（3）所需消毒方法的设备是否完好、齐备。需要消毒剂的种类、剂量、用法等。

【准备】

照护者：着装整洁，洗手，戴口罩，必要时穿隔离衣，戴手套。

环境：环境准备消毒。

物品：移动紫外线杀菌灯、环境消毒剂如二氯化氯、季铵盐类清洗消毒液、擦布（微纤维织布）、盆或桶、污物袋、喷雾器、量杯等。

【操作程序】

将物品携至室内 → 撤除被服置于污物袋内 → 打开各种橱柜门、抽屉 → 翻转床垫。

1. 普通居室终末消毒

（1）空气清洁、消毒

1）通风法：适用无呼吸道传染病老年人的居室 → 打开门窗自然通风。

2）消毒法：适用患有呼吸道传染性疾病老年人的居室。

紫外线消毒：根据室内空间体积确定紫外线杀菌灯多点放置的位置 → 移动紫外线杀菌灯放在确定位置（距离 2 m 以内） → 接通电源 → 打开紫外线灯开关 → 5~7 分钟后计时 → 照射 30 分钟 → 操作者佩戴防护眼罩，将紫外线灯移动至另一个区域再照射 30 分钟 → 依次类推消毒室内各处，使室内每一个空间都能得到消毒 → 全室各个方位消毒结束 → 关闭紫外线杀菌灯开关 → 开窗通风 → 记录使用紫外线杀菌灯的时间。

化学消毒剂：可采用超低容量喷雾法。照护者做好个人防护（佩戴防护手套、口罩，必要时戴防毒面罩，穿防护服） → 关闭门窗 → 将室内易腐蚀的物品盖好 → 按选用消毒剂使用说明的浓度、用量加入到电动超低容量喷雾器中 → 接通电源 → 进行喷雾消毒（按先上后下、先左后右、由里后外，先表面后空间，循序渐进的顺序依次均匀喷雾）→ 全室各个方位喷雾结束 → 关闭喷雾器开关 → 达到消毒作用时间后打开门窗彻底通风。

（2）家具设备消毒：空气清洁、消毒后 → 用配制好的清洗消毒剂浸湿擦布 → 将擦布拧至半干，擦拭床具、桌椅、墙壁 → 再擦拭橱柜、抽屉内外（清空后后由内到外，由上到下擦净，必要时更换干净擦布）。

枕心、被褥：日光下暴晒 6 小时以上。

被单、被套、枕套：撤下清洗后日光暴晒。

死亡的老年人的遗物交予家属处置。

空调设施：清洗过滤网（如遇特殊污染，予以更换）→ 用消毒剂擦拭空调表面。

（3）地面消毒：室内空气清洁、消毒后，对地面有明显污染时，先用吸湿材料去除可见的污染物 → 然后湿式清扫或将拖把用清水、消毒剂浸湿 → 将地面各部位擦拭干净 → 使用后的拖把用清水、消毒剂清洗干净，再晾干备用。

卫生间应使用专用地巾。消毒剂同家具消毒。

（4）日常用品消毒：日常用品是指老年人使用的餐具、水杯、便器等。强调个人专用，需要重复使用的物品必须消毒灭菌。

1）湿热消毒法：餐具、水杯洗净 → 将煮锅中加水 → 餐具、水杯放于煮锅水中盖严（浸泡在水中，不可露出水面）→ 热源加热至水沸开始计时 → 5~10 分钟后关闭热源 → 待冷却后取出餐具（也可使用蒸锅，进行餐具消毒）。

2）化学浸泡消毒法：便器去除污渍 → 选用合格的中低度消毒剂（按使用说明书要求的浓度、时间、方法消毒）→ 先按需要剂量配制 → 配好的消毒液倒入清洁的大桶内 → 将便器放于消毒液内浸泡20~30分钟后拿出，清水清洗晾干备用。有条件者，便器可放入自动清洗消毒机中清洗消毒。

（5）医疗用具消毒：

1）体温计：浸泡于75%乙醇内30分钟。

2）血压计：用含氯消毒剂或75%乙醇擦拭表面 → 袖带取下先清洗 → 再用含氯消毒液浸泡（10~30分钟）→ 清洗晾干备用。

3）其他医疗用具：依其物品性质可采用消毒剂擦拭、浸泡或高压蒸汽、煮沸消毒法进行消毒。

室内消毒后铺好床单位 → 整理用物备用。

（6）清洁用品的消毒：擦布、地巾重复使用时首选机械清洗，湿热消毒。布巾、地巾应分区洗涤、消毒。

1）自动清洗与消毒：使用后的布巾、地巾等物品放入清洗消毒机内，按照清洗器产品的使用说明进行清洗与消毒，一般程序包括水洗、洗涤剂洗、清洗、消毒、烘干，取出备用。

2）手工清洗与消毒：擦布清洗干净，在250 mg/L有效氯消毒剂（或二氧化氯等有效消毒剂）中浸泡30分钟，冲净消毒液，干燥备用。

地巾清洗干净，在500 mg/L有效氯消毒剂中浸泡30分钟，冲净消毒液，干燥备用。

2. 患有特殊传染性疾病老年人居室终末消毒　对于患有特殊传染性疾病患者的房间的终末消毒，应及时报告属地疾病预防控制中心，在专家指导下进行特殊消毒。

消毒时注意以下问题。

（1）终末消毒时应根据环境污染程度分类和环境卫生等级制订不同区域终末消毒的操作要求。

（2）空气清洁、消毒可依据老年人所患疾病可引发传播的程度选择不同方法，若老年人所患疾病为非感染性疾病可采用通风清洁空气法，打开窗户通风1~2小时。

（3）配制消毒剂应遵守操作规程，清洁、消毒剂要按说明书要求配制、使用。不可随意倒取消毒剂。消毒剂推荐使用1000~2000 mg/L季铵盐类等中低水平消毒剂，微纤维擦布，擦拭后应保持表面湿润。

（4）房间内的所有物品必须经过终末清洁、消毒后方可使用。

（5）操作过程要做好个人防护。

十二、无菌技术操作法

【目的】

在执行医疗护理操作过程中，防止一切微生物侵入肌体和保持无菌物品及无菌区域不被污染的操作方法，以预防院内感染。

【评估】

（1）无菌操作的目的，无菌操作的项目。

（2）无菌操作的环境是否宽阔、平坦、清洁、干燥。

（3）物品是否齐全，符合无菌操作的原则。

【准备】

操作者：着装整洁，修剪指甲，洗手并擦干，戴口罩。

环境：清洁、干燥、宽阔、平坦。

物品：根据需要准备安尔碘（或碘酒、乙醇）、无菌棉签等物品。

根据需要准备无菌溶液、无菌容器、号码合适的无菌手套1副、备齐戴手套后需用的无菌用品或一次性使用的无菌物品。

【操作程序】

（1）无菌钳的使用法：

1）干用无菌钳：检查无菌钳包有无破损、潮湿及灭菌日期→确认合格后打开无菌钳包→取出镊罐和无菌钳或镊（手不可触及无菌钳或镊下 2/3 处）立于治疗台面上 → 标明打开日期及时间 → 拿取无菌钳或镊进行无菌操作 → 操作后将钳（镊）刷洗净重新灭菌备用。

2）消毒剂浸泡无菌钳：无菌钳浸泡在镊罐的消毒液中 → 查看消毒日期和溶液 → 确认合格后使用 → 钳端闭合，垂直拿起无菌钳、镊（不可触及镊罐的内壁）→ 钳（镊）端朝下进行无菌操作 → 操作结束后将钳（镊）端朝下垂直放入镊罐并打开轴结。

（2）取用无菌溶液法：核对标签（核对溶液的名称、浓度、有效日期）→ 检查溶液有无浑浊、变色等 → 将溶液瓶倒转查看无菌溶液有无沉淀 → 溶液瓶放桌上检查瓶口有无松动、裂缝 → 确认合格后擦净溶液瓶 → 开瓶塞（用两拇指将橡胶塞向上翻，再用拇指与示指把橡胶塞拉出）→ 手持溶液瓶，标签向上 → 倒出少量溶液冲洗瓶口 → 从原冲洗的瓶口处倒出溶液 → 盖好瓶塞 → 无菌棉签分别蘸取安尔碘（碘酒、乙醇）消毒瓶塞（盖瓶口时，被手污染区用消毒液消毒，顺序是先消毒未污染区再消毒污染区，方法为竖起棉签消毒一圈，再重复消毒一次）→ 盖溶液瓶口 → 注明开瓶口时间（短时间内使用完）→ 洗手。

（3）无菌容器使用法：无菌容器是盛放无菌物品的容器。

检查无菌容器是否在有效期内 → 用手拿取容器盖（手不可触及容器内面）→ 将盖的无菌面（内面）朝上放于稳妥处 → 再用无菌持物钳夹取物品（无菌持物钳不可触碰容器的边缘。拿出的无菌物品若需要用手拿，应手托住底部，手指不可触及容器的边缘和内面）→ 用毕即将容器盖严（避免容器内无菌物品在空气中暴露过久）→ 操作后洗手。

（4）无菌包打开法：将物品包裹在双层的不脱脂的包布内，进行灭菌处理后的包被称为无菌包。

1）取出无菌包查看名称、灭菌日期及有无潮湿等 → 确认合格将无菌包放在清洁、干燥、平坦的桌面上 → 解开系带卷放

在包布下 → 用拇指和示指先揭开包布外角 → 再揭开左右角 → 最后揭开内角（注意包布内面不可触及手、衣服和其他有菌物品）→ 用无菌钳取出所需无菌物品放入准备好的无菌区域内 → 未用完的无菌物品（未污染物品）按原折痕包扎好 → 在包扎好的包上注明开包时间（超过 24 小时重新灭菌处理）→ 操作后洗手。

2）一次性无菌包的使用法：检查无菌包是否合格（无菌包的名称、有效期限、是否密封）→ 确认合格后用剪刀剪开无菌包边缘密封处（或用双手撕开）→ 双手打开无菌包 → 一手拿出无菌物品（使用中需进入人体或与体内器官相接触的部位为无菌区，不可与手接触，以保持无菌状态）→ 进行操作 → 操作后整理用物 → 洗手。

（5）无菌盘铺法（单层半铺半盖无菌盘）：检查治疗盘清洁、干燥 → 拿出治疗巾无菌包检查是否合格 → 确认合格后打开无菌包 → 用无菌持物钳夹取无菌治疗巾 1 块 → 两手捏住治疗巾边缘（治疗巾外面）打开铺于治疗盘内（内面为无菌区，不可触及手及其他有菌物）→ 两手捏治疗巾上面边缘 → 将上层向上扇形折叠 → 将所需无菌物品放入治疗盘无菌区内 → 治疗巾上层覆盖（边缘对齐）并折叠使其保持无菌状态（有效期 4 小时）→ 操作后洗手。

（6）戴无菌手套法：

1）戴手套：检查用物 → 取下手表 → 核对手套号码及灭菌日期，包布有无潮湿、破损 → 确认合格后打开手套袋 → 取出滑石粉包 → 涂擦滑石粉于双手（将滑石粉涂擦于手掌、手背和指间，用后剩余的滑石粉包不能再放回手套袋内）→ 以一手掀起口袋开口处，另一手捏住手套翻折部分（手套内面）取出手套 → 对准五指戴好 → 掀起另一只口袋，用戴着无菌手套的手指插入另一只手套的翻边内面（手套外面）对准五指戴好 → 手套翻折部位整理平整并套在工作服衣袖外面 → 可进行无菌操作。

2）脱手套：擦洗净手套上污迹 → 自手套口向下翻转脱下手套 → 脱下的手套浸泡于消毒液中 → 整理用物→ 洗手。

【注意事项】

（1）操作中应遵守无菌操作原则。环境要宽阔、清洁；操作前洗手，戴口罩；无菌物品要和非无菌物品分开放置；取用无菌物品时要面向无菌区，手臂要在腰部以上操作，操作时不要跨越无菌区；一套无菌物品只可供一人使用；若拿出未用也不可再放回；操作时不可面对无菌区谈话、咳嗽、打喷嚏；若对无菌物品可疑污染，不可使用，以防交叉感染。

（2）操作时注意检查无菌物品的质量。检查溶液质量时应先正面检查后再倒转溶液瓶，目光呈"Z"形，分层观察药液的质量。

（3）使用化学消毒剂浸泡的无菌持物钳，其溶液应浸泡在钳的轴节以上 2~3 cm 处（镊应浸泡在镊的 1/2 处）。浸泡的溶液、容器、钳、镊应每日进行清洁和灭菌处理。

（4）使用一次性无菌包，应购买质量有保证、证件齐全的合格产品。

（5）医疗护理操作所用的物品，使用后为医疗垃圾，应严格执行《医疗废物处理条例》，按照感染性废物、损伤性废物等分类进行收集，统一焚烧。严禁与生活垃圾混放。

十三、隔离衣穿脱法

【目的】

当照护患传染性疾病或机体抵抗力极低的老年人时，使用隔离衣以保护老年人和预防传染性疾病的传播。

【评估】

（1）需要隔离的环境、照护所需要的物品。

（2）隔离衣是否符合隔离要求（长短、干燥程度、有无破损等）。

（3）老年人的病情、自理能力、对隔离措施的心理反应及认知程度。

【准备】

照护者：着装整洁，洗手，戴口罩。

环境：整洁的清洁区、污染区及半污染区明确的隔离单位，清洁的洗手池。

物品：照护老年人和治疗所需物品、隔离衣 1 件（长短合适、清洁、干燥、完好无损）、挂衣钩、毛巾、洗手液、手刷、手套、避污纸等。

【操作程序】

（1）穿隔离衣：着装整齐 → 戴口罩 → 洗手并擦干 → 取下手表，卷袖过肘 → 手持衣领取下隔离衣，清洁面向照护者（衣领及隔离衣内面为清洁面）→ 右手将衣领两端向外折叠 → 左手伸入袖内穿袖，露出左手 → 换左手持衣领 → 穿右手 → 扎领口（注意两袖勿触面部）→ 扎袖口（手已被污染）→ 将隔离衣的一边衣襟渐向前拉，捏起隔离衣外面边缘（约在腰下 5 cm 处）→ 同法捏着另一边 → 在背后对齐衣边（清洁面对清洁面），手勿触及衣内面 → 向一侧折叠 → 一手在背后按住衣襟 → 另一手将腰带拉至背后 → 两手在背后交叉 → 将腰带拉至腰前，在腰前打活结 → 扣好扣 → 戴手套 → 可进行照护操作 → 操作结束脱下隔离衣。

（2）脱隔离衣：解开腰带在腰前打活结 → 脱下手套 → 解开两袖口 → 塞好衣袖 → 消毒双手 → 双手解开领口 → 右手伸入左侧衣袖里拉下袖过手 → 用袖遮盖的左手垫隔离衣脱右侧袖（双手均在清洁面操作）→ 两手提衣领对齐衣边（污染面在内）→ 挂在衣钩上（挂在半污染区门橱内清洁面向外；挂在污染区清洁面向内。如隔离衣已被污染或一次性使用，可将隔离衣清洁面向外包裹放入黄色垃圾袋内）。

【注意事项】

（1）老年人（患传染病）所处区域为隔离区，穿隔离衣在隔离区工作时，应向老年人解释隔离的目的，以便得到老年人的理解和支持。应尽可能利用工作时间，多与老年人沟通，满足老年人心理需要。

（2）隔离衣的长短要合适，如有破损应补好，穿隔离衣前应准备好工作所需的一切物品，避免穿好隔离衣后，在操作时因物品的不足而致反复穿脱的繁琐。

（3）如为实施保护性隔离的老年人进行护理操作时，隔离衣的外面为清洁面，隔离衣内面为污染面。

（4）穿隔离衣后避免接触清洁物品。穿着隔离衣时须将内面工作服遮盖，隔离衣的内面及衣领为清洁面，穿脱时在系衣领中勿使衣袖触及面部、衣领及工作帽，以避免污染。挂隔离衣时，不要使污染的衣袖露出。

（5）穿隔离衣后只限在规定区域内进行活动，不得进入清洁区。

（6）隔离衣应每日更换，如有潮湿或被污染，应立即更换。

（7）消毒手有两种方法：刷手和泡手。

刷手法（隔离技术）：刷子蘸肥皂液 → 刷前臂 → 腕部 → 手背 → 指甲 → 指缝（共 0.5 分钟）→ 同法刷对侧（共 0.5 分钟）→ 流动水冲洗 → 再将手各部位重复刷洗一次并清洗干净（两次刷手时间共 2 分钟，刷手时避免弄湿工作服，勿使水流入衣袖内）。

泡手法：用消毒液浸泡并刷手（健之素 250 mg/L），刷手 2 分钟后用清水冲洗。

第14节 急救技术

一、噎食、异物阻塞气道急救法
（海姆立克急救法）

海姆立克急救法是利用冲击腹部的方法，使膈肌下的软组织在突然冲击时产生向上的压力，压迫两肺下部，从而驱使肺部残留空气形成气流，冲出堵住气管、喉部的食物硬块等异物的急救方法。

【目的】

老年人在进食中不慎将食物卡在食管狭窄处发生吞咽困难和异物阻塞气道时，须采取疏通气道的紧急措施，以防止发生窒息，危及生命，即刻采取海姆立克急救法抢救老年人。

【评估】

查看老年人噎食的原因、神志是否清醒，确定急救的措施。

【准备】

救护者：着装整洁。

环境：发生情况的现场进行急救。

物品：就地取材。

老年人：安置老年人合适体位。

【操作程序】

（1）判断是否呼吸道阻塞：当目睹老年人呼吸道被阻塞时，救护者立即询问老年人"是否噎住了"以了解老年人是否能咳嗽或说话 → 若能咳嗽，但咳嗽停止时出现喘息声，则表明有通气；若不能说话、咳嗽，仅能点头表示"是"的意思，则表明是严重的呼吸道阻塞，应立即急救。

（2）站立腹部冲击法：救护者应立即站在老年人的背后 →

环抱老年人的腰部，让老年人稍弯腰，头部向前倾 → 救护者一只手握空心拳，将拇指侧顶住老年人腹部正中线脐上 2 cm 处（脐上 2 横指处）→ 另一只手掌紧握在握空心拳的手上，双手用力自下向腹内上方冲击（要有节奏的猛力冲击，约每秒钟冲击一次，每次冲击动作要明显分开）→ 连续冲击 6～10 次后观察效果 → 当冲击出的气流将食物（或其他异物）冲出后 → 两手指撬开老年人的口 → 先将舌从咽后部向前拉 → 再用另一只手指从口腔颊侧探入咽喉部 → 取出异物 → 协助老年人漱口及安置舒适体位。

如果异物仍未被冲出，可再重复腹部冲击动作。

（3）卧位腹部冲击法：当目睹老年人倒地或在卧位时发生噎食，救护者应立即将老年人置于仰卧位 → 双腿分别跨跪在老年人大腿或髋部的外侧 → 一手掌根顶住老年人的脐上 2 cm 处 → 另一手重叠放在上面，十指相扣 → 双手用力自下向腹内上方冲击，有节奏地猛力冲击 → 约每秒钟冲击一次，每次冲击动作要明显分开 → 反复挤压 6～10 次 → 当挤压出的气流将异物冲出后 → 用手指撬开老年人的口 → 先将舌从咽后部向前拉 → 再用另一只手指从口腔颊侧探入咽喉部 → 取出异物。

对昏迷的老年人

若老年人已无意识、无心跳、无呼吸时则应立即采取平卧位，按照心肺复苏技术进行急救。

【注意事项】

（1）老年人在吞咽未充分咀嚼的大块食物，如馒头、蛋糕等物时，常常会发生噎食，也有因为不慎使义齿脱落或其他异物坠入呼吸道而导致气道阻塞。

临床表现可有：不能说话、剧烈咳嗽，呼吸困难、面色青紫，有的可能用拇指和其他手指捏住自己的颈部，严重时可意识消失、昏迷，甚至死亡。因此，要立即对噎食或其他原因导致的气道阻塞的老年人进行紧急救护。

（2）对老年人进食要做好预防噎食的措施：进食前要将食物切细或煮软；大粒药丸要磨细后再服；如果吃过稀的食物会引起呛咳，要慢速度进食，对吞咽困难的老年人可将食物打成糊状后再进食。

（3）进食时要坐直，头不要后仰，不要谈笑，不要吃得太快、太急、太多；不要同时吞咽流质和固体食物；口中含有食物时，不要走路或游戏。喝水时要用矮身杯，头不要往后仰，头稍微往前低垂，如果有呛咳，必须休息片刻再继续进食；进食结束要漱口。

二、电动吸引器吸痰法

【目的】

有效地吸出呼吸道分泌物，保持呼吸道通畅，使老年人感觉舒适。

【评估】

（1）老年人意识及呼吸状态（有无缺氧症状）、呼吸道分泌物的性质及黏稠度及口腔与鼻有无损伤。

（2）检查设备的安全性，空气湿度、温度适宜。

【准备】

照护者：着装整洁，洗手，戴口罩。

环境：清洁、安静。

物品：电动吸引器、电插板、治疗盘内置无菌生理盐水、无菌吸痰管（12~14号、气管插管者用6号吸痰管）、无菌盘内置无菌纱布及无菌血管钳，必要时可准备开口器、压舌板、舌钳等。

老年人：置老年人合适体位。

【操作程序】

携用物至老年人床旁解释吸痰的重要性及方法 → 了解老年

人意识及呼吸状态（有无缺氧症状）、痰液黏稠度及痰量、口腔及鼻有无损伤 → 帮助老年人安排合适卧位 → 接通吸引器电源 → 打开吸引器开关 → 负压压力范围（40～53.3 kPa）→ 吸痰管与吸引器导管连接 → 用导管试吸盐水通畅即可 → 将老年人头部转向照护者，铺治疗巾于颌下 → 用压舌板协助老年人张口（视情况而定：必要时可用开口器或舌钳等）→ 脚踏开关吸引器运转 → 同时手持止血钳夹闭导管，并持导管插入口腔及咽部 → 开放导管吸引痰液（顺序为：口腔颊部、咽部、气管的分泌物）→ 左右旋转导管改换吸引方向并逐渐从内向上提出吸引痰液（动作轻柔以免损伤组织）→ 将咽部及口腔分泌物逐段吸尽 → 退出导管 → 抽吸盐水冲净导管内痰液 → 如此反复直至痰液吸净 → 为老年人擦净面部 → 吸痰完毕关闭电源 → 整理用物 → 洗手。

吸痰管取下后 → 放入消毒液中浸泡30分钟 → 清洗导管 → 消毒导管后备用。

【注意事项】

（1）吸痰时动作要轻柔，每次吸痰时间不宜超过15秒，防止呼吸道黏膜受损。

（2）如果老年人痰稠不易咳出时，需要做超声雾化吸入以助稀释痰液有利吸出，并协助叩背排痰。

（3）操作过程中随时擦净面颊部分泌物，观察分泌物的性状、颜色及量。

（4）操作中注意无菌操作，用物要每日清洁、消毒、更换，每支导管只能用一次，用后及时消毒后备用。吸痰时若无血管钳，可戴无菌手套操作。

（5）在吸痰前、后最好先给老年人吸氧片刻后，再吸痰。在吸痰中若发现老年人有缺氧表现，如呼吸困难、口周发绀、烦躁等，应立即停止，待老年人休息平稳后再继续吸痰。

三、外伤加压包扎止血法

【目的】

采用加压包扎止血法是急救中最常见的止血方法之一。当老年人意外伤害伤口出血时，在损伤部位给予适当压力的包扎，可起到压迫止血、减少肿胀和疼痛的作用。包扎压力要适宜，以不妨碍肢端血液循环为度。这种方法用于小动脉及静脉或毛细血管的出血，可达到止血、减轻伤害、控制病情、挽救老年人生命的目的。

【评估】

（1）询问、查看、判断老年人受伤出血的类型、部位、伤口的大小及全身情况。

（2）所处环境的急救条件，如环境的清洁度、有无助手及可用于包扎止血的物品等。

【准备】

救护者：着装整洁，洗手，安慰老年人并告知立即护送就医。

环境：宽敞、明亮、安静场地及时救护。

物品：消毒纱布、三角巾或绷带（替代品有干净毛巾、手帕、纱巾、衣布条等物）。

老年人：取舒适体位，暴露伤口。

【操作程序】

查看老年人伤口的情况 → 向老年人解释 → 安置老年人体位，支托伤肢（坐位、平卧位）→ 暴露伤口 → 用消毒纱布或干净手帕敷于伤口上 → 右手握绷带卷向上 → 将绷带展开8 cm稍作斜状，置于伤口上方 → 左手拇指握住绷带端部 → 右手持绷带用力向下缠绕第一圈 → 双手传递将绷带卷环形重叠缠绕 → 第二圈将第一圈斜出的绷带一角压于环形圈内（这样就不会滑脱）→ 第三、第四圈继续做环形重叠缠绕包扎 → 用绷带紧紧地缠绕于伤口上 → 包扎完毕绷带末端用胶布固定。

【注意事项】

（1）加压包扎适用于小动脉、静脉、毛细血管出血。

（2）加压包扎松紧度适宜，压迫的力度以伤口不出血为准。

（3）包扎后指（趾）端外露，包扎要固定牢固，外观平整、美观。

（4）如果有关节脱位及伤口有碎骨存在，不用此方法。

（5）一旦止血成功，要让受伤部位固定不动。不要拆掉绷带，应让它一直绑住伤口，然后尽快把伤者护送就医。

【不同出血的表现】

外伤出血是指血液从伤口流至组织间隙、体腔内或体腔外的现象。根据血管分类有毛细血管出血、静脉出血和动脉出血。

静脉血管出血表现为血色暗红，血液从伤口不断的流出，若为不间断、缓慢地流出，其出血多发生在远心端。危险性较毛细血管出血大，较动脉出血小。

动脉血管出血的表现为血色鲜红，出血呈喷射状，出血频率与心脏、脉搏搏动一致，出血量多、速度快，多发生在近心端，危险性大。

毛细血管出血的表现为血色鲜红，血液从伤口处渗血，创面上有许多小血滴，常找不到出血点，出血量较少，可自行凝固。

当老年人因意外伤害导致受伤出血时，应立即采取加压包扎止血法进行急救。

四、肢体外伤绷带包扎法

【目的】

当肢体受到外伤出血、伤口破溃、骨折时均需进行止血、包扎、固定。一般是利用纱布、棉垫覆盖伤口，再用绷带缠绕包扎，这样可以起到固定纱垫和夹板、止血的作用，防止污染伤口，可有支持、悬吊抬高患肢，支持关节和肢体，限制骨折端移动的重要作用。

肢体外伤多采用环形绷带包扎法，这是最基本的包扎方法，适用于肢体粗细均匀的圆柱体部位，如前额、颈部、腕部、踝部、胸部、腹部等部位。各种不同的绷带包扎法的开始和终了都用此种方法。

肢体外伤还可采用螺旋形绷带包扎法，此法多用于肢体粗细不同的地方，如上臂、大腿等处。

【评估】

（1）询问、查看老年人的伤口，判断伤口是否感染、是否有异物，检查老年人身体状况。

（2）受伤老人所处环境清洁程度，包扎物品是否齐全。

【准备】

救护者：着装整洁，洗手，安慰老年人。

环境：宽敞、清洁、安静场地及时救护。

物品：绷带、棉质三角巾、弹性网，根据包扎部位不同选择不同的绷带。

绷带 3 cm 宽：适用于手指（足趾）。

绷带 5 cm 宽：适用于头、手、足、前臂。

绷带 7 cm 宽：适用于上臂、肩、腿。

绷带 10 cm 宽：适用于胸腹部、乳房、腹股沟。

无菌纱布、棉签、消毒剂、胶布、无菌棉球、生理盐水等。

老年人：取舒适体位，暴露伤口。

【操作程序】

（1）伤口处理：

1）感染创面：用消毒棉签蘸安尔碘（碘酒或乙醇）→自伤口皮肤外向内螺旋式消毒伤口周围皮肤 2 次（不可来回消毒，

也不要把消毒剂涂入伤口内）→ 消毒伤口后，用盐水棉球拭去伤口内分泌物 → 伤口上用无菌纱布或其他敷料覆盖 → 胶布粘贴并用绷带（或三角巾）包扎。

2）清洁创面：伤口不大且伤口边缘整齐对合较好 → 用无菌棉签浸蘸安尔碘药水（碘酒或乙醇）→ 沿着伤口皮肤的边缘由里向外擦拭消毒 2 次（不可来回消毒，也不要把消毒剂涂入伤口内）→ 消毒伤口后，用盐水棉球拭去伤口内分泌物 → 伤口上用无菌纱布或其他敷料覆盖，用胶布粘贴并用绷带（或三角巾）包扎。

3）有异物伤口：先用安尔碘（碘酒、乙醇）消毒伤口周围皮肤 2 遍 → 根据伤口内异物情况处理 → 消毒伤口后，用敷料或其他布类卷成卷 → 环形将异物固定 → 用无菌纱布或敷料覆盖 → 用胶布粘贴并用绷带（或三角巾）包扎。

（2）绷带包扎：

1）环形绷带包扎法：查看老年人伤口的情况向老年人解释 → 安置老年人体位（坐位或平卧位）→ 支托老年人的伤肢 → 暴露包扎部位 → 消毒伤口（根据伤口情况分别按照感染创面、清洁创面及有异物伤口的处理方法进行）→ 无菌纱布覆盖伤口 → 并用胶布粘贴（方向与肢体长轴垂直）→ 右手握绷带卷向上 → 将绷带展开 8 cm 稍做斜状置于伤口上方 → 左手拇指握住绷带端部 → 右手持绷带向下缠绕第一圈 → 双手传递将绷带卷做环形重叠缠绕 → 第二圈将第一圈斜出的绷带一角压于环形圈内（这样就不会滑脱）→ 第三、四圈继续做环形重叠缠绕包扎 → 最后用粘布将绷带尾向内反折固定，也可打结 → 上肢用三角巾或布带将前臂悬吊起 → 固定牢固，外观平整、美观。

解除绷带：先解开固定的结或胶布 → 查看伤口处有无分泌物及干结 → 若伤口处无干结或分泌物时，以双手互相传递松解绷带（勿使绷带脱落在地上）至完全松解（紧急时或绷带已被伤口分泌物浸透干结时可用剪刀轻轻剪开绷带）。

2）螺旋形绷带包扎法：查看老年人伤口的情况并向老年人解释 → 安置老年人体位（坐位或平卧位）→ 支托老年人的伤肢 → 暴露包扎部位 → 消毒伤口（根据伤口情况分别按照感染创面、清洁创面及有异物伤口的处理方法进行）→ 无菌纱布覆盖伤口 → 并用胶布粘贴（方向与肢体垂直）→ 右手握绷带卷向上 → 将绷带展开 8 cm 稍做斜状，置于伤口上方 → 左手拇指握住绷带端部 → 右手持绷带向下缠绕第一圈 → 双手传递将绷带卷作环形重叠缠绕 → 第二圈将第一圈斜出一角压于环形圈内（这样就不会滑脱）→ 绷带上缠每圈盖住前圈 1/3 或 2/3 呈螺旋形 → 包扎结束时继续作环形重叠缠绕包扎 → 最后用粘布将绷带尾向内反折固定，也可打结 → 上肢用三角巾或布带将前臂悬吊起 → 固定牢固，外观平整、美观。

【注意事项】

（1）在伤口周围不宜涂上有色药水，以免给下一步处理增加困难。

（2）包扎部位要清洁、干燥，以防感染。包扎时注意勿使绷带落地而被污染。

（3）包扎四肢时自远心端向近心端顺时针方向包扎，并注意将指（趾）外露，以便观察血液循环。

（4）包扎部位保持功能位，包扎时用力均匀，松紧适度，松紧适度，包扎时后 1 周应压住前 1 周的 1/3 或 1/2。包扎开始与末了时需环绕 2 周。

（5）准备物品要选择宽度合适、干燥、清洁的绷带，以免潮湿绷带在干燥后收缩变紧。

（6）包扎完毕用胶布粘贴固定，或撕开绷带末端在肢体外侧打结，避免在伤口处、隆突处及磨擦处打结。

【常用的基本包扎方法】

（1）环形法：此法多用于前额、颈部、腕部、踝部肢体粗细相等的部位。

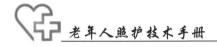

（2）蛇形法：此法多用于夹板固定。

（3）螺旋形法：此法多用于等径的上臂、大腿、躯干、手指部肢体粗细相同处。

（4）螺旋反折法：此法应用周径粗细不等的小腿、前臂肢体等处。

（5）"8"字形：此法应用于关节部位包扎，如肘关节、膝关节、锁骨、腹股沟、足跟等处。

五、关节处外伤绷带包扎法

包扎伤口的方法很多，不同部位有不同的方法，关节处外伤绷带包扎法常是按"8"字的书写行经包扎，交叉缠绕，包扎牢固，应用较广，常应用于手关节、足关节、肘关节、膝关节、锁骨、腹股沟等处。

【目的】

包扎是外伤现场应急处理的重要措施之一。及时正确的包扎，可以达到压迫止血、减少感染、保护伤口、压迫止血、减少疼痛，以及固定敷料和夹板等目的。

【评估】

（1）询问、查看老年人受伤关节部位的伤口、判断伤势及身体状况。

（2）所处环境清洁度、物品的设置情况。

【准备】

救护者：着装整洁，洗手，安慰老年人。

环境：宽敞、明亮、安静场地及时救护。

物品：根据包扎部位不同选择不同的绷带。

绷带 3 cm 宽：适用于手指（足趾）。

绷带 5 cm 宽：适用于头、手、足、前臂。

绷带 7 cm 宽：适用于上臂、肩、腿。

绷带 10 cm 宽：适用于胸腹部、乳房、腹股沟。

老年人：取舒适体位，暴露伤口。

【操作程序】

1. 肘部"8"字绷带包扎法　查看老年人伤口的情况向老年人解释 → 安置老年人体位（坐位或平卧位）→ 前臂（置于功能位）屈肘 90°角 → 支托老年人的伤肢 → 暴露包扎部位 → 右手握绷带卷 → 左手拇指握住绷带头固定在肘窝中部 → 环形包扎 2 圈 → 绷带先绕至关节上方再绕回肘窝中部 → 绕至关节下方 → 再绕至关节上方 → 如此反复呈"8"字形连续在肘窝处交叉缠绕 → 每圈与前 1 圈重叠 2/3 → 最后在关节上方环形再包扎 2 圈 → 绷带末端胶布固定 → 用三角巾悬吊抬高患肢。

2. 膝部"8"字绷带包扎法　查看老年人伤口的情况向老年人解释 → 安置老年人体位（坐位或平卧位）使膝关节（置于功能位）微屈 5°~10° → 支撑老年人的伤肢 → 暴露包扎部位 → 右手握绷带卷 → 左手拇指握住绷带头固定在膝关节中部 → 环形包扎 2 圈 → 至腘窝中部再向前至膝关节上方 → 再绕至腘窝 → 向前绕至膝关节下方 → 如此反复 → 以腘窝中部与膝关节为平面对称分布 → 呈"8"字形在关节上下包扎 → 每圈与前 1 圈重叠 2/3 → 最后在关节上方环形包扎 2 圈 → 绷带末端胶布固定。

3. 踝关节"8"字绷带包扎法　查看老年人伤口的情况并向老年人解释 → 安置老年人体位（坐位或平卧位）使踝关节置于功能位是屈曲 90°~95° → 支托老年人的伤肢 → 暴露包扎部位 → 右手握绷带卷 → 左手拇指握住绷带头固定在踝关节中部 → 至足根部环形包扎 2 周 → 经踝关节上方绕至足跟后侧 → 再反折向上绕至踝关节上方 → 同样经踝关节上方绕至足跟前侧 → 再反折向上绕至踝关节上方 → 如此反复 → 呈"8"字形连续在足跟的前后包扎 → 每圈与前一圈重叠 2/3 → 最后在踝部上方环形包扎 2 圈 → 绷带末端胶布固定。

4. 肩部"8"字绷带包扎法　查看老年人伤口情况向老年人解释 → 安置老年人体位（坐位或半坐位）→ 在伤侧肩部顺时针环形包扎 2 圈 → 绷带从伤侧腋下通过→ 从肩前到肩上然后斜绕至后背到对侧腋下 → 顺次途经肩前、肩上、后背→ 再进入伤侧腋下（形似"∞"字）→ 如此反复呈"8"字形包扎 → 每次在肩部环绕盖过前圈的 2/3 → 最后在伤侧肩的上臂环绕 2 圈→ 绷带末端胶布固定。

【注意事项】

（1）包扎时应该把关节固定在功能位置。对上肢来说，最重要的是保证手的功能；对下肢来说，主要是保证持重和步行的功能。因此，肘关节的功能位置是屈曲近 90°角，膝关节的功能位置是稍屈 10°角，手各指关节的功能位置是屈曲 45°角。踝关节的功能位置是屈曲 90°~95°角。

（2）老年人要舒适体位，肢体包扎时可用肢体托板。

（3）准备物品要选择合适的绷带。

（4）包扎时，要做到快、准、轻、牢。用力均匀，松紧适度，动作轻快、熟练，要求牢固、舒适、整齐、美观。

（5）包扎范围为关节上下 10 cm，打结要避免打在伤口处、隆突处及摩擦处。

六、肢体及关节处外伤三角巾包扎法

【目的】

对较大创面、固定夹板、手臂悬吊等，需应用三角巾包扎法。

三角巾制作简单，使用方便，容易掌握，包扎面积大。三角巾不仅是较好的包扎材料，还可作为固定夹板、敷料和代替止血带使用。

【评估】

（1）询问、查看老年人的伤口、判断伤势及身体状况。

（2）现场环境的设施。

【准备】

救护者：着装整洁，洗手。安慰老年人。

环境：宽敞、明亮、安静场地及时救护。

物品：选择三角巾规格：1 m² 方块对折剪 2 条，也可用纱巾替代。

老年人：取舒适体位。

【操作程序】

（1）四肢包扎：

1）手部包扎：将伤手平放在三角巾中央 → 手指指向顶角 → 底边横于手腕部 → 再把顶角折回拉到手背上面 → 然后把左右两底角在手背或手掌交叉地向上拉到手腕的左右两侧缠绕打结。

2）前臂及上臂包扎：将三角巾的底角打结后套在伤手上 → 另一底角沿手臂后侧拉到对侧肩上 → 顶角包裹伤肢 → 由外向里依次包绕伤肢 → 前臂屈至胸前 → 拉紧两底角打结 → 并起到悬吊作用。

3）足部包扎：与手的包扎法相似。

4）小腿及以下部位包扎：足朝向三角巾底边 → 把足放在底角底边一侧 → 提起顶角与较长一侧的底角交叉包裹 → 在小腿打结 → 再将另一底角折到足背 → 绕踝部与底边打结。

5）肘关节、膝关节包扎：根据伤情将三角巾折叠成适当宽度的带状巾 → 将带的中段斜放在膝（肘）窝处的伤部 → 在膝（肘）窝处交叉后 → 两端反绕膝（肘）关节上下各 1 周并打结 → 在外侧打结 → 固定肢体（若上肢用三角巾或布带将前臂悬吊起）。

6）大腿根部包扎：把三角巾的顶角和底边中部（稍偏于一

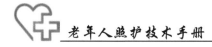

端）折叠起来 → 以折叠缘包扎大腿根部 → 在大腿内侧打结 → 两底角向上 → 一前一后 → 后角比前角要长 → 分别拉向对侧 → 在对侧髂骨上缘打结。

（2）三角巾前臂悬臂带：

1）前臂大悬臂带：将前臂屈曲用三角巾悬吊于胸前，适用于前臂损伤和骨折。

方法：将三角巾放于健侧胸部 → 底边和躯干平行 → 上端越过肩部 → 顶角对着伤臂的肘部，伤臂弯成直角放在三角巾中部 → 下端绕过伤臂后反折越过伤侧肩部 → 两端在颈后或侧方打结 → 再将顶角折回固定。

2）前臂小悬臂带：适用于锁骨、肱骨骨折、肩关节损伤和上臂损伤。

将三角巾叠成带状 → 中央放在伤侧前臂的下 1/3（不要托肘部）→ 两端在颈后打结 → 将前臂悬吊于胸前。

依据伤情程度包扎完毕 → 整理老年人衣物 → 安置老年人体位 → 整理衣物（注意保暖）→ 洗手 → 记录。

【注意事项】

（1）三角巾制作很简单，用 1 m×1 m 的布，从对角线剪开即成。

（2）包扎上肢时应将手部略向上（小于 90°），露出指尖，手腕不可下垂。

（3）包扎时用力均匀，松紧适度，动作轻快熟练。包扎后要牢固、舒适、整齐、美观。

（4）关节包扎固定在功能位置。

肘关节的功能位置是屈曲近 90°，膝关节的功能位置是稍屈 10°，手各指关节的功能位置是屈曲 45°。踝关节的功能位置是屈曲 90°~95°。

七、上肢（前臂）骨折固定法

前臂骨折的症状：前臂骨折分为桡骨或尺骨，或桡、尺骨双骨折。局部疼痛和压痛、肿胀、活动时有非关节运动，显现畸形肢体功能障碍（不能活动）。

前臂骨折处理的最基本原则：不要随意搬动，必须在现场进行临时、正确的固定。骨折外伤包括骨关节伤、血管神经伤、广泛软组织伤。

【目的】

固定肢体限制其活动，避免骨折残损的尖端刺伤周围组织，减轻疼痛，以便安全迅速地转运医院急救，使其得到妥善的治疗。

【评估】

（1）询问、查看老年人的伤情、疼痛及身体状况。

（2）现场环境及骨折固定的设施。

【准备】

救护者：着装整洁，洗手。安慰老年人并告知立即护送就医。

环境：宽敞、明亮、安静场地及时救护。

物品：小夹板2块，宽度与前臂相当，掌侧长度为从肘部至手腕，远端不超过腕横纹，背侧夹板应超过腕2 cm左右；棉垫数块大小为10 cm^2（或大小相同的小毛巾）；绷带或布带（将夹板先用绷带包裹平整），若无夹板可以在现场就地取材，如用塑料薄板、木条、竹片、树枝、竹竿，也可用手杖、雨伞、书本、报纸等。

如果无临时夹板可以将伤肢固定在健肢上；三角巾可用纱巾替代，将1 m^{2}方巾对折剪成2条。

老年人：取舒适体位。

【操作程序】

查看老年人伤口的情况向老年人解释 → 安置老年人体位 → 支撑老年人的伤肢 → 受伤前臂屈曲90°角，拇指向上 → 左手将棉垫放置于远端的骨突部位 → 右手用胶布固定 → 右手将备好的小夹板分别放置于受伤的前臂掌侧（掌侧夹板远端不超过腕横纹）→ 左手将备好的另一个小夹板分别放置于受伤的前臂背侧（背侧夹板应超过腕2 cm左右）→ 用绷带或布带分段捆绑固定牢靠 → 先固定骨折部位上下两端 → 然后将夹板两远端分别与伤肢包扎固定 → 松紧度要适宜 → 包扎后手指外露 → 再用悬臂带将上臂悬吊在胸前 → 为老年人安置舒适卧位 → 护送老年人到医院就医。

【注意事项】

（1）现场前臂固定时注意事项：

1）包扎时应该把关节固定在功能位置。对上肢来说，最重要的是保证手的功能；肘关节的功能位置是屈曲近90°角，手各指关节的功能位置是屈曲45°角。

2）骨折后不可乱揉或按捏，揉捏不仅很危险而且还为正常治疗带来诸多困难，并直接影响着骨折的预后和康复。

3）用夹板固定的范围，应包括受伤部位的上、下两个关节，这样才能使断骨固定牢靠，包扎牢固、舒适、整齐、美观。

4）肢体骨突部位应用棉垫或其他柔软材料衬垫。

5）肢体固定时，要露出指（趾）尖，便于观察血液循环。

6）固定包扎的松紧要适度，防止因过紧而影响血液循环。

（2）骨折治疗固定后注意事项：

1）随时注意观察患臂肿胀情况和末梢血液循环。

2）当肢体消肿后应及时由医务人员调整小夹板固定的松紧度。

3）加强对患肢的保护，抬高伤肢，以减轻肢体肿胀，并防止骨折处再次发生移位。

4）骨折常会导致老年人自理困难，应给予周到的照顾。

5）骨折复位固定后应在医师的指导下尽早进行功能锻炼，并注意预防关节僵硬。

6）开放性骨折的断端刺出皮肉外时，现场固定不要将其放回伤口内。因为断端接触到外界可能被细菌污染，如未做清洗、消毒处理直接放回伤口内，可能加重伤口的感染。

八、下肢（股骨）骨折固定法

下肢（大腿）骨折的症状：股骨是人体最长、最粗的管状骨，股骨干粗大，损伤时出血多，易出现休克。骨折后大腿肿胀、疼痛、变形或缩短，肢体功能障碍（不能活动）。

下肢（大腿）骨折处理的最基本原则：不要随意搬动，必须在现场进行临时、正确固定。骨折外伤包括骨关节伤、血管神经伤、广泛软组织伤。

【目的】

老年人发生骨折十分痛苦，活动时会使锐利的骨折断端刺伤附近的神经、血管等组织。因此应设法固定患侧肢体，限制其活动，以减轻疼痛防止继发损伤，以便安全迅速地转运医院急救，使其得到妥善的治疗。

【评估】

（1）询问、查看老年人的伤情、疼痛及身体状况。

（2）现场环境及骨折固定所需设施的情况。

【准备】

救护者：着装整洁，洗手，安慰老年人并告知立即护送就医。

环境：宽敞、明亮、安静场地及时救护。

物品：根据需要准备合适的长板2块，一块长夹板从伤侧腋窝下到足后跟，一块短夹板从大腿根内侧到足后跟。棉垫数块（可用衣物替代）、绷带或布带等物。将夹板先用绷带包裹平整（或布类），也可在现场就地取材，如木条、树枝、竹竿甚至手杖等。

如无足够的木板，也可将伤肢固定在健肢上。

老年人：取舒适的体位。

【操作程序】

首先看老年人伤口的情况并向老年人解释 → 安置老年人体位（平卧位）→ 将棉垫放置于膝关节、踝关节骨突出部位并用胶布固定 → 将备好的短木板放置于受伤大腿的内侧根部至足跟 → 长木板放置于大腿的外侧腋窝至足跟 → 用绷带或布带分段环绕固定 → 先固定骨折上下两端 → 然后固定膝部、踝部、腰部和腋下部位 → 包扎固定时要将足趾端外露 → 踝关节保持垂直位置固定 → 护送老年人到医院就医。

【注意事项】

1. 现场下肢骨折固定注意事项

（1）外用绷带或布带分段捆绑固定牢靠，如果没有足够的夹板可将另老年人的健肢与伤肢并拢，用绷带或布带将双腿固定在一起，固定牢固，外观平整、美观。

（2）用夹板固定的范围应包括受伤部位的上、下两个关节，这样才能使断骨固定牢靠。

（3）肢体固定时，要露出指（趾）尖，便于观察血液循环。

（4）骨折后不可乱揉或按捏，以免损伤。

（5）固定包扎的松紧要适度，防止因过紧而影响血液循环。

（6）包扎时应该把关节固定在功能位置。踝关节的功能位置是 $90° \sim 95°$ 角，保持垂直位置固定。

2. 骨折治疗固定后注意事项

（1）要随时注意观察肢体血液循环。

（2）当肢体消肿后应及时就医调整小夹板固定的松紧度。

（3）加强对患肢的保护，抬高伤肢，以减轻肢体肿胀，并防止骨折处再次发生移位。

（4）骨折常会导致老年人自理困难，应给予周到的照顾。骨折复位固定后应在医师的指导下尽早进行功能锻炼，并注意预防关节僵硬。

5）开放性骨折的断端刺出皮肉外时，不要将其放回伤口内，以免被细菌污染而导致感染。

九、胸部、腰部骨折固定法

老年人因摔伤发生胸部、腰部骨折的症状：损伤部位的棘突明显压痛；胸段、腰段损伤时，常有局部肿胀和后突畸形。

胸部、腰部骨折处理的最基本原则：怀疑有脊柱骨折时，不能让老年人试着行走，搬运脊柱骨折老年人时，一定要用木板，应严防颈部与躯干前屈或扭转，必须保持脊柱伸直，防止脊髓损伤加重。否则一旦骨折块移位压迫脊髓、损伤马尾神经会导致瘫痪，搬运胸部、腰部骨折的老年人一般需用3~4人进行操作。

【目的】

当发生胸部、腰部骨折时处理不当会引起截瘫。胸部、腰部骨折的急救原则首先是及时正确地进行固定，避免伤情的加重，减轻伤者的痛苦，以便安全迅速地转运至医院急救，使老年人得到妥善的治疗。

【评估】

（1）询问、查看老年人的伤情、骨折伤势及身体状况。

（2）现场环境及骨折固定及护送所需设施的情况。

【准备】

救护者：着装整洁，洗手，安慰老年人并告知立即护送就医。

环境：宽敞、明亮、安静场地及时救护。

物品：根据老年人的伤势准备长、宽与伤者身高及肩宽相仿的木板及棉垫、被褥或衣物；绷带或宽布带等。

老年人：取舒适体位。

【操作程序】

先将木板或门板上垫棉褥 → 将老年人平卧并将双下肢伸直 → 双上肢也伸直并放于身旁（动作要轻柔）→ 将木板放置在老年人的左侧 → 一人双手抱住老年人头的两侧 → 另外3人并排蹲在老年人的同侧（一般为右侧）→ 分别用双手伸至老年人对侧的肩背部、腰臀部及并拢的双下肢 → 由一人指挥整体运动 → 4人同时用力 → 水平托起老年人躯干 → 平起平放地将老年人移至木板上 → 脊柱损伤部位垫棉垫或衣服 → 将头颈部、足踝部及腰后空虚部位用棉垫等物品固定垫实 → 并把老年人双肩、骨盆、双腿及双足用宽带固定于木板担架上（以免路上颠簸、晃动）。

【注意事项】

（1）搬运脊柱骨折者一定要用木板，禁用普通软担架、凉椅、藤椅之类的运送工具。

（2）在搬运过程中要防止脊柱弯曲或扭转，以免造成加重老年人病情，甚至引起截瘫。

（3）在搬运过程中，起立、行走、放下等过程，要由1个护送人员指挥号令统一动作。

（4）在搬运过程中要随时观察老年人的病情变化。

重点观察呼吸、神志等，注意保暖，但不要将头面部包盖太严，以免影响呼吸。一旦在途中发生紧急情况，如窒息、呼吸停止、抽搐时，应停止搬运，立即进行急救处理。

十、头部、颈部损伤急救护送法

颅脑损伤：老年人遭受头部外伤时，若出现头胀、头痛加重，甚至恶心、呕吐时，则表明可能存在颅脑损伤，需要紧急救治。颅脑损伤后，血液有可能渗入组织疏松的眼眶及鼻或耳部的周围，此时切勿用棉球、纱布或其他物品填塞，因为这样可造成血液反流，引起颅内压升高，细菌也能趁机逆行到颅内引起炎症。此时需紧急送医院救治。

颈椎骨折：最好用颈托固定头、颈部，没有颈托，可以用两肩做支持，在颈部两侧填塞大量衣物及棉花，防止骨折移位压迫颈髓，造成突然死亡或高位截瘫。此时需紧急送医院救治。

【目的】

以便安全、迅速地转运医院，使老年人尽早得到有效治疗。

【评估】

（1）询问、查看老年人的身体状况、生命体征、头颈部损伤的伤势及心理反应。

（2）现场环境及护送所需设施的情况。

【准备】

救护者：着装整洁，洗手，安慰老年人并告知立即护送就医。

环境：安静、清洁、宽敞场地及时救护。

物品：根据老年人的伤势准备长、宽与伤者身高及肩宽相仿的木板、颈托；沙袋或棉垫、被褥、衣物；绷带或宽布带等。

老年人：取舒适的体位。

【操作程序】

首先判断老年人伤情 → 将老年人置合适的体位。

（1）颅脑受伤：首先将老年人置侧卧且头向后仰（保证呼吸道畅通）→ 清除老年人口腔内的呕吐物和血块 → 有分泌物（血液或脑脊液等）从鼻、耳流出时（切勿用棉球、纱布或其他物品填塞）→ 一定要侧卧位→ 患侧向下→ 以防止呕吐物反流到气管造成窒息 → 护送医院的途中要及时测量呼吸、脉搏、血压等生命体征 → 护送老年人到医院救治。

（2）颈椎损伤：首先将老年人置平卧体位 → 将木板放置在老年人的一侧 → 由4人并排蹲在老年人的同侧 → 用手分别托住老年人的头颈、胸背及腰臀与并拢的双下肢 → 要有专人扶托其头颈部 → 不得使老年人头颈部前屈后伸、左右摇摆或旋转 → 由一人指挥整体运动 → 4人动作一致 → 水平托起老年人躯干 → 将老年人平稳地移动至木板担架上 → 并用沙袋或折好的衣物放在老年人颈部的两侧加以固定 → 护送医院的途中要及时测量观察呼吸、脉搏、血压等生命体征 → 护送老年人到医院救治。

【注意事项】

（1）头部受伤后的老年人不仅有头痛、头晕，还会出现瞳孔散大、偏瘫或抽搐等症状，此时应及时呼救"120"或"999"迅速送往医院诊治。

（2）脑外伤的老年人一旦出现频繁呕吐、头痛剧烈和神志不清等症状，应及时呼救"120""999"迅速送往医院诊治。

（3）头面部有出血，但无休克表现时，可采取坐位护送，若有休克时应采取头低足高位护送。

（4）怀疑有颈椎受伤时，首先要有专人牵引及固定老年人头部并用硬木板运送，并将颈部用颈托或沙枕固定，肩部略抬高，防止头部扭动和前屈，以免骨折端压迫脊髓而引起截瘫。

（5）急救护送中随时测量老年人的呼吸、脉搏、血压，观察瞳孔、对光反射、头痛等生命体征。

十一、胸部、腰部损伤急救护送法

胸部、腰部损伤的老年人经过急救处理后，及时呼救"120""999"需护送至医院进一步治疗，搬运及护送的好坏直接影响下一步治疗的难易和成败。因此，根据老年人情况选择合适的急救护送法。

【目的】

以便将老年人安全、迅速地转运医院诊治。

【评估】

（1）询问、查看老年人的身体状况、生命体征、胸腰部损伤的伤势及老年人的情绪。

（2）现场环境及护送所需设施的情况。

【准备】

救护者：着装整洁，洗手，安慰老年人并告知立即护送就医。

环境：宽敞、明亮、安静场地及时救护。

物品：根据老年人的伤势准备担架、木板、颈托或枕头、棉垫、被褥等或就地取材，护送老年人的车辆。

老年人：取舒适体位。

【操作程序】

老年人胸部、腰部骨折固定好后 → 将老年人稳妥地安置在担架上 → 昏迷时要取侧卧位 → 胸部或背部垫一个枕头 → 用三角巾、绷带等物将老年人固定在担架上防止移动 → 行进时头部在后，足部在前 → 以便护送途中对老年人进行观察 → 在途中保持老年人水平状态 → 上坡时前面的担架员要将担架放低 → 同时后面的担架员要将担架抬高 → 下坡时则相反 → 尽快送往医院救治。

【注意事项】

（1）在搬运转送脊椎损伤的老年人途中应该采用正确的搬运方法，动作敏捷、快而稳并要注意止痛、保暖，避免加重病情。

（2）在移动受伤老年人时动作要轻，防止扭动身体"拧麻花"似的动作。在搬运过程中，起立、行走、放下等过程，要由1个护送人员指挥号令，统一动作避免损伤脊髓。

（3）在搬运过程中要随时观察老年人的病情变化，重点观察呼吸、神志等，注意保暖，但不要将头面部包盖太严，以免影响呼吸。一旦在途中发生紧急情况，如窒息、呼吸停止、抽搐时，应停止搬运，立即进行急救处理。

十二、四肢骨折急救护送法

【目的】

老年人摔倒后常出现身体损伤，甚至发生骨折，不正确的搬运护送方法还可造成老年人的骨折断端对神经及血管的损伤。因此发生四肢骨折时，应尽量不要搬动，可就地取材用夹板或代用品做简单的固定，在现场做简单应急处理后，应尽快与急救站取得联系，转送医院救治，使老年人能尽早得到有效治疗。

【评估】

（1）询问、查看老年人的骨折伤势、身体状况及老年人的心理反应。

（2）现场环境及护送所需设施的情况。

【准备】

救护者：着装整洁，洗手，安慰老年人并解释立即护送就医。

环境：安静、清洁、宽敞场地及时救护。

物品：根据老年人的伤势准备担架、夹板、棉垫、绷带、宽布带等物，也可就地取材（替代品可有树枝、拐杖、书本等物）。

老年人：取合适体位。

【操作程序】

首先判断老年人伤情 → 上肢肢骨折时可将老年人安置为坐位 → 下肢骨折时要安置老年人为平卧位 → 使用夹板将骨折肢体固定（护送途中避免骨折的肢体移位、损伤血管、神经）→ 将骨折部位的上下两个关节加以固定 → 上肢骨折固定时 → 肢

体呈屈肘状 → 包扎固定后用带悬吊于颈部 → 下肢骨折固定时 → 肢体呈伸直位并加以固定 → 均要露出指（趾）尖 → 随时观察末梢血液循环 → 护送老年人到医院救治。

【注意事项】

（1）夹板与肢体接触部位要垫纱布或棉花，固定时要松紧合适，既保证血液循环畅通，又不使夹板滑脱。

（2）四肢固定要露出指（趾）尖。如果指（趾）尖苍白、发凉、发麻或发紫，说明固定太紧，要松开重新调整固定压力。

（3）四肢出血者，护送时应将伤肢垫高，而且要高于心脏水平。若有休克时，应采取头低足高位护送。

（4）在搬运转送老年人的途中动作要轻而敏捷、快而平稳，并要注意止痛、保暖，避免加重病情。

十三、烧伤、烫伤救护法

【目的】

使身体遭受烧（烫）伤的老年人得以及时的救治，以减轻痛苦，维护生命。

【评估】

（1）老年人被烧伤、烫伤的伤情（伤口的面积、深度）。

（2）老年人的情绪及精神状态、全身健康情况等。

（3）现场环境，有无清洁水源及敷料、消毒物品。

【准备】

救护者：着装整洁，洗手。

环境：就地及时救护。

物品：干净的敷料、流动水。

老年人：情绪稳定，根据烧伤的程度取坐位或卧位。

【操作程序】

根据烧伤的原因和烧伤面积及老年人的状态进行急救处理。

（1）火焰烧伤：迅速脱离火源 → 自行身体滚动灭火 → 查看伤情 → 对无伤口只有皮肤发红的轻伤，将烧伤部位浸于冷水或用冰水敷于伤处降温 20 分钟（有减轻组织损伤和镇痛作用）→ 晾干伤处。

（2）沸水、蒸汽、热油烫伤：查看伤情 → 将烫伤部位浸于冷水或用冰水敷于伤处中降温 20 分钟（有减轻组织损伤和镇痛作用）→ 对有水疱的伤口，若水疱未破将伤处晾干轻涂烫伤止痛膏 → 保护创面不污染。

（3）化学物质引起的烧伤：脱去衣物 → 用流动水冲洗创面 → 用消毒敷料包扎。

必要时根据医嘱服用镇静剂止痛 → 经初步处理后视伤情立即将老年人送往医院（大面积和深度烧伤立即转送医院救治）。

【注意事项】

（1）导致烧（烫）伤常见的原因有火焰、沸水、蒸汽、热油、触电、强酸、强碱等。在现场要根据不同的原因进行救护。在火场现场救护时，首先要迅速脱离火源，消除致伤原因，切勿跑动、哭叫等，以防呼吸道被烧伤。

（2）保持创面的清洁，创面上禁忌涂油类或有色药物（如紫药水等），也不可乱涂酱油、黄酱等物。尽量不弄破水疱，防止感染。

（3）将老年人运送医院的过程中，动作要轻、平稳，并注意保暖，头面部和重伤员注意保持呼吸道的通畅。

（4）烧伤的严重程度取决于损伤的深度和面积，严重的烧伤能引起全身各系统复杂的病理生理变化，若抢救不及时将会危及伤员的生命安全。

【烧伤深度的估算法】

按烧伤的深度不同一般采用三度四分法。

Ⅰ度：局部皮肤轻度红斑、肿胀、发热、无水疱。感觉烧灼、疼痛。

Ⅱ度：

浅Ⅱ度：表皮有较大水疱，去疱皮后基底潮湿、鲜红、水肿明显。疼痛剧烈。

深Ⅱ度：可有或无水疱，损伤至真皮，基底苍白、水肿，干燥后可见网状栓塞血管。感觉迟纯，有轻微疼痛。

Ⅲ度：局部呈蜡白焦黄、炭化发黑，表面干燥呈皮革样焦痂，可见树枝状栓塞血管。感觉消失，无疼痛。

【烧伤面积估算法】

常用的烧伤面积估算法有九分法和手掌法。

（1）手掌法：是将伤员的手五指并拢后，以他自己手掌的面积来估算，手掌的面积为1%计算。

（2）九分法：是将全身体表面积分为11个9%+1%。

头面部面积为9%；前胸部面积为18%；后背部面积为18%；双上臂为18%（一侧上臂为9%）；双下肢为36%（一侧下肢为18%）；会阴部1%。

估算烧伤面积时，将大面积伤面用九分法计算，对小面积伤面用手掌法计算，两者相加即为烧伤的总面积。

十四、心肺复苏法（CPR）

【目的】

使心跳骤停的老年人恢复心跳、呼吸，生命得以维持，并无神经系统后遗症。

【评估】

老年人是否无意识、呼吸、心跳，若无心跳应立即实施心肺复苏抢救。

【准备】

救护者：着装整洁。

环境：现场就地及时救护。

物品：木板、纱布或纸巾等。

老年人：去枕仰卧。

【操作程序】

（1）判断意识和呼吸：当发现老年人突然摔倒或无意识时首先呼叫老年人（拍肩呼唤以确认老年人是否意识丧失）→ 呼叫同时快速查看老年人有无呼吸（胸部有无起伏或面色苍白、口唇发绀），口鼻部有无呕吐物、活动义齿及身体外伤5~10秒 → 尽快取出义齿、清除口腔阻塞物 → 置老年人仰卧在地上或硬板床上（若老年人为俯卧位时立即翻身平卧，如为软床应垫硬板于背部）→ 若老年人无呼吸或不能正常呼吸（仅仅是喘息）、无意识（对呼叫无反应），应立即大声呼救来人帮助，并记录时间 → 同时快速解开老年人衣领、腰带，暴露前胸 → 并用手指从喉结处（气管正中部）向一侧滑动2~3 cm至胸锁乳头肌前缘凹陷处触摸一侧颈动脉，触摸时间5~10秒（自数1001~1005，或1001~1010以确认老年人有无颈动脉的搏动）→ 无呼吸、无意识、无脉搏时立即行胸外心脏按压。

（2）胸外心脏按压：在胸骨下半段按压。

定位：右手中指、示指并拢，指尖沿右侧肋弓下缘上移至胸骨下切迹处（在两侧肋弓交点处），中指定位于胸骨下切迹（不含剑突），示指紧靠中指，左手的掌根紧靠右手示指，放于老年人胸骨上定位 → 右手压在左手上，手指翘起，两手掌根压在胸骨上（掌根长轴与胸骨长轴平行、一致，不可偏离一侧）上肢肘关节伸直，双肩正对双手，用上半身的力量垂直向下按压胸骨，按压力量适度（胸骨下陷幅度至少5 cm）→ 然后放松按压 → 再按压 → 再放松，如此反复（每次按压后再放松，使胸骨恢复到按压前的位置，放松时双手不离开胸壁（按压频率至少100次/分，按压与放松比例相等，按压/通气比例为30∶2即按压30次，吹气2次）→ 按压30次后开放气道。

（3）开放气道：一只手放在老年人前额，将手掌侧置于额头用力向下压前额,使头部向后仰,另一只手的手指放在下颏骨处,向上抬颏,使老年人的下颌角与耳垂尖的连线与地面垂直以打开气道(注意如有颈椎骨折者不宜使用)→ 行人工吹气。

(4)人工呼吸(人工吹气):打开老年人口 → 救护者张口将老年人口部包绕严密,将气体缓慢、均匀地吹入老年人口中,吹气同时用压额部的手拇指与示指捏紧老年人鼻孔,吹气同时侧头观察老年人胸廓有无明显抬起(有抬起标明吹气有效)→ 然后放松鼻孔,使气体自然呼出 → 再捏紧鼻孔,吹气 → 再放松 → 连续吹气2次(约4秒完成2次吹气)→ 再行胸外心脏按压30次。

每进行胸外心脏按压30次,吹气2次为一个循环,按压与通气的比例为30:2。连续重复进行5个循环,用时约2分钟。

(5)判断复苏效果:复苏进行5个循环后可判断复苏效果,以5~10秒的时间判断,自数1001~1010,一手触摸老人颈动脉处,观察是否出现以下有效指征:颈动脉有搏动,有自主呼吸,口唇发绀消失、肤色转红、瞳孔由散大变缩小等生命迹象。如有上述恢复表现即可停止操作,如没有则继续实施直到恢复情况出现或有急救专业人员到场接替工作。

【注意事项】

(1)当看到老年人发生意外时,一定要保持镇静,施救者应依照环境情况取站或跪于老年人的一侧(多取右侧),自身中线与其肩线垂直,两腿分开与自肩同宽以便稳定施救。

(2)在需要搬动老年人使之成为仰卧位时要注意保护其颈部,应托住老年人的颈部进行轴向搬动,以免加重损伤。

(3)实施胸外按压时定位应准确,不做冲击式按压,避免伤及老年人的肋骨和剑突部位。胸外按压的定位:可选择以下其中一种方法。

1)两乳头联线的中央,也就是胸部中央位置。一手的掌根放在两乳头连线与老年人身体中线垂直的位置,中指与乳头连线水平位。

2）右手中指、示指并拢，指尖沿右侧肋弓下缘上移至胸骨下切迹处（在两侧肋弓交点处），中指定位于胸骨下切迹（不含剑突），示指紧靠中指，左手的掌根紧靠右手示指，放于老年人胸骨下段定位。

（4）胸外按压时施救者双臂要绷直，双肩在老年人胸骨上方正中，两肘关节不得弯曲，用上半身重量下压。按压应平稳、规律、不间断，按压到最低点时，应有明显停顿的弹性下压。

（5）口对口人工吹气应在气道充分打开通畅的情况下进行，吹气时必须将老年人的口腔包绕严密，以免漏气导致吹气无效。每次吹气以 500~600 ml 为宜，避免过度通气。吹气时注意观察老年人胸廓有无抬起，胸廓上抬则表明吹气有效。

（6）要做到持续、不受干扰地胸外按压，若必须停止检查脉搏时，应在人工吹气和胸外按压 5 个循环或 2 分钟后进行，但时间不要超过 10 秒。

（7）判断 CPR 有效的指征：可触及大动脉搏动、自主呼吸恢复、肤色转红、瞳孔由大变小。

（8）复苏终止的指征：老年人恢复呼吸、心跳；有专业人员接替急救工作；医师诊断老年人已死亡。

第15节　遗体料理技术

【目的】

保持遗体清洁，姿势良好易于辨认。

【评估】

（1）了解诊断及死亡原因。

（2）了解逝者姿态、有无伤口及导管。

（3）了解逝者的民族及宗教信仰。

（4）了解主要家属的心理状态及合作程度。

【准备】

操作者：着装整洁，穿隔离衣，洗手戴口罩、手套。

环境：关闭门窗及窗帘。

物品：尸衣裤、鞋袜（尸袍）、尸单、尸体识别卡（3张）、血管钳、剪刀、绷带、不脱脂棉花适量、擦洗用品，必要时准备手套等。

遗体：置平卧位，头下垫枕。

【操作程序】

核对死亡证书及遗体识别卡 → 携用物至床旁 → 将床放平使遗体仰卧，头下垫一枕头 → 将逝者的手臂放于身体两侧 → 处理伤口及各种导管（更换清洁敷料、固定）→ 为逝者洗净面部并闭合双眼（不能闭合者可用按摩或湿敷的方法使其闭合）→安装义齿后闭合口腔（不能闭合者可轻柔下颌或用绷带将下颌托起，在头上打结固定）→ 梳理头发 → 脱去衣裤 → 依次擦洗上肢、胸部、腹部、背部、臀及下肢（有污迹处应擦洗干净）→ 手持血管钳夹取不脱脂棉适量填塞口腔、鼻孔、耳孔、阴道、肛门等孔道（棉花不可外露）→ 穿上尸衣、裤、袜或尸袍 → 一张遗体识别卡系于逝者手腕上→将尸单放于平车上 → 抬尸体于平车尸单上 → 用尸单的上、下方分别遮盖遗体的头部和足部

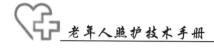

→ 用尸单从两侧整齐的包裹尸体 → 胸部、腰部及踝部用绷带固定 → 第二张遗体识别卡系于腰部尸单上 → 盖上大单 → 平车推送遗体至太平间 → 第三张遗体识别卡放于停尸抽屉上 → 清点逝者的用物并交有关的领导和家属 → 终末消毒（床单位、家具、房间）→ 洗手。

【注意事项】

（1）遗体料理应在老年人死亡后尽快进行。

（2）操作中应尊重逝者，态度要严肃、认真，尽量满足家属的要求。

（3）注意维护遗体隐私，不可过度暴露。

（4）遗体料理时应在单独的房间进行，以免对其他老年人造成不良刺激。

第16节 标本采集技术

一、尿检验标本采集法

【目的】

正确采集尿标本，以便能准确检查尿液的颜色、比重、蛋白质、糖定性及细胞，以及尿液性质、糖、蛋白质定量，电解质、肌酸、肌酐定量及病原微生物等。

【评估】

（1）老年人的病情、意识状态、排尿方式及会阴部清洁程度。

（2）采集尿标本的目的。

（3）老年人的自理能力、合作程度、知识水平和心理反应。

（4）采集不同尿标本的设备及环境情况。

【准备】

照护者：着装整洁，洗净双手。

环境：卫生间关闭门窗。

物品：根据采集尿标本的目的备下列物品。

常规标本：容量 100 ml 以上清洁干燥的容器和标本试管、检验单、便器。

12 小时或 24 小时尿标本：清洁带盖大口容器，容量为 3000 ml 左右。容器内加防腐剂（在医务人员的指导下操作）。

尿培养标本：消毒外阴的用物、试管夹、无菌试管、酒精灯、火柴等。

老年人：准备排尿，留取尿标本。

【操作程序】

1. 尿常规标本的留取

（1）对能自理的老年人：先向老年人解释留取标本的方法，征得老年人同意 → 将标本瓶交给老年人 → 嘱咐老年人留取晨起第一次尿的中段尿液约 100 ml（若使用标本试管，则须留取一试管即可）→ 检验单的标签贴于标本瓶上 → 送检。

（2）对部分能自理的老年人：先向老年人解释留取标本的方法，征得老年人同意 → 在老年人晨起排出第一次尿前 → 携标本瓶至床前 → 协助老年人排尿 → 手持标本瓶 → 接取中段尿约 100 ml（若使用标本试管，则须留取一试管即可）→ 检验单的标签贴于标本瓶上 → 送检。

（3）对完全不能自理的老年人：

1）男性老年人：→ 将标本瓶固定在阴茎上接取尿液 → 检验单标签贴于标本瓶上 → 送检。

2）女性老年人：→ 用清洁、干燥标本尿杯或治疗碗接取尿液后 → 将尿液倒入标本瓶内 → 检验单标签贴于标本瓶上 → 送检。

2. 24 小时尿标本的留取

（1）对能自理的老年人：先向老年人解释留取标本的方法，征得老年人同意 → 将大标本瓶内加入防腐剂，贴上留尿时间的标签（晚 7 时至次日晨 7 时或晨 7 时至次日晨 7 时）后交给老年人 → 嘱咐其于晨 7 时排空膀胱（弃去尿液）后开始留尿于容器中（留取 12 小时或 24 小时尿液入瓶内）→ 检验单的标签贴于标本瓶上 → 送检。

（2）对部分能自理的老年人：先向老年人解释留取标本的方法，征得老年人同意 → 将大标本瓶放于老年人床旁或卫生间内 → 标本瓶内加入防腐剂，贴上留尿时间的标签（晚 7 时至次日晨 7 时或晨 7 时至次日晨 7 时）→ 照护者协助老年人于晚或晨 7 时排空膀胱（弃去尿液）后开始将尿液排入标本瓶内 → 检验单的标签贴于标本瓶上 → 送检。

（3）对完全不能自理的老年人：由照护者为老年人留取尿

标本，操作方法同前。

3. 尿培养尿标本的留取 先向老年人解释留取标本的方法，征得老年人同意 → 以老年人自理的情况携物品到卫生间或床旁 → 先协助老年人清洗外阴部 → 打开并点燃酒精灯 → 嘱老年人排尿 → 在老年人排尿中，手持试管夹夹住无菌标本瓶接取中段尿液 5 ml 左右 → 接尿后将试管口用酒精灯燃烧消毒 → 并试管口用口塞盖紧，放置稳妥 → 助老年人穿好裤子取舒适体位 → 试管上贴好标签 → 连同检验单一同送检。

【注意事项】

（1）常规标本留取晨起第一次尿；12 小时或 24 小时尿标本是将尿液排入大标本瓶内（12 小时尿标本是由晚 7 时~次日晨 7 时止全部尿液，24 小时尿标本是由晨 7 时~次日晨 7 时止全部尿液送检）。

（2）不可将粪便或其他物质混入尿液中（粪便中的微生物可使尿液变质）。

（3）尿液标本应及时送检。

（4）对带有留置导尿管的老年人，可通过留置导尿管处留取标本。

二、粪便检验标本采集法

【目的】

正确采集粪便标本，以便能准确检查粪便的颜色、性状、有无脓血、寄生虫卵等。

【评估】

（1）老年人的病情、意识状态、粪便的性状。

（2）采集粪便标本的目的。

（3）老年人的自理能力、合作程度、知识水平和心理反应。

（4）采集不同粪便标本的设备及环境情况。

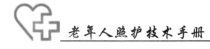

【准备】

照护者：着装整洁，洗净双手。

环境：卫生间关闭门窗。

物品：①常规标本：清洁、干燥的标本盒或其他容器、竹签，填好老年人姓名、检验项目等内容的检验单、便器等。②便培养标本：粪便培养管或无菌蜡纸盒、无菌竹签或长棉签等。

老年人：准备排便，留取便标本。

【操作程序】

1. 常规标本的留取

（1）对能自理的老年人：先向老年人解释留取标本的方法，征得老年人同意 → 将标本盒交给老年人 → 老年人排便后留取便标本 → 检验单的标签贴于标本盒上 → 送检。

（2）对自理困难的老年人：在老年人排便后 → 用竹签取少量粪便（约蚕豆大小）→ 放入标本盒内 → 检验单的标签贴于标本瓶上 → 送检。

2. 细菌培养标本的留取　嘱老年人排便于便盆中 → 用无菌竹签取带有脓血或黏液的粪便少许 → 粪便置培养管或培养盒内；如老年人无便意，可用无菌棉签蘸无菌等渗盐水后，由肛门插入 6~7 cm，顺一个方向轻轻旋转后退出棉签，置于无菌便培养管中，塞紧管口 → 立即将标本与检验单一同送检。

【注意事项】

（1）如老年人为腹泻者，应留取有脓血或黏液部分，如为水样便其采集的标本应盛于容器中送检。

（2）如检查寄生虫卵，应取粪便不同部分适量，送检；如检查成虫，应送检全部粪便。

（3）如检查阿米巴原虫，在采集前用热水将便盆加温后，再嘱老年人排便于便盆内，便后连同盆送检。

三、痰检验标本采集法

【目的】

正确采集痰标本，以便能准确检查痰液的颜色、性质、细胞及病原微生物等。

【评估】

（1）老年人的年龄、病情、意识状态、呼吸状况，能否用力咳痰，痰液黏稠度。

（2）采集痰标本的目的。

（3）老年人的自理能力、合作程度、知识水平和心理反应。

（4）采集不同痰标本的设备及环境情况。

【准备】

照护者：着装整洁，洗净双手。

环境：清洁、舒适。

物品：根据采集标本的目的备下列物品：

常规标本：蜡纸盒或大口容器（小瓶或塑料盒）、检验单。

24 小时标本：带盖容器（痰杯或大口玻璃瓶）、检验单。

培养标本：大口无菌培养盒或瓶、漱口溶液等。

老年人：取舒适坐位。

【操作程序】

（1）常规痰标本的留取：标本容器外贴检验单标签 → 携物至老年人床旁 → 核对后向老年人解释留取痰标本的目的、方法 → 嘱老年人晨起后漱口 → 用力咳出气管深处的痰液 → 将痰液咳于标本容器内（如需特殊的检验标本，则应在医务人员的指导下操作）→ 与检验单一同送检。

（2）24 小时痰标本的留取：标本容器外贴检验单标签，注明起止时间 → 携物至老年人床旁 → 核对后向老年人解释 → 嘱老年人于晨 7 时至次日晨 7 时的痰液全部吐入标本容器内，不

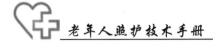

可混入唾液、漱口水、鼻涕等 → 将全部痰液连同容器与检验单一起送检。

（3）细菌培养标本的留取：标本容器外贴检验单标签 → 携物品至老年人床旁 → 核对后向老年人解释留取痰培养标本的目的、方法 → 嘱老年人用漱口液漱口 → 再用清水漱口 → 然后深吸气后用力咳嗽吐痰 → 将痰液吐入无菌培养盒中；昏迷老年人留取痰培养标本时，可用吸痰管，外接大号注射器抽吸气管痰液；也可用吸引器吸取（可在吸引器导管中段连接一个两侧各有一开口小管的无菌瓶，两侧开口小管分别连接吸引器和吸痰管，开动吸引器吸痰时，痰液及被吸进瓶内） → 将培养盒加盖 → 标本连同检验单即使送检。

【注意事项】

采集痰标本多为老年人自己留取，操作前应做好解释，对采集标本的方法须认真指导，以保证采集的标本符合检验要求。

第 二 部 分

老年人照护技术操作
考核评分标准

一、口腔清洁技术操作考核评分标准

准考证号：　　　　　　姓名：　　　　　　成绩：

项目		总分	技术操作要求	评分等级				实际得分	备注
				A	B	C	D		
仪表		5	仪表端庄，服装整洁（一项不符合要求B，两项不符合要求C，有长指甲或指环D）	5	4	3	2		
评估		10	了解老年人健康及口腔情况（一项未了解B，了解不详细C，未了解D）	4	3	2	1		
			与老年人沟通，向老年人解释操作方法（语言不当B，不解释C，态度不礼貌D）	6	4	2	0		
操作前准备		5	洗手	2	0	0	0		
			备齐用物，放置合理（缺一项B，缺两项C，缺三项及以上D）	3	2	1	0		
操作过程	安全与舒适	10	环境温暖，无对流风	2	1	0	0		
			老年人体位舒适（侧卧或头偏向一侧，体位不舒适B，不稳定、不安全C）	4	2	0	0		
			注意安全（未查对棉球B，棉球过湿C，引发老年人呛咳为D）	4	2	1	0		
	清洁口腔	55	擦口唇（擦口唇不到位B或C，未擦口唇D）	3	2	1	0		
			漱口（衣被污染B，出现呛咳C，两项均发生D）	3	2	1	0		
			颈下铺巾（铺巾位置不正确B或C，未铺巾D）	3	2	1	0		
			弯盘放置稳妥、正确（放置不稳B，放置位置不正确C，未放弯盘D）	8	5	3	0		
			正确使用压舌板（使用不正确B或C，未用D）	5	3	1	0		
			挟取棉球方法正确（包裹不到位B，未包裹钳端C，棉球脱落D）	8	5	3	0		
			棉球湿度适宜（棉球过湿B或C，棉球滴水D）	8	5	3	0		
			擦洗顺序、方法正确（顺序不正确B，方法不正确C，顺序、方法均不正确D）	6	4	2	0		
			擦洗过程随时询问老年人感受（询问不及时B，语言沟通不亲切C，不关注老年人感受D）	5	3	1	0		
			及时帮助老年人擦干面部（擦面部不及时B，擦面部不干净C，未擦面部D）	3	2	1	0		
			操作中不污染床单及老年人衣服（一项不符合要求B，两项不符合要求C，床单位、衣服全污染D）	3	2	1	0		

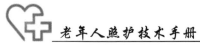

续 表

项目	总分	技术操作要求	评分等级				实际得分	备注
			A	B	C	D		
操作后	8	妥善安置老年人卧位舒适 整理床单位（老年人卧位不舒适 B，未整理床单位 C） 用物处理正确（处理不正确 B 或 C，未处理 D） 洗手	2 4 2	1 3 0	0 2 0	0 0 0		
评 价	7	动作轻柔、准确、节力（动作不稳 B，动作不准确 C，不节力 D） 老年人口腔清洁、舒适、无异味（口腔不清洁 B，体位不舒适 C，口腔有异味 D）	3 4	2 3	1 2	0 0		
总 分	100							

注：没有具体列举的评分标准请酌情打分

考评员：　　　　　　　　　　　　　　　考核日期：

二、义齿护理技术操作考核评分标准

准考证号：　　　　　　　姓名：　　　　　　　成绩：

项目		总分	技术操作要求	评分等级				实际得分	备注
				A	B	C	D		
仪表		5	仪表端庄，服装整洁（服装不整洁B，有长指甲C，彩色指甲、戒指D）	5	3	2	1		
评估		10	老年人义齿及清洁剂和黏合剂情况（未检查义齿B，未评估清洁剂和黏合剂C）	5	3	1	0		
			与老年人沟通，向老年人解释操作方法（称呼不得当B，解释不恰当C，未沟通D）	5	3	1	0		
操作前准备		5	洗手	2	0	0	0		
			备齐用物，放置合理（物品不齐B，未准备用物C）	3	2	0	0		
操作过程	安全与舒适	5	环境（环境不整洁B）	2	0	0	0		
			老年人义齿清洁及粘合的舒适（未清洁B，粘合不舒适C，义齿污染、粘合不适D）	3	2	1	0		
	清洁义齿	30	向老年人解释（未解释操作目的和方法B，解释错误C，未解释D）	5	3	1	0		
			义齿摘取、佩戴方法正确（摘取顺序不正确B，佩戴不舒适C，摘取、佩戴老年人均感不适D）	5	3	2	0		
			选择清洁剂（液体清洁选择溶液不正确B，清洁片溶解不完全C，随意使用清洁剂D）	5	3	2	0		
			义齿刷洗或浸泡时间准确（未刷洗B，浸泡时间错误C，刷洗、浸泡均不符合要求D）	10	6	3	0		
			义齿处理清洁、正确（未用清水清洗B，清洗不干净C，牙不清洁、有明显污渍D）	5	3	1	0		
	固定义齿	30	向老年人解释（未解释操作目的和方法B，解释错误C，未解释D）	5	3	2	0		
			义齿摘取、佩戴方法正确（摘取顺序不正确B，佩戴不舒适C，摘取、佩戴老年人均不适D）	5	3	2	0		
			清洗后并保持义齿湿润（义齿水分过多B，义齿未清洗C，义齿干燥、老年人不适D）	5	3	2	0		
			涂抹安固膏方法正确（涂抹不均匀B，涂抹过少或过多C，未涂抹D）	10	7	4	1		
			戴牢义齿（上下牙未咬紧数秒钟、方法不正确B，不牢固C，义齿松动、脱落D）	5	3	2	0		

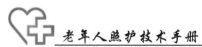

续　表

项目	总分	技术操作要求	评分等级				实际得分	备注
			A	B	C	D		
操作后	10	安置老年人，清洁面部（不舒适 B，缺两项 C）	3	2	0	0		
		用物处理正确（用物未清洁 B，未放置原处 C）	5	3	0	0		
		洗手	2	0	0	0		
评　价	5	动作轻柔、准确、节力（动作不稳或不准确 B，不节力 D）	3	2	1	0		
		义齿清洁方法正确，义齿安固方法正确（清洁不正确 B，不牢固 C）	2	1	0	0		
总　分	100							

注：没有具体列举的评分标准请酌情打分

考评员：　　　　　　　　　　　　　　考核日期：

三、床上洗头技术操作考核评分标准

准考证号：　　　　　　姓名：　　　　　　成绩：

项目		总分	技术操作要求	A	B	C	D	实际得分	备注
仪 表		5	仪表端庄，服装整洁（一项不符合要求B，两项不符合要求C，有长指甲或指环D）	5	4	3	2		
评 估		10	老年人健康及自理合作程度（不询问健康状况B，不评估合作程度C，不评估自理程度D）	6	4	2	1		
			向老年人解释操作配合方法（语言不得当B，不解释C，态度不礼貌D）	4	3	2	1		
操作前准备		6	洗净并温暖双手	2	0	0	0		
			备齐用物，放置妥当（缺一项B，缺两项C，缺三项及以上D）	3	2	1	0		
			环境整洁	1	0	0	0		
操 作 过 程	安全与舒适	10	环境安静，无对流风	2	0	0	0		
			老年人的体位舒适、安全（老年人不舒适B，不安全C，发生安全事件D）	6	4	2	0		
			注意保暖（不过度暴露）	2	1	0	0		
	床上洗头	52	关闭门窗，必要时调节室温	2	0	0	0		
			询问老年人是否需要便器	2	0	0	0		
			洗头器放置位置正确	3	0	0	0		
			老年人斜角平卧，头置床边	3	0	0	0		
			枕上铺橡胶单、干毛巾	2	0	0	0		
			软枕移至老年人肩背部	2	0	0	0		
			解开老年人衣领向内折、颈肩部围上干毛巾（未内折衣领B，颈部围湿毛巾C，颈部未围毛巾D）	4	2	1	0		
			棉球堵塞双耳	2	0	0	0		
			热水冲洗头发（衣服或被褥打湿D）	5	3	1	0		
			涂擦洗发液揉搓头发（未按从发际到头顶顺序D）	5	4	3	2		
			用指腹按摩头皮（用指甲抓头皮C）	3	1	0	0		
			用热水洗净头发（水温不适宜B，未试水温C，未洗净头发D）	6	4	2	0		
			洗毕用干毛巾擦干头发、面部	4	0	0	0		
			撤去洗发用物	3	0	0	0		
			软枕移回原位	2	0	0	0		
			撤出橡胶单，取下双耳的棉球后梳理头发（未取下双耳棉球B，未取出橡胶单C，不梳理头发D）	4	3	2	1		

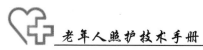

续　表

项目	总分	技术操作要求	评分等级				实际得分	备注
			A	B	C	D		
操作后	8	协助老年人取舒适卧位（老年人感不舒适C）	2	1	0	0		
		整理床单位（床单位不平整C）	2	1	0	0		
		清理用物正确（不正确C）	2	1	0	0		
		洗手	2	0	0	0		
评价	9	操作中随时注意老年人的反应，询问其感受（不询问C）	2	1	0	0		
		避免水流入老年人的眼和耳（水流入眼、耳B）	3	0	0	0		
		床单位整洁，老年人清洁舒适（床单位及老年人身体不整洁C）	2	1	0	0		
		动作准确、安全、节力（动作不节力C）	2	1	0	0		
总　分	100							

注：没有具体列举的评分标准请酌情打分

考评员：　　　　　　　　　　　　　　　考核日期：

四、会阴冲洗技术操作考核评分标准

准考证号： 姓名： 成绩：

项目		总分	技术操作要求	评分等级				实际得分	备注
				A	B	C	D		
仪 表		5	仪表端庄，服装整洁（一项不符合要求B，两项不符合要求C，有长指甲或指环D）	5	4	3	2		
评 估		10	老年人健康及自理合作程度（不询问健康状况B，不查看会阴C，不评估老年人健康和局部情况D）	4	3	2	1		
			与老年人沟通，向老年人解释操作方法（语言不得当B，不解释C，态度不礼貌D）	6	4	2	0		
操作前准备		10	洗手	2	0	0	0		
			备齐用物、放置妥当（放置不当B，物不齐C，物不齐放置不当D）	4	3	2	0		
			环境整洁，关闭门窗、窗帘（不关门、窗C）	4	3	0	0		
操 作 过 程	安全与舒适	10	认真查对	2	0	0	0		
			老年人的体位舒适、稳定（不舒适B，不稳定C，老年人体位不安全D）	4	3	2	1		
			注意保暖（不随时遮盖身体B或C，过度暴露D）	4	3	2	1		
	会 阴 冲 洗	49	安置老年人卧位（女性：仰卧屈膝；男性：平卧）	4	0	0	0		
			协助老年人脱裤	2	0	0	0		
			臀下垫巾	2	0	0	0		
			便盆放置正确（无破损、位置舒适、不摩擦）（位置不妥B，摩擦C，破损D）	7	6	5	3		
			手持冲洗壶及镊方法正确（持镊不妥B，持镊污染C）	4	2	0	0		
			会阴冲洗顺序自上而下	6	0	0	0		
			冲洗方法正确（女性：不分开阴唇C，男性：不下推包皮C）	12	8	0	0		
			冲洗毕擦干会阴局部	3	0	0	0		
			撤去垫巾	2	0	0	0		
			撤去便盆方法正确，不摩擦（撤去便盆方法不正确B，摩擦C，导致老年人皮肤擦伤D）	5	4	3	0		
			协助老年人穿裤	2	0	0	0		

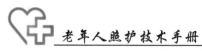

续 表

项目	总分	技术操作要求	评分等级				实际得分	备注
			A	B	C	D		
操作后	8	整理床单位（不整理 C） 用物处理正确（垫巾、棉球、镊） 洗手	2 4 2	1 0 0	0 0 0	0 0 0		
评 价	8	动作准确熟练、节力（动作不稳或不准确 B 或 C，不节力 D） 会阴清洁、床单位未污染、潮湿（床单位部分潮湿 B，严重污染 C，会阴不清洁 D）	3 5	2 4	1 3	0 0		
总 分	100							

注：没有具体列举的评分标准请酌情打分

考评员：   考核日期：

五、协助沐浴技术操作考核评分标准

准考证号：　　　　　　　姓名：　　　　　　　成绩：

项目		总分	技术操作要求	评分等级				实际得分	备注
				A	B	C	D		
仪 表		5	仪表、服装符合要求（着装不符合 B,披肩发或头发过长 C,有长指甲、彩色指甲或指环 D）	5	4	3	2		
评 估		10	老年人病情（未询问自理情况 B,未询问是否排便 C,未询问精神情况 D）	6	4	2	1		
			向老年人解释操作配合方法（称呼不得当 B,解释不恰当 C,未沟通 D）	4	3	2	1		
操作前准备		6	洗手	2	0	0	0		
			关闭门窗，调节室温，用物备齐（物品不齐、放置不合理 B,不关闭门窗 C）	4	2	0	0		
操 作 过 程	安全与舒适	10	老年人情绪平稳（情绪不稳 B,未评估 C）	5	3	0	0		
			老年人体位舒适安全（不舒适 B,不安全 C）	5	3	0	0		
	沐 浴	52	征得老年人同意（未征求老年人意见 C）	2	1	0	0		
			浴盆内倒入温水，水温合适（过热或过冷 B）	2	0	0	0		
			扶持老年人到浴室（运送方式不妥 B,老年人发生安全事件 C）	2	1	0	0		
			脱去衣裤（脱衣裤顺序错误 C）	3	2	0	0		
			扶老年人进入浴盆坐稳（进入浴盆方式错误 B,老年人未坐稳 C,未协助 D）	6	4	2	0		
			嘱老年人手握扶手（未叮嘱 B,不扶扶手 C）	2	1	0	0		
			洗头时嘱老年人紧闭双眼，体位舒适（未叮嘱老年人闭眼 B,洗头过程中老年人不舒适 C,眼内进水 D）	6	4	2	1		
			用浴液和清水洗净面部、耳后及颈部（清洗顺序错误 B,少洗一步 C）	2	1	0	0		
			洗两上肢、胸部、腹部、背臀部（清洗顺序错误 B,少洗一步 C,少洗两步 D）	3	2	1	0		
			再洗双腿、双足、会阴部（清洗顺序错误 B,少洗一步 C,少洗两步 D）	3	2	1	0		
			扶助老年人站起，擦干（站立不稳 B,未擦干 C,老年人发生安全事件 D）	3	2	1	0		
			用浴巾包裹老年人身体后运送床上（选择运送方式错误 B,未注意包裹保暖 C）	10	5	0	0		
			协助穿好衣裤（穿衣裤顺序错误 B,操作中未注意保暖 C,导致老年人不适 D）	8	6	4	0		

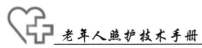

续　表

项目	总分	技术操作要求	评分等级				实际得分	备注
			A	B	C	D		
操作后	10	清洁环境、污衣（浴盆及地面刷洗不彻底 B，处理污衣不正确 C）	4	2	0	0		
		开窗通风	4	0	0	0		
		洗手	2	0	0	0		
评价	7	操作中关心老年人，动作准确、节力（不关心 B，动作不准确 C）	2	1	0	0		
		时间<30 分钟（每超过 30 秒扣 1 分）	5	4	3	2		
总分	100							

注：没有具体列举的评分标准请酌情打分

考评员：　　　　　　　　　　　　　　　考核日期：

六、床上擦浴技术操作考核评分标准

准考证号：　　　　　　　姓名：　　　　　　　成绩：

项目		总分	技术操作要求	评分等级				实际得分	备注
				A	B	C	D		
仪 表		5	仪表、服装整洁（着装不符合 B，披肩发或头发过长 C，有长指甲、彩色指甲或指环 D）	5	4	3	2		
评 估		10	老年人病情（未问自理情况 B，未问排便 C，未询问精神情况 D）	6	4	2	1		
			向老年人解释操作配合方法（称呼不得当 B，解释不恰当 C，未沟通 D）	4	3	2	0		
操作前准备		6	洗手	2	0	0	0		
			用物备齐，放置妥当（放置不合理 B，物品不齐 C，未准备用物 D）	4	2	1	0		
操作过程	安全与舒适	10	老年人情绪平稳（情绪不平稳 B，未评估 C）	5	3	0	0		
			老年人体位舒适安全（体位摆放不舒适 B，不安全 C）	5	3	0	0		
	床上擦浴	52	关闭门窗，屏风遮挡（未关闭门窗 B，未遮挡 C）	3	1	0	0		
			询问老年人是否需要便器	2	0	0	0		
			擦洗部位下铺干浴巾（方法不正确 B，位置不正确 C，未铺 D）	3	2	1	0		
			擦洗眼方法正确（动作不轻柔 B，方法不正确 C）	5	3	0	0		
			擦洗顺序正确，部位无遗漏（面部、耳、颈、上肢、手、胸、腹、下肢、足、会阴，顺序不正确或遗漏一项 B，遗漏两项 C，遗漏三项及以上 D）	8	6	4	2		
			擦洗手法正确（手法不准确 B，用力不恰当 C，引起老年人不适 D）	6	4	2	0		
			皮肤褶皱处清洁（清洗不舒适 B，未清洗 C）	4	2	0	0		
			水温适中，适时换水（水温过热过凉 B，未及时换水 C）	4	2	0	0		
			操作中不打湿床单、衣被（打湿床单 B，打湿衣被 C，均打湿 D）	3	2	1	0		
			不过度暴露老年人身体，注意保暖（未保暖 B，过度暴露 C）	4	2	0	0		
			穿、脱衣裤方法正确（穿脱衣裤顺序不正确 B，动作不轻柔 C，不节力 D）	4	3	1	1		
			按需要协助老年人修剪指甲、梳头（方法不正确 B，未评估需要 C）	3	2	0	0		
			操作中随时询问老年人的感受（语言不恰当 B，未询问 C）	3	2	0	0		

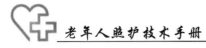

续　表

项目	总分	技术操作要求	评分等级				实际得分	备注
			A	B	C	D		
操作后	10	整理床单位，开窗通风（未整理 B，未通风 C） 清理用物正确（清理正确 B，未清理 C） 洗手	4 4 2	2 2 0	0 0 0	0 0 0		
评　价	7	动作准确、节力（缺项依次递减） 床单位整洁，老年人清洁、舒适（缺项依次递减）	2 5	1 4	0 3	0 2		
总　分	100							

注：没有具体列举的评分标准请酌情打分

考评员：　　　　　　　　　　　　　　　　考核日期：

七、床单位清洁技术操作考核评分标准

准考证号：　　　　　　姓名：　　　　　　成绩：

项目		总分	技术操作要求	评分等级				实际得分	备注
				A	B	C	D		
仪表		5	仪表、服装整洁（着装不符合 B，披肩发或头发过长 C，有长指甲、彩色指甲或指环 D）	5	4	3	2		
评估		10	老年人病情（未询问自理情况 B，未询问排便情况 C，未询问精神情况 D）	4	3	2	1		
			向老年人解释操作配合方法（称呼不得当 B，解释不恰当 C，未沟通 D）	6	4	2	0		
操作前准备		6	洗手	2	0	0	0		
			用物备齐，放置妥当（放置不合理 B，物品不齐 C，未准备用物 D）	4	3	2	0		
操作过程	安全与舒适	10	关闭门窗	4	0	0	0		
			老年人体位舒适（不舒适 B，不安全 C）	6	4	0	0		
	清洁床单位	54	解释、询问老年人需求（称呼不得当 B，解释不恰当 C，未沟通 D）	10	6	4	0		
			协助老年人转移到椅上坐稳（转移不节力 B，不安全 C）	6	3	0	0		
			清扫床单位（清扫不彻底 B，未带湿套扫 C）	6	3	0	0		
			铺好床单位，平整无皱褶（未铺好 B，有褶皱 C）	6	3	0	0		
			被子叠整齐放于床尾（被子不整齐 B，放置位置不正确 C，未整理 D）	10	6	4	0		
			整理枕头，四角充实、平置于床头、开口背门（四角不充实 B，位置不正确 C，开口对门 D）	10	8	6	4		
			抹布擦拭床头桌椅，放置整齐（未擦拭 B，未摆放整齐 C）	6	3	0	0		
操作后		6	整理环境（未整理 B，未通风 C）	2	0	0	0		
			清理用物正确（没清理 C）	2	1	0	0		
			洗手	2	0	0	0		

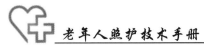

续　表

项目	总分	技术操作要求	评分等级				实际得分	备注
			A	B	C	D		
评　价	9	动作准确熟练、节力（不熟练 B，不节力 C）	4	2	0	0		
		床单位整洁，老年人清洁、舒适（缺项依次递减）	5	4	3	2		
总　分	100							

注：没有具体列举的评分标准请酌情打分

考评员：　　　　　　　　　　　　　　　　考核日期：

八、卧床老年人被单更换技术操作考核评分标准

准考证号： 姓名： 成绩：

项目		总分	技术操作要求	评分等级				实际得分	备注
				A	B	C	D		
仪表		5	仪表、服装整洁（着装不符合B，披肩发或头发过长C，有长指甲、彩色指甲或指环D）	5	4	3	2		
评估		10	询问老年人病情（未询问自理情况B，未询问排便情况C，未询问精神情况D）	6	4	2	1		
			向老年人解释操作配合方法（称呼不得当B，解释不恰当C，未沟通D）	4	3	2	0		
操作前准备		6	洗手	2	0	0	0		
			用物备齐，放置妥当（放置不合理B，物品不齐C，未准备用物D）	4	2	1	0		
操作过程	安全与舒适	10	关闭门窗	3	0	0	0		
			老年人体位舒适（体位不舒适B，不安全C）	7	4	0	0		
	换床单	25	松开被尾	2	0	0	0		
			翻身移动老年人方法正确（不节力B，拖拉推C）	5	3	0	0		
			清扫床褥方法正确（未逐层松单B，未湿扫C）	3	2	0	0		
			铺大单平整、紧、中线正（中线不正B，不平整C，不紧D）	10	6	4	2		
			铺中单和橡胶单平整紧（中单不平B，铺橡胶单不正确C）	3	2	0	0		
			取污单的方法及放置合理（方法错B，放置不妥C）	2	1	0	0		
	换被套	24	更换被套方法正确，内外无皱褶（方法不正确B，有褶皱C，不节力D）	8	6	4	2		
			被头无虚边（虚边>1 cm B，>2 cm C，>3 cm D）	4	3	2	1		
			被筒对称，两侧齐床沿，中线正（不对称B，不齐床沿C，中线不正D）	4	3	2	1		
			被尾、外观平整，美观（被尾不齐B，不美观C）	4	2	0	0		
			关心老年人，注意保暖（不关心B，未保暖C）	2	1	0	0		
			取污被套的方法正确（方法不正确B，放置不妥C）	2	1	0	0		
	换枕套	5	更换方法正确，四角充实，外观美观（方法不正确B，四角不够充实C，不美观D）	3	2	1	0		
			枕头开口背门放置	2	0	0	0		

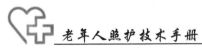

续 表

项目	总分	技术操作要求	评分等级 A	B	C	D	实际得分	备注
操作后	6	开窗通风	2	0	0	0		
		污被服处理正确（方法不正确 B，放置不合理 C）	2	1	0	0		
		洗手	2	0	0	0		
评 价	9	老年人舒适安全（不舒适 B，不安全 C）	4	2	0	0		
		动作准确、熟练、节力（不熟练 B，不节力 C）	5	3	0	0		
总 分	100							

注：没有具体列举的评分标准请酌情打分

考评员：   考核日期：

九、协助老年人更换衣裤技术操作考核评分标准

准考证号：　　　　　　姓名：　　　　　　成绩：

项目		总分	技术操作要求	评分等级				实际得分	备注
				A	B	C	D		
仪　表		5	仪表端庄，服装整洁（一项不符合要求B，两项不符合要求C，有长指甲或指环D）	5	4	3	2		
评　估		10	老年人健康及自理合作程度（不询问健康状况B，不查看偏瘫肢体C，不查看老年人能否合作D）	4	3	2	1		
			与老年人沟通，解释操作方法，征得同意（语言不得当B，不解释C，态度不礼貌D）	6	4	2	0		
操作前准备		10	洗手并温暖	2	0	0	0		
			备齐用物，放置妥当（放置不当B，物不齐C）	4	3	0	0		
			环境整洁，关闭门窗、窗帘（不关门窗B或C，完全不遮挡D）	4	3	2	0		
操作过程	安全与舒适	10	老年人的体位及姿势舒适、稳定（不舒适B，不稳定C，老年人发生安全事件D）	4	3	2	0		
			注意保暖（不随时遮盖身体B，过度暴露C或D）	6	4	2	1		
	脱衣	11	老年人体位正确（平卧）	2	0	0	0		
			解开衣扣，先脱健侧手臂方法正确（不先脱去健侧C）	3	0	0	0		
			脱下衣袖掖于老年人的身下（不平整C）	2	1	0	0		
			后脱去患侧衣袖方法正确	2	0	0	0		
			查看老年人皮肤与骨隆突处有无损伤（不查B）	2	0	0	0		
	穿衣	14	拿清洁上衣，先穿患侧手臂方法正确	5	0	0	0		
			将衣袖向上穿至肩部	2	0	0	0		
			清洁衣服掖于身下和拉出正确（不平整C）	2	1	0	0		
			穿健侧衣袖方法正确	3	0	0	0		
			整理衣服并系好纽扣	2	0	0	0		
	脱裤	10	解开腰部裤带	2	0	0	0		
			将裤子脱下（脱裤方法不正确B，不随时遮盖C，动作粗暴D）	4	2	0	1		
			查下肢、会阴、骶尾有无损伤（不查C）	4	2	0	0		
	穿裤	15	将清洁的裤子呈"8"字形套于一手臂上（方法不对B）	4	0	0	0		
			先托起患侧足部穿入裤内	3	0	0	0		
			再同法穿上健侧裤腿	2	0	0	0		
			双手将裤子向上穿好	2	0	0	0		
			系好腰带	2	0	1	0		
			整理衣裤，并盖好棉被（未盖好被B，不整理衣裤C）	2	1	0	0		

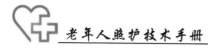

续　表

项目	总分	技术操作要求	评分等级				实际得分	备注
			A	B	C	D		
操作后	8	整理床单位 用物处理正确(污衣随意乱扔 C) 洗手	2 4 2	0 2 0	0 0 0	0 0 0		
评　价	7	动作准确熟练、节力（动作不节力 B 或 C，动作不熟练 D） 老年人衣服、床单位整洁（衣服、床单位污染、零乱 C）	4 3	3 2	2 0	0 0		
总　分	100							

注：没有具体列举的评分标准请酌情打分

考评员：　　　　　　　　　　　　　　　　考核日期：

十、协助老年人进食技术操作考核评分标准

准考证号： 姓名： 成绩：

项目		总分	技术操作要求	评分等级				实际得分	备注
				A	B	C	D		
仪　表		5	仪表端庄，服装整洁（一项不符合要求B，两项不符合要求C，有长指甲或指环D）	5	4	3	2		
评　估		10	老年人健康、咀嚼、吞咽、手臂活动能力、自理的程度（未口述评估结果D）	6	4	2	0		
			向老年人解释操作配合方法（语言不得当B，不解释C，态度不礼貌D）	4	3	2	1		
操作前准备		10	洗手	2	0	0	0		
			备齐用物放置妥当（物品不齐B，放置不合理C，放置不安全D）	3	2	1	0		
			大块食物切小，鱼剔除刺	5	0	0	0		
操作过程	安全与舒适	5	整理环境、舒适	2	1	0	0		
			老年人体位舒适、安全（体位不稳定B，不安全C）	3	2	0			
	喂食	54	询问老年人是否需排便	2	0	0	0		
			告知老年人所进饮食种类	2	0	0	0		
			协助老年人坐起或抬高头胸部30°方法正确（<30°为B，平卧为C）	6	2	0			
			颌下铺巾或系围嘴（毛巾或纸巾）	2	0	0	0		
			协助老年人洗手	4	0	0	0		
			先给老年人先喂汤少许润滑口腔	2	0	0	0		
			盛1/3满勺的食物喂老年人口中（过多B）	4	0	0	0		
			老年人咽下再喂第二口（未吞咽喂为B）	4	0	0	0		
			喂食速度适宜（速度过慢为B，过快为C）	6	4	0			
			主副食交替喂入	4	0	0	0		
			流食与固体食物交替喂入	4	0	0	0		
			食物温度适宜38~40℃	4	0	0	0		
			随时与老年人沟通，按其喜欢的方式进行喂食（沟通方式不妥B，老年人不满意喂食方法C）	4	2	0	0		
			进食完毕协助老年人喝水或漱口	2	0	0	0		
			清洁面部（不清洁B）	2	0	0	0		
			询问老年人需求	2	0	0	0		

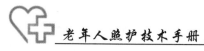

续 表

项目	总分	技术操作要求	评分等级				实际得分	备注
			A	B	C	D		
操作后	7	老年人保持进食体位30分钟，整理床单位（老年人进食后立即平卧B） 撤去餐具物品，清洁保存（清洁保存不当B，不清洁C） 洗手	3 2 2	0 1 0	0 0 0	0 0 0		
评 价	9	老年人体位正确、舒适（老年人不舒适B，体位不正确C，两项均不符合D） 喂食耐心，操作步骤正确（不耐心B或C，操作步骤不正确D）	5 4	4 3	3 2	1 1		
总 分	100							

注：没有具体列举的评分标准请酌情打分

考评员：　　　　　　　　　　　　　　　　考核日期：

十一、鼻胃管喂食技术操作考核评分标准

准考证号：　　　　　　　姓名：　　　　　　　成绩：

项目		总分	技术操作要求	评分等级				实际得分	备注
				A	B	C	D		
仪　表		5	仪表端庄，服装整洁（一项不符合要求B，两项不符合要求C，有长指甲或指环D）	5	4	3	2		
评　估		10	老年人状态（不查意识、消化及配合程度B，不查鼻饲时间C，不查有无其他异常D）	6	4	2	0		
			向老年人解释操作配合方法（语言不得当B，不解释C，态度不礼貌D）	4	3	2	1		
操作前准备		5	洗手	2	0	0	0		
			备齐用物、流食，放置妥当（放置不合理B，物品不齐C）	3	2	0	0		
操作过程	安全与舒适	5	查对后整理环境、舒适（环境零乱B或C）	2	1	0	0		
			老年人体位舒适、安全（体位不稳定B，不安全C，老年人发生安全事件D）	3	2	1	0		
	导管喂食	57	协助老年人抬高头胸部30°或取半坐位（<30°为B，平卧为C）	7	5	0	0		
			颌下铺巾（毛巾或纸巾）	2	0	0	0		
			打开胃管末端口塞（放置不妥B，污染C）	5	3	0	0		
			检查胃管是否在胃内方法正确（手持注食器方法不对B，造成污染C，未抽吸胃液D）	10	8	4	0		
			胃管内注入温水方法正确（抽吸方法不对B，注入水量过多过少C，未注D）	5	3	0	0		
			注入流食方法、速度适宜（速度过慢B，过快C，速度忽慢忽快D）	10	8	4	2		
			注食量≤200 ml、温度38~40℃（温度过热、过凉为B或C，注食量>200 ml D）	4	2	1	0		
			喂食完毕，注入温开水20 ml（注水方法不对B，不注水C）	5	2	0	0		
			关闭胃管口塞	2	0	0	0		
			胃管放置妥当清洁面部（不清洁C）	2	1	0	0		
			向老年人讲解注意事项（不讲D）	5	4	3	2		

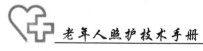

续　表

项目	总分	技术操作要求	评分等级				实际得分	备注
			A	B	C	D		
操作后	9	保持鼻饲体位30分钟，整理床单位（鼻饲后立即平卧 B）	3	0	0	0		
		清洗物品，清洁保存（清洁保存不当 B，不清洁 C）	2	1	0	0		
		洗手	2	0	0	0		
		记录正确	2	1	0	0		
评价	9	老年人体位正确、舒适（动作不熟练 B，老年人有拉扯感 C）	2	1	0	0		
		操作步骤正确，动作准确、节力	2	1	0	0		
		时间<5分钟（每超过30秒扣1分）	5	4	3	2		
总　分	100							

注：没有具体列举的评分标准请酌情打分

考评员：　　　　　　　　　　　　　考核日期：

十二、尿垫、纸尿裤更换技术操作考核评分标准

准考证号：　　　　　　姓名：　　　　　　成绩：

项目		总分	技术操作要求	评分等级				实际得分	备注
				A	B	C	D		
仪　表		5	仪表端庄，服装整洁（一项不符合要求B，两项不符合要求C，有长指甲或指环D）	5	4	3	2		
评　估		10	老年人意识状态、肢体活动能力、自理程度、会阴及臀部皮肤状况（缺项逐一递减）	6	4	2	0		
			向老年人解释操作配合方法（语言不得当B，不解释C，态度不礼貌D）	4	3	2	1		
操作前准备		5	洗手	2	0	0	0		
			备齐用物，放置合理（放置不妥B，物品不齐C）	3	2	0	0		
操作过程	安全与舒适	5	环境清洁、舒适（环境零乱B或C）	2	1	0	0		
			老年人体位舒适、保暖（老年人体位不舒适B，过多暴露C）	3	2	0	0		
	更换尿布	32	协助老年人翻身侧卧	2	0	0	0		
			将污尿布向上折叠压于臀下	3	0	0	0		
			擦拭会阴部方法正确（不用半干毛巾擦拭B，由下向上擦拭C）	6	4	0	0		
			检查皮肤有无压疮（不查B）	6	0	0	0		
			放置清洁尿布方法正确（不折叠B，不平整C，老年人感不适D）	4	2	1	0		
			翻身平卧	6	0	0	0		
			取出污尿布不遗漏（有遗漏B）	2	0	0	0		
			整理尿布、衣服（不整理B）	3	0	0	0		
	更换纸尿裤	30	协助老年人平卧	2	0	0	0		
			解裤扣前后片折方法正确	2	0	0	0		
			协助老年人翻身侧卧（动作拖、拉、拽轻者B，重者C）	6	4	0	0		
			折叠尿裤方法正确（不内面相对B）	2	0	0	0		
			擦拭清洁会阴及皮肤（清洁不净B，不清洁C）	6	4	0	0		
			检查皮肤	3	0	0	0		
			放置清洁的纸尿裤方法正确	2	1	0	0		
			翻身平卧（翻身方法不正确B，摩擦皮肤C）	3	2	0	0		
			取出污尿裤不污染环境	2	0	0	0		
			整理纸尿裤、床被、衣服（未整理平整B）	2	0	0	0		

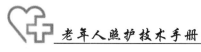

续 表

项目	总分	技术操作要求	评分等级				实际得分	备注
			A	B	C	D		
操作后	8	安置老年人舒适卧位（老年人体位不适 B） 用物处理 整理床单位，开窗通风 洗手	2 2 2 2	0 0 0 0	0 0 0 0	0 0 0 0		
评 价	5	步骤正确，动作准确、节力（动作不熟练 B，老年人拉扯感 C） 环境无污染	2 3	1 0	0 0	0 0		
总 分	100							

注：没有具体列举的评分标准请酌情打分

考评员：   考核日期：

十三、集尿袋更换技术操作考核评分标准

准考证号：　　　　姓名：　　　　成绩：

项目		总分	技术操作要求	评分等级				实际得分	备注
				A	B	C	D		
仪　表		5	仪表端庄，服装整洁（一项不符合要求B，两项不符合要求C，有长指甲或指环D）	5	4	3	2		
评　估		10	老年人导尿管留置情况（不看留置时间B，不看有无扭曲C，不看尿液了解有无感染D）	6	4	2	0		
			向老年人解释操作配合方法（语言不得当B，不解释C，态度不礼貌D）	4	3	2	1		
操作前准备		10	洗手，戴口罩（不戴口罩B）	4	2	0	0		
			备齐用物，放置合理	2	1	0	0		
			检查引流袋方法正确（不查物品B，不查有效期、有无漏气C）	4	2	0	0		
操作过程	安全与舒适	5	查对	2	0	0	0		
			老年人体位舒适、保暖（老年人体位不适B，不随时遮盖C，老年人发生安全事件D）	3	2	1	0		
	更换引流袋	56	拿出引流袋查看出口是否关闭	2	0	0	0		
			掀开盖被暴露导尿管，注意保暖	2	1	0	0		
			导尿管与引流袋接口处铺巾	2	0	0	0		
			夹闭（或折叠）导尿管不污染	4	0	0	0		
			分离引流袋方法正确（污染导尿管口C）	8	4	0	0		
			松解污引流袋放置妥当（污染环境C）	4	2	0	0		
			消毒导尿管衔接处（范围不对B，方法错C，导致污染D）	6	4	2	0		
			取无菌引流袋帽口（方法不正确B，污染C）	8	4	0	0		
			更换引流袋方法正确（更换方法不妥B或C，污染或操作位置高于耻骨联合处D）	8	6	4	0		
			开放导管，观察是否通畅（不观察C）	2	1	0	0		
			固定引流袋方法，长度正确（引流袋拖地C）	4	2	0	0		
			向老年人交待注意事项（不讲多喝水B，更换体位C，保持通畅训练膀胱功能方法D）	6	4	2	0		

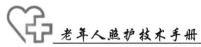
续　表

项目	总分	技术操作要求	评分等级				实际得分	备注
			A	B	C	D		
操作后	8	安置老年人舒适卧位，整理床单位 倾倒尿液，处理用物正确 洗手 记录正确	2 2 2 2	1 1 0 0	0 0 0 0	0 0 0 0		
评　价	6	步骤正确，动作准确、节力（动作不熟练B，老年人有拉扯感 C） 时间<6 分钟（每超过 30 秒扣 1 分）	2 4	1 3	0 2	0 1		
总　分	100							

注：没有具体列举的评分标准请酌情打分

考评员：　　　　　　　　　　　　　　　　考核日期：

十四、集尿袋内尿液排放技术操作考核评分标准

准考证号：　　　　　姓名：　　　　　成绩：

项目		总分	技术操作要求	评分等级				实际得分	备注
				A	B	C	D		
仪 表		5	仪表端庄，服装整洁（一项不符合要求B，两项不符合要求C，有长指甲或指环D）	5	4	3	2		
评 估		10	老年人导尿管留置情况（不查看留置、引流管有无扭曲、受压B或C，不观察尿液了解有无感染D）	6	4	2	0		
			向老年人解释操作配合方法（语言不得当B，不解释C，态度不礼貌D）	4	3	2	1		
操作前准备		6	洗手	2	0	0	0		
			备齐用物，放置合理（放置不妥B，物品不齐C）	4	2	0	0		
操作过程	安全与舒适	6	环境清洁、舒适	3	0	0	0		
			老年人体位舒适、保暖（老年人体位不适B，过多暴露C）	3	2	0	0		
	排空引流袋	58	向老年人解释	2	0	0	0		
			协助老年人取舒适体位	4	0	0	0		
			将接尿容器放置妥当	3	0	0	0		
			消毒引流袋外口的方法正确（由外向内消毒B，不消毒C）	9	6	0	0		
			打开引流袋外口的方法正确	5	0	0	0		
			排空引流袋时尿不外溅（排空不畅B，尿液外溅C，尿液污染外口D）	9	6	3	0		
			排空后再消毒引流袋外口（由外向内B，不消毒C，操作时污染外口D）	9	6	3	0		
			旋紧放尿开关不污染（污染B）	6	0	0	0		
			安置引流袋的位置妥当	5	0	0	0		
			查看尿量及尿液有无异常（口述尿液观察结果）	6	4	2	0		
操作后		10	安置老年人舒适卧位	2	0	0	0		
			记录尿量及有无异常（不记录B）	4	0	0	0		
			整理床单位，用物处理	2	0	0	0		
			洗手	2	0	0	0		
评 价		5	步骤正确，动作准确、节力	2	0	0	0		
			环境无污染	3	0	0	0		
总 分		100							

注：没有具体列举的评分标准请酌情打分

考评员：　　　　　　　　　　　　考核日期：

十五、结肠造瘘口便袋更换技术操作考核评分标准

准考证号：　　　　　　　姓名：　　　　　　　成绩：

项目		总分	技术操作要求	评分等级				实际得分	备注
				A	B	C	D		
仪表		5	仪表端庄，服装整洁（一项不符合要求B，两项不符合要求C，有长指甲或指环D）	5	4	3	2		
评估		10	老年人病情及结肠造瘘口与便袋情况（不询问老年人健康B，不查看造瘘口C或D）	6	4	2	0		
			向老年人解释操作配合方法（语言不得当B，不解释C，态度不礼貌D）	4	3	2	1		
操作前准备		7	洗手	2	0	0	0		
			备齐用物，放置合理（放置不妥B，物品不齐C）	3	2	0	0		
			整理环境、关闭门窗（环境脏乱B，环境过多暴露C）	2	1	0	0		
操作过程	安全与舒适	10	环境清洁、舒适	2	0	0	0		
			老年人体位舒适（坐位或仰卧位）（不舒适B，不安全C）	4	0	0	0		
			注意安全（查对、更换便袋大小）（不查对B，便袋大小不合C）	4	3	0	0		
	更换结肠造瘘便袋	51	解开衣裤，暴露造瘘口处（不充分暴露C）	2	1	0	0		
			造瘘口处身下铺巾	2	0	0	0		
			分离便袋与护肤环（污染环境C）	6	4	0	0		
			擦洗造瘘口周围污渍（未擦净C）	4	3	0	0		
			更换清洁便袋并与腹部护肤环连接（连接方法不正确B，导致老年人安全事件C）	12	8	0	0		
			扣紧扣环（未扣紧C）	4	3	0	0		
			牵拉便袋确认连接牢固（不检查B）	6	0	0	0		
			随时询问老年人的感受（不询问C）	3	2	0	0		
			擦净更换处的皮肤	2	0	0	0		
			整理用物（用物零乱B，不整理C）	4	2	0	0		
			固定便袋于腹部（固定不稳B，老年人感不舒适C）	2	1	0	0		
			穿好衣裤（操作中污染床单衣服C）	4	2	0	0		

项目	总分	技术操作要求	评分等级				实际得分	备注
			A	B	C	D		
操作后	8	妥善安置老年人卧位舒适 整理床单位，通风换气 用物处置准确 洗手	2 2 2 2	0 0 0 0	0 0 0 0	0 0 0 0		
评　价	9	动作轻柔、准确、节力（动作不节力B，不熟练C） 老年人结肠造瘘口处皮肤清洁、舒适、无异味（皮肤有异味B，不清洁C，老年人感不舒适D）	4 5	2 3	0 1	0 0		
总　分	100							

注：没有具体列举的评分标准请酌情打分

考评员：　　　　　　　　　　　　　　　　考核日期：

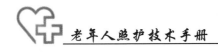

十六、更换结肠造瘘口护肤环技术操作考核评分标准

准考证号：　　　　　　　姓名：　　　　　　　成绩：

项目		总分	技术操作要求	评分等级				实际得分	备注
				A	B	C	D		
仪　表		5	仪表端庄，服装整洁（一项不符合要求B，两项不符合要求C，有长指甲或指环D）	5	4	3	2		
评　估		10	老年人病情及结肠造瘘口与便袋情况（缺项逐一递减）	6	4	2	0		
			向老年人解释操作配合方法（语言不得当B，不解释C，态度不礼貌D）	4	3	2	1		
操作前准备		7	洗手	2	0	0	0		
			备齐用物，放置合理（放置不妥B，物品不齐C）	3	2	0	0		
			整理环境，关闭门窗（环境脏乱B，环境过多暴露C）	2	1	0	0		
操作过程	安全与舒适	10	环境清洁、舒适	2	0	0	0		
			老年人体位舒适（坐位或仰卧位）	4	0	0	0		
			注意安全（查对护肤环产品质量，口述内容）（不查对B）	4	0	0	0		
	更换结肠造瘘护肤环	51	解开衣裤，暴露造瘘口处	2	0	0	0		
			造瘘口处身下铺巾	2	0	0	0		
			检查护肤环及便袋的情况	2	0	0	0		
			取污护肤环与腹部分离方法正确（造成不适B，皮肤损伤C）	8	4	0	0		
			热水擦洗净局部皮肤	2	0	0	0		
			擦干局部皮肤	2	0	0	0		
			查看造瘘口处组织状态（不口述查看内容C）	5	3	0	0		
			测量、修剪清洁护肤环造瘘口大小（方法不正确C）	8	4	0	0		
			安装清洁护肤环于造瘘口处（大小形状不合适C）	5	4	0	0		
			护肤环与便袋连接扣紧（连接不紧密B）	5	0	0	0		
			牵拉便袋确定连接牢固	2	0	0	0		
			用弹性腹带固定于腹部（固定不稳B，固定不舒适C）	2	1	0	0		
			协助老年人穿好衣裤	2	0	0	0		
			操作中不污染床单及老年人衣服（床单及老年人衣服污染严重D）	4	3	2	1		

项目	总分	技术操作要求	评分等级				实际得分	备注
			A	B	C	D		
操作后	8	安置老年人舒适卧位（不舒适 B，不安全 C）	2	1	0	0		
		整理床单位，通风换气（未透风换气 C）	2	1	0	0		
		用物处置准确（用物处置零乱 B，废弃物未按要求置垃圾袋中 C）	2	1	0	0		
		洗手	2	0	0	0		
评　价	9	动作轻柔、准确、节力（动作不节力 B，不熟练 C）	4	2	0	0		
		造瘘口处皮肤清洁、舒适、无异味（有异味 B，不舒适地 C，皮肤有损伤 D）	5	3	2	0		
总　分	100							

注：没有具体列举的评分标准请酌情打分；不及格：操作不慎造成皮肤损伤

考评员：　　　　　　　　　　　　　　　考核日期：

十七、直肠栓剂给药技术操作考核评分标准

准考证号：　　　　姓名：　　　　成绩：

项目		总分	技术操作要求	评分等级				实际得分	备注
				A	B	C	D		
仪表		5	仪表端庄、服装整洁（一项不符合要求B，两项不符合要求C，有长指甲或指环D）	5	4	3	2		
评估		10	了解老年人病情（不询问病情B，不了解使用栓剂的目的C，不关注老年人感受D）	6	4	2	0		
			向老年人解释操作配合方法（语言不得当B，不解释C，态度不礼貌D）	4	3	2	1		
操作前准备		10	备齐用物，放置合理（放置不妥B，物品不齐C）	3	2	0	0		
			检查栓剂质量（不查剂量B，不看有效期、名称C）	5	3	0	0		
			洗手	2	0	0	0		
操作过程	安全与舒适	10	环境清洁、舒适（环境零乱B或C）	2	1	0	0		
			老年人体位舒适、安全（不舒适B，不安全C）	6	3	0	0		
			关闭门窗	2	0	0	0		
	直肠栓剂给药	52	协助老年人左侧卧位	4	0	0	0		
			脱裤于臀下，垫尿垫（不放尿垫B）	2	0	0	0		
			剥下栓剂的外包装不污染	2	0	0	0		
			一示指戴指套（戴手套）方法正确（指套污染C）	4	2	0	0		
			手持栓剂（污染为B）	3	0	0	0		
			一手分开臀裂方法正确	4	0	0	0		
			戴指套将栓剂从细端轻插入肛门内（若造成肛门部损伤为B）	10	0	0	0		
			插入深度3~4 cm(动作不熟练B，深度<3 cm C)	4	2	0	0		
			退出手指栓剂不滑出（动作不熟练B，栓剂滑出C）	7	4	0	0		
			取下指套（不翻转取下B）	2	0	0	0		
			为老年人擦净肛门处	2	0	0	0		
			协助老年人穿裤	2	0	0	0		
			指导老年人休息片刻再排便	4	0	0	0		
			清理用物	2	0	0	0		

项　目	总分	技术操作要求	评分等级				实际得分	备注
			A	B	C	D		
操作后	9	整理床单位平整、无皱褶	2	0	0	0		
		用物处理正确（用物未放回原处 B，废弃物未按要求置垃圾袋中 C）	3	2	0	0		
		记录及时、正确（未及时记录 B，记录错误 C）	2	1	0	0		
		洗手	2	0	0	0		
评　价	4	老年人体位正确、舒适	2	0	0	0		
		操作动作轻稳、准确、节力（动作不节力 B，不熟练 C）	2	1	0	0		
总　分	100							

注：没有具体列举的评分标准请酌情打分

考评员：　　　　　　　　　　　　　　　　考核日期：

十八、开塞露通便技术操作考核评分标准

准考证号：　　　　　　姓名：　　　　　　成绩：

项目		总分	技术操作要求	评分等级				实际得分	备注
				A	B	C	D		
仪表		5	仪表端庄服装整洁（一项不符合要求 B，两项不符合要求 C，有长指甲或指环 D）	5	4	3	2		
评估		10	了解老年人病情（不询问病情 B、不询问便秘的情况 C，不关注老年人感受 D）	6	4	2	0		
			向老年人解释操作配合方法（语言不得当 B，不解释 C，态度不礼貌 D）	4	3	2	1		
操作前准备		10	备齐用物，放置合理（放置不妥 B，物品不齐 C）	3	2	0	0		
			检查开塞露质量（不查剂量 B，不看有效期 C）	5	3	0	0		
			洗手	2	0	0	0		
操作过程	安全与舒适	10	环境清洁、舒适（环境零乱 B 或 C）	2	1	0	0		
			老年人体位舒适、安全（不舒适 B，不安全 C）	6	3	0	0		
			关闭门窗	2	0	0	0		
	开塞露通便	52	协助老年人左侧卧位	4	0	0	0		
			脱裤于臀下，垫尿垫（不放尿垫 B，臀部暴露不充分 C）	2	1	0	0		
			取下开塞露瓶帽	2	0	0	0		
			挤出少量药液，润滑瓶端不污染（动作不熟练 B，污染 C）	4	2	0	0		
			一手分开臀裂方法正确	4	0	0	0		
			开塞露瓶顶端插入肛门内的方法正确（若造成损伤 B）	12	0	0	0		
			插入深度适宜（动作不熟练 B，插入 1/2 C）	3	1	0	0		
			挤压全部药液入肛门内（药液没有全部挤入 B 或 C，有漏药液者为 D）	10	6	2	0		
			退出开塞露瓶	2	0	0	0		
			为老年人擦净肛门处	2	0	0	0		
			协助老年人穿裤	2	0	0	0		
			指导老年人休息片刻再排便（不指导 C）	3	1	0	0		
			清理用物（不清理物品 B）	2	0	0	0		

项目	总分	技术操作要求	评分等级				实际得分	备注
			A	B	C	D		
操作后	9	整理床单位平整、无皱褶	2	0	0	0		
		用物处理正确（用物未放回原处 B，废弃物不按要求置垃圾袋中 C）	3	2	0	0		
		记录及时、正确（未及时记录 B，记录错误 C）	2	1	0	0		
		洗手	2	0	0	0		
评 价	4	老年人体位正确、舒适	2	0	0	0		
		操作动作轻稳、准确、节力（动作不节力 B，不熟练 C）	2	1	0	0		
总 分	100							

注：没有具体列举的评分标准请酌情打分

考评员：　　　　　　　　　　　　　　　　考核日期：

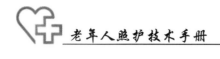

十九、灌肠促排便技术操作考核评分标准

准考证号：　　　　　　姓名：　　　　　　成绩：

项目		总分	技术操作要求	评分等级				实际得分	备注
				A	B	C	D		
仪 表		5	仪表端庄，服装整洁（一项不符合要求B，两项不符合要求C，有长指甲或指环D）	5	4	3	2		
评 估		10	了解老年人病情（不询问病情、灌肠目的B，不询问肛门疾病C，不关注老年人感受D）	6	4	2	0		
			向老年人解释操作配合方法（语言不得当B，不解释C，态度不礼貌D）	4	3	2	1		
操作前准备		8	备齐用物，放置合理（放置不妥B，物品不齐C）	2	1	0	0		
			灌肠液配置正确（口述浓度、量、温度）（缺项逐一减）	4	3	2	1		
			洗手	2	0	0	0		
操 作 过 程	安全与舒适	10	环境清洁，关门窗、围屏风（环境脏乱B，不关闭门窗或屏风C，完全暴露D）	3	2	1	0		
			认真核对	3	0	0	0		
			老年人体位正确、舒适、保暖（体位不适B，不保暖C，体位错误D）	4	3	2	0		
	灌 肠	55	再次核对	3	0	0	0		
			协助老年人左侧卧位，臀齐床沿（臀未齐床沿B，其他体位C）	5	3	0			
			脱裤至大腿部（动作不节力B，脱裤未充分暴露肛门C）	2	1	0	0		
			臀下铺巾	2	0	0	0		
			悬挂灌肠筒的高度适宜40~60 cm（动作不熟练B，<40 cm为C）	2	1	0	0		
			肛管润滑充分（动作不熟练B，不滑润C）	2	1	0	0		
			排气方法正确（动作不熟练B或C，溶液沾湿床、地面为D）	5	4	3	2		
			一手分开臀裂法正确	3	0	0	0		
			插管动作轻，手法正确（动作不轻柔B，手法有错误C，有损伤D）	6	4	2	0		
			肛管插入深度适宜（<7 cm B）	5	0	0	0		
			固定肛管不脱出，不漏液（动作不熟练B，脱出或漏液C）	3	2	0	0		
			观察液体流入情况，流入不畅时，处理正确（处理不正确B）	3	0	0	0		
			随时询问老年人耐受情况并正确指导（不询问B，不指导C）	5	3	0	0		
			拔管方法正确（拔管不熟练B或C，夹管有回流、滴液为D）	4	3	2	1		
			拔出肛管放置妥当	2	0	0	0		
			向老年人交代事项正确（交待不仔细B，不交待C，老年人不明白交代事项D）	3	2	1	0		

项　目	总分	技术操作要求	评分等级				实际得分	备注
			A	B	C	D		
操作后	8	妥善安置老年人，整理床单位（未整理床单位 B，老年人不舒适不安全 C）	2	1	0	0		
		用物处理正确（用物不放回原处 B，废弃物未按要求置垃圾袋中 C）	2	1	0	0		
		正确记录（记录有误 B，不记录 C）	2	1	0	0		
		洗手	2	0	0	0		
评　价	4	动作轻巧、准确、安全（动作不熟练 B，老年人发生不安全事件 C）	2	1	0	0		
		老年人感觉良好（老年人有不舒适感觉 C）	2	1	0	0		
总　分	100							

注：没有具体列举的评分标准请酌情打分

考评员：　　　　　　　　　　　　　　　考核日期：

二十、人工取便技术操作考核评分标准

准考证号：　　　　　姓名：　　　　　成绩：

项目		总分	技术操作要求	评分等级				实际得分	备注
				A	B	C	D		
仪表		5	仪表端庄，服装整洁（一项不符合要求B，两项不符合要求C，有长指甲或指环D）	5	4	3	2		
评估		10	了解老年人病情（不询问病情便秘的情况B或C，不询问肛门疾病D）	6	4	2	0		
			向老年人解释操作配合方法（语言不得当B，不解释C，态度不礼貌D）	4	3	2	1		
操作前准备		5	备齐用物，放置合理（放置不妥B，物品不齐C）	3	2	0	0		
			洗手	2	0	0	0		
操作过程	安全与舒适	10	环境清洁、舒适（环境脏乱B）	2	0	0	0		
			老年人体位舒适、安全（不舒适B，不安全C）	6	3	0	0		
			关闭门窗	2	0	0	0		
	人工取便	57	协助老年人左侧卧位	4	0	0	0		
			脱裤至大腿部，暴露肛门（暴露肛门不充分B）	2	0	0			
			臀下铺巾	2	0	0	0		
			一手戴手套，方法正确（动作不熟练B，手套污染C）	6	4	0	0		
			示指涂润滑油	2	0	0	0		
			肛门边缘涂滑润油	5	0	0	0		
			嘱老年人深呼吸放松腹肌（叮嘱不及时B，叮嘱不清楚C，不叮嘱D）	5	3	1	0		
			戴手套手指轻插入肛门深处取便（动作不轻柔B或C，若造成肛门部损伤D）	10	6	2	0		
			取出粪便置便盆内	2	0	0	0		
			操作毕翻转脱下手套（动作不熟练B，污染手指C）	6	4	0	0		
			热水毛巾洗净老年人肛门处（毛巾过凉B，清洗不净C，未清洗D）	3	2	1	0		
			热敷肛门处20分钟	4	0	0	0		
			为老年人擦净肛门局部	2	0	0	0		
			协助老年人穿裤	2	0	0	0		
			整理用物	2	0	0	0		

续 表

项目	总分	技术操作要求	评分等级				实际得分	备注
			A	B	C	D		
操作后	9	整理床单位平整、无皱褶	2	0	0	0		
		用物处理正确（用物未放回原处 B，废弃物未按要求置垃圾袋中 C）	3	2	0	0		
		记录及时、正确	2	1	0	0		
		洗手	2	0	0	0		
评 价	4	老年人体位正确、舒适（体位不适 B，老年人发生不安全事件 C）	2	1	0	0		
		操作动作轻稳、准确、节力（动作不节力 B、操作不熟练 C）	2	1	0	0		
总 分	100							

注：没有具体列举的评分标准请酌情打分

考评员：　　　　　　　　　　　　　　考核日期：

251

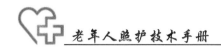

二十一、协助老年人更换侧卧位技术操作考核评分标准

准考证号：　　　　　　　姓名：　　　　　　　成绩：

项目		总分	技术操作要求	评分等级				实际得分	备注
				A	B	C	D		
仪　表		5	仪表端庄，服装整洁（一项不符合要求 B，两项不符合要求 C，有长指甲或指环 D）	5	4	3	2		
评　估		10	老年人身体状况、自理能力及合作程度（一项未评估 B，两项未评估 C，三项未评估 D）	5	3	1	0		
			与老年人沟通语言恰当，态度和蔼并向老年人解释操作方法（语言不得当 B，不解释 C，态度不礼貌 D）	5	3	1	0		
操作前准备		6	洗手	2	0	0	0		
			备齐用物，放置妥当（用物放置不整齐 B，用物缺少一项 C，缺两项以上 D）	3	2	1	0		
			环境清洁，关闭门窗（不关闭门窗 B）	1	0	0	0		
操作过程	安全与舒适	8	翻身时注意老年人隐私及保暖（一项错误 B，两项错误 C，老年人身体暴露过多 D）	4	3	2	0		
			老年人身上各种导管处理正确（处理不当 B，操作不慎导管脱落 C）	2	1	0	0		
			老年人的体位摆放正确与舒适（一项错误 B，两项错误 C）	2	1	0	0		
	更换侧卧位	55	移动老年人身体至远侧方法正确（移动前未摆放体 B，移动时手放置不准确 C，拖、拉、推 D）	10	7	4	1		
			更换体位时手臂着力部位正确翻身移动方法正确（不拖、拉、推）（手放置部位一处不准确 B，两处不准确 C，拖、拉、推 D）	20	4	2	0		
			老年人身体支撑方法、部位正确（胸前、背后、颈后、腿下垫枕）（支撑点缺一处 B，支撑点缺两处 C，支撑点缺三处及以上 D）	12	8	4	2		
			老年人侧卧体位稳定、舒适（体位不稳定 B，舒适度差 C）	3	2	0	0		
			翻身后将老年人衣服整理平整无褶，被褥整理平整，安全措施妥当（未整理衣服 B，未整理床单位 C，安全舒适度差 D）	10	7	4	1		

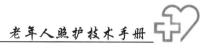

项目	总分	技术操作要求	评分等级				实际得分	备注
			A	B	C	D		
操作后	5	整理床单位（床单位零乱 B，未整理 C） 洗手	3 2	2 0	0 0	0 0		
评 价	11	老年人舒适、安全（老年人体位不稳定 B，不舒适 C，老年人发生安全事件 D） 床单位整洁美观 动作准确熟练、节力（动作不节力 B，不熟练 C，动作错误 D）	4 3 4	3 0 3	2 0 2	0 0 0		
总 分	100							

注：没有具体列举的评分标准请酌情打分

考评员： 考核日期：

二十二、协助老年人更换俯卧位技术操作
考核评分标准

准考证号：　　　　　　姓名：　　　　　　成绩：

项目		总分	技术操作要求	评分等级				实际得分	备注
				A	B	C	D		
仪　表		5	仪表端庄，服装整洁（一项不符合要求B，两项不符合要求C，有长指甲或指环D）	5	4	3	2		
评　估		10	老年人身体状况、自理能力及合作程度（一项未评估B，两项未评估C，三项未评估D）	5	3	1	0		
			与老年人沟通语言恰当，态度和蔼并向老年人解释操作方法（语言不得当B，不解释C，态度不礼貌D）	5	3	1	0		
操作前准备		6	洗手	2	0	0	0		
			备齐用物，放置妥当（用物放置不整齐B，用物缺少一项C，缺两项以上D）	3	2	1	0		
			环境清洁，关闭门窗（缺一项B）	1	0	0	0		
操作过程	安全与舒适	8	翻身时注意老年人隐私及保暖（一项错误B，两项错误C，老年人身体暴露过多D）	4	3	2	0		
			老年人身上各种导管处理正确（处理不当B，不慎导致导管脱落C）	2	1	0	0		
			老年人的体位摆放正确与舒适（一项错误B，两项错误C）	2	1	0	0		
	更换俯卧位	55	携软枕放于床旁（缺项B）	5	0	0	0		
			先将老年人由仰卧翻成侧卧，继而面向床铺俯卧，头偏向一侧，双手置于头部两侧或一只手置于头部，另一只置于身体一侧（用力不适当B，拖、拉、推C，发生损伤D）	20	4	2	0		
			腹部横膈下垫一小枕（对女性可以防止乳房受压）（体位不稳定B，舒适度差C）	10	5	0	0		
			大腿伸直、膝关节稍弯（体位不稳定B，舒适度差C）	5	2	0	0		
			小腿下垫一软枕（体位不稳定B，舒适度差C）	5	2	0	0		
			整理床单位使其平整（未整理衣服B，未整理床单位C，安全舒适度差D）	10	8	4	2		

项目	总分	技术操作要求	评分等级				实际得分	备注
			A	B	C	D		
操作后	5	整理床单位 洗手	3 2	0 0	0 0	0 0		
评　价	11	老年人舒适、安全（老年人体位不稳定 B，不安全 C） 床单位整洁美观（床单位整洁度差 B，脏乱 C） 动作准确熟练、节力（动作不节力 B，不熟练 C）	3 4 4	1 2 2	0 0 0	0 0 0		
总　分	100							

注：没有具体列举的评分标准请酌情打分

考评员：　　　　　　　　　　　　　　　　考核日期：

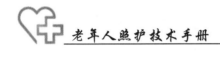

二十三、协助老年人更换坐位技术操作考核评分标准

准考证号：　　　　　　姓名：　　　　　　成绩：

项目		总分	技术操作要求	评分等级				实际得分	备注
				A	B	C	D		
仪　表		5	仪表端庄，服装整洁（一项不符合要求B，两项不符合要求C，有长指甲或指环D）	5	4	3	2		
评　估		10	老年人身体状况、自理能力及合作程度（一项未评估B，两项未评估C，三项未评估D）	5	3	1	0		
			与老年人沟通语言恰当，态度和蔼，并向老年人解释操作方法（语言不得当B，不解释C，态度不礼貌D）	5	3	1	0		
操作前准备		6	洗手	2	0	0	0		
			备齐用物，放置妥当（用物放置不整齐B，用物缺少一项C，缺两项以上D）	3	2	1	0		
			环境清洁、关闭门窗（缺一项B）	1	0	0	0		
操作过程	安全与舒适	8	翻身时注意老年人隐私及保暖（一项错误B，两项错误C，老年人身体暴露过多D）	4	3	2	0		
			老年人身上各种导管处理正确（处理不当B，不慎致导管脱落C）	2	1	0	0		
			老年人的体位摆放正确与舒适（一项错误B，两项错误C）	2	1	0	0		
	更换坐位	55	携软枕放于床旁（缺项B）	5	0	0	0		
			将的床头抬起40°～50°角，使用各种枕头垫高头部并支托颈部、腰部及两手（过高或过低B，体位不稳定C，舒适度差D）	10	6	4	2		
			膝下用支架或软枕抬起15°～25°角，固定体位（角度过高或过低B，体位不稳定C，舒适度差D）	10	6	4	2		
			置一小枕于两小腿下，足跟悬空（体位不稳定B，未悬空C，不安全D）	10	6	4	2		
			置一枕于床尾，两足抵住软枕（体位不稳定B，两足未抵住C，不安全D）	5	4	3	2		
			检查各关节与骨突处是否受压（检查不全面B，未检查C）	5	3	0	0		
			整理衣服、床铺使其平整并为盖好棉被（未整理衣服B，未整理床单位C，安全舒适度差D）	5	4	3	2		
			拉起护栏并固定防坠床（不牢固B，未拉起护栏C）	5	3	0	0		

续　表

项目	总分	技术操作要求	评分等级 A	B	C	D	实际得分	备注
操作后	5	整理床单位（不美观 B，未整理 C，脏乱 D） 洗手	3 2	2 0	1 0	0 0		
评　价	11	老年人舒适、安全（老年人体位不稳定 B，不安全 C） 床单位整洁美观 动作准确熟练、节力（动作不节力 B，不熟练 C）	4 3 4	2 0 2	0 0 0	0 0 0		
总　分	100							

注：没有具体列举的评分标准请酌情打分

考评员：　　　　　　　　　　　　　　　　　考核日期：

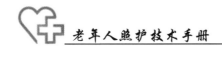

二十四、压疮预防技术操作考核评分标准

准考证号：　　　　　姓名：　　　　　成绩：

项目		总分	技术操作要求	评分等级				实际得分	备注
				A	B	C	D		
仪表		5	仪表端庄，服装整洁（一项不符合要求B，两项不符合要求C，有长指甲或指环D）	5	4	3	1		
评估		10	老年人健康及自理合作程度（不询问健康状况B，不查看受压部位C，不关注老年人感受D）	4	3	2	1		
			与老年人沟通，解释操作方法，征得同意（语言不得当B，不解释C，态度不礼貌D）	6	4	2	0		
操作前准备		5	备齐用物，放置合理（放置不妥B，物品不齐C）	3	2	0	0		
			洗手并温暖	2	0	0	0		
操作过程	安全与舒适	10	环境清洁、温暖（环境舒适度差B，环境脏乱C）	2	1	0	0		
			注意安全、操作中无擦伤	2	0	0	0		
			老年人体位舒适（体位不舒适B，不稳定C）	2	1	0	0		
			注意保暖（保暖不够B或C，过多暴露为D）	4	3	2	1		
	翻身	20	移动老年人身体至近侧	2	0	0	0		
			翻身方法正确（两手臂着力点不正确B，用力不得当C，皮肤被摩擦D）	6	4	2	0		
			动作稳，不拖、不拉老年人（有拖拉C或D）	4	3	2	1		
			老年人体位稳定	2	0	1	0		
			胸前、腿下支撑合理（不合理一处B，两处C）	4	2	0	0		
			各种治疗措施安置妥当（导尿管、输液管等）	2	0	0	0		
	皮肤检查	12	检查受压部位皮肤颜色（口述检查内容、部位有遗漏B或C）	7	5	0	0		
			检查皮肤湿度、温度、感觉方法正确（未口述皮肤温度、湿度B，未用手检查C）	5	4	0	0		
	擦洗	8	热水温度适宜（口述水温）	2	0	0	0		
			擦洗方法正确	2	0	3	0		
			擦干皮肤方法正确（有擦伤C或D）	4	3	2	0		
	使用防护垫	8	防护垫的选择合适：干燥、透气、柔软（防护垫不够柔软B，不干燥、透气C）	2	1	0	0		
			防护垫放置部位正确（部位不正确C或D）	4	3	2	0		
			放置方法正确（有擦伤、拖拉C）	2	1	0	0		
	整理床单位	7	扫净并整理老年人衣服、床单、被褥（不干燥、平整，有皱褶C或D）	4	3	2	1		
			衣服整理平整（衣服不整B，卧位不舒适C，两项均不合格D）	3	2	1	0		

项目	总分	技术操作要求	评分等级				实际得分	备注
			A	B	C	D		
操作后	11	整理用物（用物放置不妥 B，未整理 C） 记录翻身时间、体位、皮肤状态（缺一项 B，缺两项 C，缺三项 D） 洗手	2 7 2	1 5 0	0 3 0	0 1 0		
评 价	4	老年人舒适，身体位置稳定、省力（老年人体位不稳定 C） 动作轻稳、准确节力（动作不节力 B，不熟练 C）	2 2	1 1	0 0	0 0		
总 分	100							

注：没有具体列举的评分标准请酌情打分

考评员： 考核日期：

二十五、体温测量技术操作考核评分标准

准考证号：　　　　　　　姓名：　　　　　　　成绩：

项目		总分	技术操作要求	评分等级				实际得分	备注
				A	B	C	D		
仪表		5	仪表端庄，服装整洁（一项不符合要求B，两项不符合要求C，有长指甲或指环D）	5	4	3	2		
评估		10	老年人健康及合作程度（不询问健康状况B，不了解合作程度、测量部位情况C，不关注老年人的反应D）	4	3	2	1		
			与老年人沟通，解释操作方法，征得同意（语言不得当B，不解释C，态度不礼貌D）	6	4	2	0		
操作前准备		10	洗手	2	0	0	0		
			备齐用物，放置合理（放置不合理B，物品不齐C）	2	1	0	0		
			清点检查，擦干体温计	2	0	0	0		
			甩至35℃以下	4	0	0	0		
操作过程	安全与舒适	10	老年人体位舒适、安全（体位不稳定B，舒适度差C，不安全D）	3	2	1	0		
			注意保暖（不随时遮盖身体B，过度暴露C或D）	5	3	1	0		
			注意器械检查及使用安全	2	1	0	0		
	测量体温	35	核对并向老年人解释	2	0	0	0		
			擦干老年人腋下汗液	2	0	0	0		
			协助老年人松解衣扣	2	0	0	0		
			体温计放置于腋窝深处	3	0	0	0		
			指导老年人屈臂过胸	2	0	0	0		
			测量时间准确（10分钟）	4	0	0	0		
			读表方法（读表不熟练B，视线不平C，手接触汞柱端D）	10	8	4	0		
			测量数值正确（误差>0.5℃B，>1℃C，>1.5℃D）	8	6	4	0		
			体温计用后放置妥当	2	0	0	0		
	看读数值	15	1分钟正确读出10支体温计数值（读错1支B，2支C，3支D）	15	12	9	6		

项目	总分	技术操作要求	评分等级				实际得分	备注
			A	B	C	D		
操作后	10	整理床单位，老年人安置妥当（未整理床单位 B，老年人衣服未穿好 C）	2	1	0	0		
		正确处理用物（未清点体温计 B，未消毒体温计 C）	4	3	0	0		
		记录正确	2	0	0	0		
		洗手	2	0	0	0		
评 价	5	动作轻稳，测量准确（动作不轻稳 B，测量方法不准确 C）	5	3	0	0		
		老年人安全舒适	3	0	0	0		
总 分	100							

注：没有具体列举的评分标准请酌情打分

考评员：   考核日期：

二十六、脉搏、呼吸测量技术操作考核评分标准

准考证号：　　　　　　　姓名：　　　　　　　成绩：

项目		总分	技术操作要求	评分等级				实际得分	备注
				A	B	C	D		
仪　表		5	仪表、服装（不符合要求 B 或 C，有长指甲或指环 D）	5	4	3	2		
评估		10	老年人健康及有无影响测量准确性的因素（不询问身体状况 B，不问活动、情绪 C，不查看测量部位有无损伤、循环不良 D）	4	3	2	1		
			与老年人沟通，解释操作方法，征得同意（语言不得当 B，不解释 C，态度不礼貌 D）	6	4	2	0		
操作前准备		6	洗手	2	0	0	0		
			备齐用物，放置合理（放置不妥 B，物品不齐 C）	2	1	0	0		
			老年人休息片刻（不叮嘱老年人休息 B）	2	0	0	0		
操作过程	安全与舒适	10	老年人体位舒适、安全（体位不稳定 B，姿势不舒适 C，不安全 D）	3	2	1	0		
			注意保暖（不注意保暖 B，过多暴露 C）	5	3	0	0		
			注意器械检查及使用安全	2	0	0	0		
	测量脉搏	40	测量部位正确（偏瘫者在患侧测量 B）	6	0	0	0		
			测量方法正确（按压过重、过轻 B，四指测量 C，拇指测量 D）	12	8	4	0		
			老年人手臂放置正确、舒适（手臂放置姿势不舒适 B）	4	0	0	0		
			测量数值正确（误差>4 B，>6 C，>8 D）	12	8	4	0		
			测量节律正确（能报告有无节律异常）	2	0	0	0		
			测量时间正确	4	0	0	0		
	测量呼吸	12	测量方法正确	3	0	0	0		
			测量时间正确	3	0	0	0		
			测量结果正确（误差>2 次/分钟 B，>4 次/分钟 C，>6 次/分钟 D）	6	4	2	0		

续　表

项目	总分	技术操作要求	评分等级				实际得分	备注
			A	B	C	D		
操作后	10	整理床单位，老年人安置妥当（不整理床单位B，不安置老年人体位C）	2	1	0	0		
		正确处理用物（用物不放回原处B，废弃物未按要求置垃圾袋中C）	4	2	0	0		
		记录正确	2	0	0	0		
		洗手	2	0	0	0		
评　价	7	动作轻稳，测量准确（动作不轻稳B，测量数值错误C）	5	4	0	0		
		老年人安全舒适（老年人感不舒适B，不安全C）	2	1	0	0		
总　分	100							

注：没有具体列举的评分标准请酌情打分

考评员：　　　　　　　　　　　　　考核日期：

— 263 —

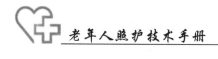
二十七、上肢血压测量技术操作考核评分标准

准考证号：　　　　　姓名：　　　　　成绩：

项目		总分	技术操作要求	评分等级				实际得分	备注
				A	B	C	D		
仪表		5	仪表端庄，服装整洁（一项不符合要求B，两项不符合要求C，有长指甲或指环D）	5	4	3	2		
评估		10	老年人病情（不询问活动情绪B，不询问休息睡眠C，不询问基础血压D）	6	4	2	1		
			向老年人解释操作配合方法（语言不得当B，不解释C，态度不礼貌D）	4	3	2	1		
操作前准备		6	洗手	2	0	0	0		
			检查听诊器、血压计（不查袖带B，不查汞柱C）	4	2	0	0		
操作过程	安全与舒适	10	环境安静、无对流风	2	0	0	0		
			老年人情绪平稳（不嘱老年人先休息片刻B）	2	0	0	0		
			老年人体位正确（不舒适B，测量肢体与心脏不平位C）	4	2	0	0		
			注意保暖（随时遮盖）	2	0	0	0		
	测量血压	52	血压计放置合理（放置不合理B，错误C）	2	1	0	0		
			测量者体位正确（站立位B）	2	0	0	0		
			打开汞槽开关，汞柱至"0"（0以上B）	2	0	0	0		
			驱尽袖带内空气（清除不尽B，不清除C）	3	2	0	0		
			整理橡胶管不扭曲（扭曲B）	2	0	0	0		
			系袖带位置肘上2~3 cm（过高过低B，平肘窝C，肘窝下D）	6	4	2	1		
			袖带平整松紧适宜（不平为B，过松过紧为C，两者均不符合D）	6	4	2	1		
			听诊器使用方法正确	2	0	0	0		
			听诊器胸件位置放置正确（位置过高、过低B，放袖带下C，两者均不符合D）	3	2	1	0		
			注气过程平稳（不稳B，过慢C，忽快忽慢D）	3	2	1	0		
			注气高度适宜	3	0	0	0		
			放气过程平稳（过慢B，过快C，忽慢忽快，不稳D）	6	4	2	0		
			测量结果正确。一次听诊误差＜5 mmHg（>5 mmHg为B，>10 mmHg 为C，>15 mmHg 为D）	12	8	4	0		

项目	总分	技术操作要求	评分等级				实际得分	备注
			A	B	C	D		
操作后	10	取下袖带，整理衣袖（先整理血压计C） 排气，整理血压计（袖带卷起不平整放入盒内B，不倾斜45°关闭开关C） 洗手 记录时间、测量数值正确（记录不完整B，不记录或记录错误C）	2 4 2 2	1 2 0 1	0 0 0 0	0 0 0 0		
评　价	7	操作中关心老年人，动作准确、节力（动作不准确B，不节力C） 时间<5分钟（每超过30秒扣1分）	2 5	1 4	0 3	0 2		
总　　分	100							

注：没有具体列举的评分标准请酌情打分

考评员：　　　　　　　　　　　　　　　　考核日期：

二十八、眼内给药技术操作考核评分标准

准考证号：　　　　　　姓名：　　　　　　成绩：

项目		总分	技术操作要求	评分等级				实际得分	备注
				A	B	C	D		
仪　表		5	仪表端庄，服装整洁（一项不符合要求 B，两项不符合要求 C，有长指甲或指环 D）	5	4	3	2		
评　估		10	了解老年人病情（不询问病情 B，不查看患眼病情 C，不关注老年人感受 D）	6	4	2	0		
			向老年人解释操作配合方法（语言不得当 B，不解释 C，态度不礼貌 D）	4	3	2	1		
操作前准备		10	备齐用物，放置合理（放置不妥 B，物品不齐 C）	3	2	0	0		
			检查药液质量（口述内容不完整 B，未检查质量 C）	5	3	0	0		
			洗手	2	0	0	0		
操作过程	安全与舒适	5	环境清洁、舒适（环境不舒适 B，杂乱 C）	2	1	0	0		
			老年人体位舒适、安全（老年人体位不稳定 B，舒适度差 C，老年人发生安全事件 D）	3	2	1	0		
	眼内给药	51	核对（口述用药查对内容）（口述不完整 B，未核对 C）	5	4	0	0		
			协助老年人仰卧或坐位（体位不舒适 B，头未上仰 C）	4	2	0	0		
			手持药瓶不污染	3	0	0	0		
			分开老年人眼睑方法正确（一手向下方牵拉下眼睑不足 B，同时分开上下眼睑 C，未分开眼睑 D）	10	8	6	4		
			持药瓶滴药方法正确（药液滴入 2 滴，轻提上眼睑；若涂眼药膏时将药膏挤入下眼睑内约 1 cm 后，旋转药瓶断离药膏，闭眼）（滴入药液过度 B，未轻提上眼睑 C，眼膏未涂在下眼睑内 D）	14	10	6	2		
			滴药瓶与眼睑距离合适，无污染（药瓶过远 B 或 C，药瓶触及眼睑或睫毛 D）	8	6	4	2		
			擦净面部药渍	2	0	0	0		
			叮嘱老年人闭眼休息片刻	2	0	0	0		
			整理用物	3	0	0	0		

项目	总分	技术操作要求	评分等级				实际得分	备注
			A	B	C	D		
操作后	10	整理床单位（平整、干燥、无皱褶）	2	1	0	0		
		用物处理正确（物品未放回原处 B，废弃物未放入要求垃圾袋中 C，随意丢弃物品 D）	4	3	2	1		
		记录及时、正确（记录不及时 B，不正确 C）	2	1	0	0		
		洗手	2	0	0	0		
评　价	9	老年人体位正确、舒适（体位不稳 B，舒适度差 C，老年人感很不舒适 D）	4	3	2	1		
		操作动作轻稳、准确、节力（动作不节力 B，动作不熟练 C）	5	3	0	0		
总　分	100							

注：没有具体列举的评分标准请酌情打分；不及格：有差错者

考评员：　　　　　　　　　　　　　　考核日期：

二十九、鼻腔给药技术操作考核评分标准

准考证号：　　　　　　姓名：　　　　　　成绩：

项目		总分	技术操作要求	评分等级				实际得分	备注
				A	B	C	D		
仪　表		5	仪表端庄，服装整洁（一项不符合要求B，两项不符合要求C，有长指甲或指环D）	5	4	3	2		
评　估		10	了解老年人病情（不询问病情B，不查看鼻部病情及分泌物情况C，不关注老年人感受D）	6	4	2	0		
			向老年人解释操作配合方法（语言不得当B，不解释C，态度不礼貌D）	4	3	2	1		
操作前准备		10	备齐用物，放置合理（放置不妥B，物品不齐C）	3	2	0	0		
			检查药液质量（口述内容不完整缺一项B，缺两项C，完全不能口述出D）	5	4	3	0		
			洗手	2	0	0	0		
操作过程	安全与舒适	5	环境清洁、舒适（环境不舒适B，杂乱C）	2	1	0	0		
			老年人体位舒适、安全（体位不稳定B，舒适度差C，老年人发生安全事件D）	3	2	1	0		
	鼻腔给药	52	核对（口述用药查对内容）（口述不完整B，未核对C）	5	4	0	0		
			协助老年人擤出鼻内分泌物	4	0	0	0		
			擦净鼻分泌物	2	0	0	0		
			协助老年人仰卧体位正确（头后仰不足致鼻孔向上不足B，未后仰鼻孔向上C，两者均不符合D）	12	8	4	0		
			老年人双肩下垫枕	3	0	0	0		
			手持药液滴管方法正确（动作不熟练B，污染C）	4	2	0	0		
			将药液滴入鼻腔方法正确（滴管触及鼻孔D）	10	6	2	0		
			每侧滴药剂量3~5滴（2滴B，1滴C，未滴入鼻腔D）	5	3	2	1		
			手指轻按压鼻翼数次方法正确	3	0	0	0		
			叮嘱老年人休息3~5分钟	2	0	0	0		
			整理用物	2	0	0	0		

续 表

项目	总分	技术操作要求	评分等级				实际得分	备注
			A	B	C	D		
操作后	9	整理床单位平整、无皱褶（不平整 C） 用物处理正确（物品未放回原处 B，废弃物未放入规定垃圾袋中 C，随意丢弃物品 D） 记录及时、正确（记录不正确 C） 洗手	2 3 2 2	1 2 1 0	0 1 0 0	0 0 0 0		
评 价	9	老年人体位正确、舒适（老年人体位不正确 B） 操作动作轻稳、准确、节力（动作不节力B，不熟练 C，差错 D）	4 5	0 3	0 1	0 0		
总 分	100							

注：没有具体列举的评分标准请酌情打分；不及格：有差错者

考评员：   考核日期：

三十、耳内滴药技术操作考核评分标准

准考证号：　　　　　　　姓名：　　　　　　成绩：

项目		总分	技术操作要求	评分等级				实际得分	备注
				A	B	C	D		
仪　表		5	仪表端庄，服装整洁（一项不符合要求 B，两项不符合要求 C，有长指甲或指环 D）	5	4	3	2		
评　估		10	了解老年人病情（不询问病情 B，不查看耳部病情及分泌物情况 C，不关注老年人感受 D）	6	4	2	0		
			向老年人解释操作配合方法（语言不得当 B，不解释 C，态度不礼貌 D）	4	3	2	1		
操作前准备		10	备齐用物，放置合理（放置不妥 B，物品不齐 C）	3	2	0	0		
			检查药液质量（检查名称、剂量、有效期）（缺一项 B，缺两项 C，缺三项 D）	5	4	3	2		
			洗手	2	0	0	0		
操作过程	安全与舒适	5	环境清洁、舒适（环境杂乱 B）	2	0	0	0		
			老年人体位舒适、安全（老年人体位不稳定 B，舒适度差 C，老年人发生安全事件 D）	3	2	1	0		
	耳内滴药	52	核对（口述用药查对内容）（口述不完整 B，未口述核对 C）	4	3	0	0		
			协助老年人侧卧或坐位，头偏向健侧，患耳向上（患耳未向上 B）	3	0	0	0		
			棉签擦拭耳道脓液方法正确（不擦拭 D）	5	3	1	0		
			一手将外耳道拉直方法正确（牵拉不足 B，不向后上方牵拉 C）	10	6	0	0		
			一手持药瓶不污染	2	0	0	0		
			滴药方法正确，药液顺外耳道壁滴入（从外耳道中间滴入 D）	12	8	4	0		
			滴药剂量 3~5 滴（2 滴 B，1 滴 C，药液未滴入耳道 D）	5	3	1	0		
			手指轻按压耳屏数次方法正确	5	0	0	0		
			叮嘱老年人保持体位 5 分钟	2	0	0	0		
			外耳道塞入消毒棉球	2	0	0	0		
			整理用物	2	0	0	0		

项目	总分	技术操作要求	评分等级				实际得分	备注
			A	B	C	D		
操作后	9	整理床单位平整、无皱褶（不平整 C） 用物处理正确（物品未放回原处 B，废弃物 未放入规定垃圾袋中 C，随意丢弃物品 D） 记录及时、正确（记录错误 C） 洗手	2 3 2 2	1 2 1 0	0 1 0 0	0 0 0 0		
评　价	9	老年人体位正确、舒适（体位不正确 B） 操作动作轻稳、准确、节力（动作不节力 B，不熟练 C，差错 D）	4 5	0 3	0 1	0 0		
总　分	100							

注：没有具体列举的评分标准请酌情打分；不及格：有差错者

考评员：　　　　　　　　　　　　　　　　　考核日期：

三十一、氧气雾化吸入技术操作考核评分标准

准考证号：　　　　　　姓名：　　　　　　成绩：

项目		总分	技术操作要求	评分等级				实际得分	备注
				A	B	C	D		
仪　表		5	仪表端庄，服装整洁（一项不符合要求B，两项不符合要求C，有长指甲或指环D）	5	4	3	2		
评　估		12	老年人病情、缺氧与痰液阻塞情况（一项未了解B，了解不详细C，未了解D）	5	4	3	1		
			老年人对氧气雾化吸入治疗的知识水平、自理能力及合作程度（一项未了解B，了解不详细C，未了解D）	4	3	2	0		
			与老年人沟通（语言不得当B，不解释C，态度不礼貌D）	3	2	1	0		
操作前准备		8	洗手	2	0	0	0		
			备齐用物(无氧气吸入装置B，无压缩空气机C，两样均为D)	6	4	2	0		
操作过程	氧气雾化吸入	65	将药液注入雾化器（药液外漏D）	3	2	1	0		
			协助老年人漱口	4	0	0	0		
			取舒适体位（体位不舒适B或C）	5	1	0	0		
			将喷雾器连接在氧气筒的橡胶管上	4	0	0	0		
			取下湿化瓶	2	0	0	0		
			调节氧流量	6	0	0	0		
			嘱老年人手持雾化器，把湿化嘴放入口中（不指导方法C或D）	8	6	4	2		
			嘱老年人深吸气，紧闭口唇，均匀呼吸（嘱咐不到位B，未嘱咐C，老年人未明白要求D）	12	8	4	0		
			观察药液含量及老年人反应（未观察老年人反应B，未查药液含量C，均未做D）	10	6	2	0		
			雾化完毕，取下雾化罩，关闭氧气开关（步骤有误B，未关闭氧气C）	6	4	0	0		
			整理用物	2	0	0	0		
			协助老年人取舒适体位	3	0	0	0		
操作后		5	用物处理正确（用物未清洗、消毒、擦干B或C，均未做D）	3	2	1	0		
			洗手	2	0	0	0		
评　价		5	动作轻柔、节力、药液剂量准确（动作不稳、不节力B，剂量不准确C）	2	1	0	0		
			操作过程正确（操作过程有误B或C，有污染D）	3	2	1	0		
总　分		100							

注：没有具体列举的评分标准请酌情打分

考评员：　　　　　　　　　　　　　考核日期：

三十二、超声雾化吸入给药技术操作考核评分标准

准考证号： 姓名： 成绩：

项目		总分	技术操作要求	评分等级				实际得分	备注
				A	B	C	D		
仪表		5	仪表端庄，服装整洁（一项不符合要求B，两项不符合要求C，有长指甲或指环D）	5	4	3	2		
评估		10	了解老年人病情（不询问病情B，不了解呼吸道病情及痰液情况C，不关注老年人感受D）	6	4	2	0		
			向老年人解释操作配合方法（语言不得当B，不解释C，态度不礼貌D）	4	3	2	1		
操作前准备		14	备齐用物，放置合理（放置不妥B，物品不齐C）	3	2	0	0		
			检查药液质量（名称、剂量、有效期缺一项B，缺两项C，缺三项D）	5	4	3	2		
			根据医嘱配置药液（剂量不准确、污染C）	4	2	0	0		
			洗手，戴口罩	2	0	0	0		
操作过程	安全与舒适	8	环境整洁	2	1	0	0		
			老年人体位舒适（老年人体位不稳定B，舒适度差C，老年人发生安全事件D）	3	2	1	0		
			注意安全，查对认真(不查对C)	3	1	0	0		
	超声雾化吸入给药	50	检查机器各部件并衔接正确（衔接错误C）	4	2	0	0		
			水槽加冷水适量、浸没雾化罐底的透声膜（加水未完全浸没罐底C，加热水D）	6	4	2	0		
			再次核对	2	0	0	0		
			加药液方法正确(加药液剂量有误B，污染C)	4	2	0	0		
			接通电源	2	0	0	0		
			安置老年人体位正确	6	0	0	0		
			正确开启各部件开关（先开雾化开关B）	2	0	0	0		
			面罩或口含嘴放置部位适当	6	0	0	0		
			调节雾量准确（雾量过小B，雾量过大C）	4	3	0	0		
			指导老年人学会用口吸气、鼻呼气（指导不清B，不指导C，老年人未懂方法D）	8	5	2	0		
			吸入时间适宜（15~20分钟）	3	0	0	0		
			停止吸入后，帮助老年人擦干面部（不擦干面部B）	3	0	0	0		

续　表

项目	总分	技术操作要求	A	B	C	D	实际得分	备注
操作后	9	协助老年人取舒适卧位 整理床单位（床单位不平整C） 用物处置正确（口述各部件消毒处理方） （根据口述内容错误扣分） 洗手	2 2 3 2	0 1 2 0	0 0 1 0	0 0 0 0		
评　价	4	动作轻巧、准确，步骤正确（动作不节力B，不熟练C） 老年人感觉舒适	2 2	1 0	0 0	0 0		
总　分	100							

注：没有具体列举的评分标准请酌情打分；不及格：有差错者

考评员：　　　　　　　　　　　　考核日期：

三十三、诺和笔注射技术操作考核评分标准

准考证号：　　　　　姓名：　　　　　成绩：

项目		总分	技术操作要求	评分等级				实际得分	备注
				A	B	C	D		
仪 表		5	仪表端庄，服装整洁（一项不符合要求 B，两项不符合要求 C，有长指甲或指环 D）	5	4	3	2		
评 估		10	老年人身体状况、注射部位皮肤及注射数值（一项未评估 B，两项未评估 C，三项未评估 D）	5	3	2	1		
			老年人进食情况（未评估 B）	2	0	0	0		
			与老年人沟通语言恰当，态度和蔼并向老年人解释操作方法（语言不得当 B，不解释 C，态度不礼貌 D）	3	2	1	0		
操作前准备		7	洗手，戴口罩	2	0	0	0		
			备齐用物，放置妥当（用物放置不整齐 B，用物缺少一项 C，两项以上 D）	3	2	1	0		
			环境清洁，关闭门窗	2	0	0	0		
操作过程	安全与舒适	10	认真核对，检查药液（查对有误 B 或 C，未查对 D）	6	4	2	0		
			老年人体位舒适、保暖（缺一项 B，缺两项 C）	2	1	0	0		
			环境清洁、舒适（环境不舒适 B，杂乱 C）	2	1	0	0		
	安装诺和笔针	20	拔下笔帽，笔芯架与笔杆分开（缺项递减）	2	1	0	0		
			回弹装置完全退入活塞杆内（操作不当 B，未完全退入 C，两项均不符合 D）	3	2	1	0		
			核对胰岛素，安装正确（错一项 B，依次递减）	6	4	2	0		
			针头安装正确，不污染（不正确 B，污染 C）	4	3	0	0		
			排气方法正确（不正确 B，浪费药液 C，未排气 D）	5	3	1	0		
	注射药物	35	沟通解释，协助老年人取舒适体位（缺项递减）	4	3	2	0		
			注射部位准确（上臂、腹部或大腿外侧）（部位错误 B）	2	0	0	0		
			消毒皮肤正确（药液选错 B，消毒范围过大或过小 C，未消毒 D）	5	3	2	0		
			胰岛素剂量正确，药液摇匀（未摇匀 B，剂量不正确 C，两者均不符合 D）	10	6	4	0		
			注射手法正确（皮肤固定、垂直进针）（错一项 B，依次递减）	7	5	3	0		
			拔针前有 10 秒的停留（<2 秒 B，<4 秒 C，<6 秒 D）	5	2	2	1		
			拔针方法正确（未按压 B）	2	0	0	0		

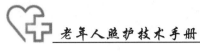

续　表

项目	总分	技术操作要求	评分等级				实际得分	备注
			A	B	C	D		
操作后	8	整理用物，装笔回盒（缺一项 B，缺两项 C） 洗手	6 2	4 0	0 0	0 0		
评　价	5	操作规范，剂量准确（缺一项 B，缺两项 C，发生差错 D） 动作准确熟练（不熟练 B，操作失误 C）	3 2	2 1	1 0	0 0		
总　分	100							

注：没有具体列举的评分标准请酌情打分；不及格：有差错者

考评员：　　　　　　　　　　　　　　　考核日期：

— 276 —

三十四、翻身叩背促进排痰技术操作考核评分标准

准考证号： 姓名： 成绩：

项目		总分	技术操作要求	评分等级				实际得分	备注
				A	B	C	D		
仪表		5	仪表端庄，服装整洁（一项不符合要求B，两项不符合要求C，有长指甲或指环D）	5	4	3	2		
评估		10	老年人健康状况（不询问咳嗽咳痰情况B，饮水多少C，不确认自理能力的程度D）	6	4	2	1		
			向老年人解释操作配合方法（语言不得当B，不解释C，态度不礼貌D）	4	3	2	0		
操作前准备		6	洗手	2	0	0	0		
			备齐用物，放置妥当（放置不妥B，物品不齐C）	2	1	0	0		
			环境清洁，关闭门窗（不关门窗C）	2	1	0	0		
操作过程	安全与舒适	5	翻身时注意老年人保暖（身体暴露过多C）	3	2	1	0		
			老年人体位舒适，治疗措施处理正确（体位不稳定B，治疗措施处理不当C）	2	1	0	0		
	更换体位	20	协助老年人平移身体至远侧（有推、拉为B，不沟通C）	2	1	0	0		
			翻转老年人身体呈侧卧位(翻身时手臂着力部位不正确B，有拖、拉、推C，导致老年人损伤D)	5	3	1	0		
			用支撑物支撑老年人胸前、背后、颈后方法及部位正确，并与老年人沟通（衬垫不稳妥B，部位不妥C，不衬垫、不沟通D）	8	6	4	0		
			老年人体位稳定舒适（体位不舒适B，不稳定C，体位不安全D）	3	2	1	0		
			翻身后整理老年人衣服和被褥（未整理C）	2	1	0	0		
	叩背排痰	44	向老年人讲明叩背原因（解释不得当B，不解释C）	4	2	0	0		
			将老年人内衣整理平整（未将内衣整理平整C）	2	1	0	0		
			老年人侧卧位（体位不稳定B，不舒适C）	4	3	0	0		
			用手定位（定位方法不正确B，定位不准C）	4	2	0	0		
			手呈环杯状叩击背部（平掌为C）	4	2	0	0		
			叩背方向由肺底向上至肩甲下（由上至下C）	4	2	0	0		
			叩背两肺区的部位正确（叩拍脊柱、肾区为D）	6	4		2		
			叩背手腕灵活，两次叩击部位之间重叠1/3（手腕不灵活为B，重叠<1/3 C，不重叠D）	10	6	2	0		
			叩背用力适当（用力过轻B，过重C，用力随意D）	3	2	1	0		
			一次叩背至少3遍（2遍B，1遍C，随意叩拍D）	3	2	1	0		

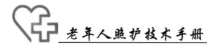

续 表

项目	总分	技术操作要求	评分等级				实际得分	备注
			A	B	C	D		
操作后	4	整理床单位，开窗通风换气（未通风换气 B，未整理床单位 C） 洗手	2 2	1 0	0 0	0 0		
评 价	6	动作准确熟练、节力（动作不节力 B，不熟练 C） 时间<5分钟（每超过30秒扣1分）	2 4	1 3	0 2	0 1		
总 分	100							

注：没有具体列举的评分标准请酌情打分

考评员：   考核日期：

三十五、家庭伤口换药技术操作考核评分标准

准考证号：　　　　　姓名：　　　　　成绩：

项目		总分	技术操作要求	评分等级				实际得分	备注
				A	B	C	D		
仪表		5	仪表端庄，服装整洁（一项不符合要求B，两项不符合要求C，有长指甲或指环D）	5	4	3	2		
评估		10	了解老年人病情、意识（不询问病情B，不查看伤口情况C，不关注老年人感受D）	6	4	2	0		
			向老年人解释操作配合方法（语言不得当B，不解释C，态度不礼貌D）	4	3	2	1		
操作前准备		5	洗手	2	0	0	0		
			备齐用物，放置合理（放置不妥B，物品不齐C）	3	2	0	0		
操作过程	安全与舒适	8	老年人体位安置舒适、妥当、安全（体位不舒适B或C，不安全为D）	5	3	1	0		
			查对认真，操作中注意安全、保暖（操作时不随时遮盖老年人身体B，不查对C，老年人发生安全事件D）	3	2	1	0		
	伤口换药	56	核对，向老年人解释（不解释C，不核对D）	3	2	1	0		
			协助老年人摆好换药体位（体位不正确，B或C）	4	3	0	0		
			伤口下铺巾	2	0	0	0		
			暴露伤口处（伤口处暴露不充分C）	2	1	0	0		
			取下外层敷料（手法不正确B，动作粗暴C或D）	6	4	2	0		
			消毒伤口外皮肤（未按螺旋形旋转消毒为B，感染与非感染伤口外皮肤消毒方法不正确、消毒液流入伤口为C）	6	3	0	0		
			擦拭伤口内分泌物方法正确（擦拭多次不更换棉球为C或D）	5	3	1	0		
			伤口内擦拭清洁	4	0	0	0		
			覆盖无菌纱布方法正确，不污染	2	0	0	0		
			粘贴胶布正确（胶布呈放射状为C）	4	2	0	0		
			操作中两把镊使用正确（污染镊D）	8	6	4	0		
			询问老年人感受（不询问C）	2	1	0	0		
			交待注意事项（不交待C）	2	1	0	0		
			协助老年人取舒适体位（体位不稳定C）	4	2	0	0		
			整理好老年人床单位	2	0	0	0		

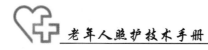

续 表

项目	总分	技术操作要求	评分等级				实际得分	备注
			A	B	C	D		
操作后	12	污染敷料处理正确	2	0	0	0		
		弯盘、镊等用后清洁与消毒方法正确（口述处理方法不正确 B 或 C）	6	3	0	0		
		洗手	2	0	0	0		
		记录	2	0	0	0		
评 价	4	动作轻稳，准确（动作不准确 B，不熟练 C）	2	1	0	0		
		老年人感觉舒适，无不良反应	2	0	0	0		
总 分	100							

注：没有具体列举的评分标准请酌情打分

考评员：   考核日期：

三十六、氧气吸入技术操作考核评分标准

准考证号：　　　　　　姓名：　　　　　　成绩：

项目		总分	技术操作要求	评分等级				实际得分	备注
				A	B	C	D		
仪表		5	仪表端庄，服装整洁（一项不符合要求B，两项不符合要求C，有长指甲或指环D）	5	4	3	2		
评估		10	老年人意识、缺氧情况及鼻腔有无损伤（缺项逐一递减）	4	3	2	1		
			空气湿度、温度适宜、舒适（缺一项B，缺两项C）	2	1	0	0		
			向老年人解释操作配合方法（语言不得当B，不解释C，态度不礼貌D）	4	3	2	1		
操作前准备		10	洗手	2	0	0	0		
			检查氧气装置是否完好，无漏气、污染	4	0	0	0		
			备齐用氧用物，放置妥当（放置不妥B，物品不齐C）	2	1	0	0		
			环境不能有明火	2	0	0	0		
操作过程	安全与舒适	6	帮助老年人安排体位舒适（体位不稳定B）	2	0	0	0		
			环境清洁	2	0	0	0		
			操作动作轻柔、准确、安全（动作不准确B，老年人发生安全事件C）	2	1	0	0		
	氧气吸入	43	安装氧气表方法正确（表直立、不漏气）（缺项逐一递减）	2	1	0	0		
			湿化瓶装水量合适，连接导管（水量不符合要求B，连接导管不妥C，两项均不符合D）	6	4	2	0		
			测试导管是否通畅方法正确	2	0	0	0		
			连接鼻导管方法正确	2	0	0	0		
			检查鼻孔情况	2	0	0	0		
			清洁鼻孔方法正确（用棉签蘸温水清洁）	2	0	0	0		
			按需要调节氧气流量	5	0	0	0		
			再次查看氧气导管是否通畅	2	0	0	0		
			蘸水润滑鼻导管或鼻塞	2	0	0	0		
			双侧鼻导管或单侧鼻导管放入鼻孔方法正确（口述插管深度不完整B，未口述鼻导管、鼻塞插入深度C，操作插管深度不合适D）	10	8	6	4		
			固定导管方法正确、美观（固定不美观B，不正确C）	2	1	0	0		
			观察、询问老年人有无不适（不观察B，不询问C）	2	1	0	0		
			记录用氧时间及流量（未记录B）	4	0	0	0		
	停氧	12	取下鼻导管、鼻塞方法正确（先关闭氧气再拔管C）	2	0	0	0		
			关闭氧气表顺序正确（导管→流量表）	6	0	0	0		
			清洁老年人面部（清洁不干净B或C）	2	1	0	0		
			记录停氧时间	2	0	0	0		

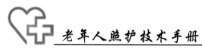

续 表

项目	总分	技术操作要求	评分等级				实际得分	备注
			A	B	C	D		
操作后	6	整理用物（口述物品处理方法、氧气、导管、其他用品）（缺一项 B，缺两项 C） 协助老年人取舒适体位（不稳定 B，不舒适 C） 洗手	2 2 2	1 1 0	0 0 0	0 0 0		
评 价	8	操作方法正确，熟练（方法不熟练 B） 老年人感觉舒适	4 4	0 0	0 0	0 0		
总 分	100							

注：没有具体列举的评分标准请酌情打分

考评员：　　　　　　　　　　　　　　考核日期：

三十七、热水袋使用技术操作考核评分标准

准考证号：　　　　　　　姓名：　　　　　　　成绩：

项目		总分	技术操作要求	评分等级				实际得分	备注
				A	B	C	D		
仪 表		5	仪表端庄，服装整洁（一项不符合要求B，两项不符合要求C，有长指甲或指环D）	5	4	2	1		
评 估		10	了解老年人病情、意识（不询问病情B，不查看局部循环、损伤C，不关注老年人感受D）	6	4	2	0		
			向老年人解释操作配合方法（语言不得当B，不解释C，态度不礼貌D）	4	3	2	1		
操作前准备		5	洗手	2	0	0	0		
			备齐用物，放置合理（放置不妥B，物品不齐C）	3	2	0	0		
操 作 过 程	安全与舒适	8	老年人体位舒适、安全	3	2	1	0		
			查对认真，操作中注意安全（不包裹热水袋C，有烫伤D）	5	3	1	0		
	使 用 热 水 袋	52	核对，向老年人解释（解释不详细B，不解释C，不核对C）	3	2	1	0		
			测量水温准确（50℃）	2	0	0	0		
			手持热水袋灌水方法正确	5	0	0	0		
			热水袋容量装置正确，1/2 或 1/3（过满、过少B 或C）	3	2	0	0		
			排尽袋内余气方法正确（不放平B，有余气C）	10	6	0	0		
			拧紧热水袋盖（漏水者为B）	3	0	0	0		
			检查漏水方法正确（不倒提、轻挤C，不检查D）	5	3	1	0		
			擦干热水袋方法正确	2	0	0	0		
			套布套	2	0	0	0		
			放置热水袋部位正确（距离身体10 cm）（和身体的距离不适宜B或C，紧贴皮肤D）	10	7	4	0		
			整理被褥 向老年人交待注意事项（不交待C）	2	0	0	0		
			随时观察局部皮肤变化（口述内容皮肤颜色、温度、感觉）（缺一项B，缺两项C，缺三项D）	2 3	1 2	0 1	0 0		
	使 用 后	8	热水袋倒挂晾干	2	0	0	0		
			吹气、拧紧塞	2	0	1	0		
			放置保存方法正确（口述阴凉处保存，防黏、防刺破）（缺一项B，缺两项C）	2	1	0	0		
			布套清洗、消毒方法正确	2	0	0	0		

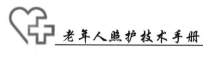

续　表

项目	总分	技术操作要求	评分等级				实际得分	备注
			A	B	C	D		
操作后	8	协助老年人取舒适体位（体位不稳定 B，不舒适 C） 整理用物 洗手 记录	2 2 2 2	1 0 0 0	0 0 0 0	0 0 0 0		
评　价	4	动作轻稳，准确，节力（不节力 B，不熟练 C） 老年人感觉舒适，无不良反应	2 2	1 0	0 0	0 0		
总　分	100							

注：没有具体列举的评分标准请酌情打分；不及格：发生烫伤

考评员：　　　　　　　　　　　　　　　　考核日期：

三十八、局部冷敷技术操作考核评分标准

准考证号：　　　　　　姓名：　　　　　　成绩：

项目		总分	技术操作要求	评分等级				实际得分	备注
				A	B	C	D		
仪表		5	仪表端庄，服装整洁（一项不符合要求B，两项不符合要求C，有长指甲或指环D）	5	4	3	2		
评估		10	了解老年人病情、意识（不询问病情、使用冷敷的目的B，不查看局部循环、损伤C，不关注老年人感受D）	6	4	2	0		
			向老年人解释操作配合方法（语言不得当B，不解释C，态度不礼貌D）	4	3	2	1		
操作前准备		5	洗手	2	0	0	0		
			备齐用物，放置合理（放置不妥B，物品不齐C）	3	2	0	0		
操作过程	安全与舒适	8	老年人体位舒适、安全（体位不稳定B，不舒适C，不安全D）	3	2	1	0		
			查对认真，操作中注意安全（未查对B，发生冻伤C）	5	4	0	0		
	冰袋冷敷	48	核对，向老年人解释（解释不详细B，不解释C，不核对D）	3	2	1	0		
			备好冰块，用水溶去棱角（冰块有棱角C）	6	2	0	0		
			装入袋中，冰量适宜（过多或过少C）	2	1	0	0		
			排除袋内气体（不放平C，有余气D）	6	4	2	0		
			拧紧冰袋盖（漏水者为D）	4	0	0	0		
			检查漏水方法正确（不倒提、轻挤C，两项均未合格D）	3	2	1	0		
			擦干冰袋	2	0	0	0		
			套布套	2	0	0	0		
			冰袋放置位置正确（降温者不放在头顶或前额，局部未放在伤处B）	10	0	0	0		
			观察冷疗反应（口述内容局部皮温、老年人体温、局部感觉、老年人感受）（缺一项B，缺两项C，缺三项D）	6	5	4	0		
			询问老年人感受（不询问C）	2	1	0	0		
			交待注意事项（不交待C）	2	1	0	0		
	使用后	10	倒水后冰袋倒挂晾干	2	0	0	0		
			吹气，拧紧塞	2	0	0	0		
			保存方法正确（口述阴凉处保存，防黏、防刺破）（缺一项B，缺两项C）	4	3	2	0		
			布袋用后清洁、消毒方法正确	2	1	0	0		

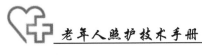

续　表

项目	总分	技术操作要求	评分等级				实际得分	备注
			A	B	C	D		
操作后	10	协助老年人取舒适体位（体位不稳定 B，不舒适 C）	2	1	0	0		
		整理床单位	2	0	0	0		
		整理用物	2	0	0	0		
		洗手	2	0	0	0		
		记录	2	0	0	0		
评　价	4	动作轻稳，准确（动作不轻稳节力 B，不熟练 C）	2	1	0	0		
		老年人感觉舒适，无冻伤等不良反应	2	0	0	0		
总　分	100							

注：没有具体列举的评分标准请酌情打分

考评员：　　　　　　　　　　　　　　　　考核日期：

三十九、降温贴使用技术操作考核评分标准

准考证号：　　　　　　姓名：　　　　　　成绩：

项目		总分	技术操作要求	评分等级				实际得分	备注
				A	B	C	D		
仪表		5	仪表端庄，服装整洁（未按规定着装 B，披肩发或头发过长 C，有长指甲、彩色指甲或指环 D）	5	4	3	2		
评估		10	老年人病情、意识状态、皮肤情况（未询问自理情况 B，沟通程度 C，皮肤情况 D）	6	4	2	0		
			向老年人解释操作配合方法（称呼不得当 B，解释不恰当 C，未沟通 D）	4	3	2	1		
操作前准备		10	洗手并温暖双手（未洗 B，未温暖 C）	4	2	0	0		
			用物备齐，放置妥当（放置不合理 B，物品不齐 C，未准备用物 D）	6	4	2	0		
操作过程	安全与舒适	10	温度适宜，无对流风	4	0	0	0		
			保护老年人隐私	2	0	0	0		
			老年人体位安全、舒适（不舒适 B，不安全 C）	4	2	0	0		
	使用降温贴	51	沿缺口撕开包装袋，取出贴剂（撕袋方法不正确 B，揉搓 C）	12	7	0	0		
			揭开透明胶膜，直接贴于额头等部位(选择部位不正确 B，随意贴于皮肤上 C，未铺平 D)	15	9	5	0		
			使用完毕，轻轻撕下（使用时间过长 B，撕下方法不正确 C）	12	7	0	0		
			观察老年人皮肤状况（判断皮肤情况方法不正确 B，未观察皮肤情况 C）	12	7	0	0		
操作后		4	开窗通风	2	0	0	0		
			洗手	2	0	0	0		
评价		10	动作准确、节力（不准确 B，不节力 C）	4	2	0	0		
			床单位整洁，老年人清洁、舒适（床单位不整洁 B，老年人不舒适 C）	6	3	0	0		
总分		100							

注：没有具体列举的评分标准请酌情打分

考评员：　　　　　　　　　　　　考核日期：

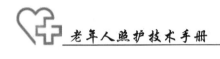

四十、温水擦浴降温技术操作考核评分标准

准考证号：　　　　　　姓名：　　　　　　成绩：

项目		总分	技术操作要求	评分等级				实际得分	备注
				A	B	C	D		
仪　表		5	仪表端庄，服装整洁（一项不符合要求 B，两项不符合要求 C，有长指甲或指环 D）	5	4	3	2		
评　估		10	测量老年人体温 39℃以上（未测 B）	4	0	0	0		
			询问健康、自理状况（不询问健康 B，不评估自理 C，不评估合作程度 D）	3	2	1	0		
			向老年人解释操作配合方法（语言不当 B，不解释 C，态度不礼貌 D）	3	2	1	0		
操作前准备		6	洗手	2	0	0	0		
			备齐用物，放置妥当（未备齐用物 B，放置不妥 C）	2	1	0			
			环境整洁，室温适宜（室温不符合要求 B，环境不符合要求 C）	2	1	0			
操作过程	安全与舒适	10	查对	2	0	0	0		
			老年人体位舒适（不舒适 B 或 C，不安全 D）	5	4	3	2		
			保暖（未及时遮盖 B 或 C）	3	2	0	0		
	擦浴降温	53	头部置冰袋，足下放热水袋	4	2	0	0		
			协助老年人分别露出擦拭部位（前额、颈部、腋窝、腹股沟、四肢、掌心和足心）（顺序不正确 B，不随时遮盖 C，两项不符合 D）	6	4	2	0		
			擦拭部位下面垫大毛巾	2	0	0	0		
			毛巾浸湿程度适宜（过湿或过干 D）	6	4	2	0		
			毛巾拿法正确（拿法不正确 D）	6	4	2	0		
			擦拭方法正确（顺序不正确 B，不边擦边按摩 C，不以离心方向擦拭 D）	9	6	3	0		
			擦拭大血管处延长擦拭时间（颈部、腋下、腹股沟、腘窝处）（缺一处 B，缺两处 C，未延长时间为 D）	8	6	4	0		
			擦浴时间正确（时间过短或过长 B）	4	0	0	0		
			擦毕取下热水袋	3	0	0	0		
			随时询问老年人感受（不关心老年人 D）	5	3	1	0		

续　表

项目	总分	技术操作要求	评分等级				实际得分	备注
			A	B	C	D		
操作后	12	协助老年人舒适卧位（未协助 C） 整理床单位，开窗通风换气（未通风换气 B，未整理 C） 洗手 30 分钟后测体温，在 39 ℃以下取冰袋	3 2 2 5	1 1 0 0	0 0 0 0	0 0 0 0		
评　价	4	动作准确、节力（不节力 B，不熟练 C） 老年人舒适	2 2	1 0	0 0	0 0		
总　分	100							

注：没有具体列举的评分标准请酌情打分；不及格：擦拭禁擦部位，如胸前区、腹部、颈后等

考评员：　　　　　　　　　　　　　　考核日期：

四十一、协助老年人移至床头操作考核评分标准

准考证号：　　　　　　　姓名：　　　　　　　成绩：

项目		总分	技术操作要求	评分等级 A	B	C	D	实际得分	备注
仪 表		5	仪表端庄，服装整洁（一项不符合要求 B，两项不符合要求 C，有长指甲或指环 D）	5	4	3	2		
评 估		10	老年人健康及自理合作程度（缺项逐一递减）	3	2	1	0		
			礼貌称呼并向老年人解释操作方法（礼貌称呼、解释目的、方法）（缺一项 B，缺两项 C，缺三项 D）	4	3	2	1		
			与老年人沟通语言恰当，态度和蔼（缺项逐一递减）	3	2	1	0		
操作前准备		6	洗手	2	0	0	0		
			环境清洁，关闭门窗（缺项逐一递减）	4	2	1	0		
操作过程	安全与舒适	8	注意保暖（保暖不当 B，不注意 C）	4	2	0	0		
			老年人的体位舒适（体位不稳定 B，舒适度差 C，不安全 D）	4	3	2	1		
	移动至床头	55	向老年人解释操作方法（解释不当 B，未解释 C）	4	2	0	0		
			将老年人双手交叉置于腹部，床头竖立一枕（缺项逐一递减）	6	4	2	0		
			体位摆放正确（屈膝，双足抵住床垫或双膝下垫小枕）（缺项逐一递减）	10	6	4	2		
			将枕头（或中单）自头部卜移至全肩卜与上背部（缺项逐一递减）	10	6	4	2		
			一手拉枕头（或中单）上角，一手拉枕头（或中单）下角（成对角线），或双手拉枕头（或中单）两侧，移动向床头（缺项逐一递减）	20	15	10	5		
			将头部枕头回归原位，颈下枕头移除（缺项逐一递减）	5	3	1	0		
操作后		5	整理床单位（不平整 B，未整理 C，杂乱 D）	3	2	1	0		
			洗手	2	0	0	0		
评 价		11	老年人舒适、安全（不舒适 B，老年人发生安全事件 C）	4	2	0	0		
			床单位整洁美观	3	0	0	0		
			动作准确熟练、节力（不节力 B，不熟练 C）	4	2	0	0		
总　分		100							

注：没有具体列举的评分标准请酌情打分

考评员：　　　　　　　　　　　考核日期：

四十二、协助老年人移至床边操作考核评分标准

准考证号：　　　　　　　姓名：　　　　　　　成绩：

项目		总分	技术操作要求	评分等级				实际得分	备注
				A	B	C	D		
仪 表		5	仪表端庄，服装整洁（一项不符合要求B，两项不符合要求C，有长指甲或指环D）	5	4	3	2		
评 估		10	老年人健康及自理合作程度（缺项逐一递减）	3	2	1	0		
			礼貌称呼并向老年人解释操作方法（礼貌称呼、解释目的、方法）（缺一项B，缺两项C，缺三项D）	4	3	2	1		
			与老年人沟通语言恰当，态度和蔼（缺项逐一递减）	3	2	1	0		
操作前准备		6	洗手	2	0	0	0		
			环境清洁，关闭门窗（缺项逐一递减）	4	2	1	0		
操作过程	安全与舒适	8	注意保暖（保暖不当B，不注意C）	4	2	0	0		
			老年人的体位舒适（体位不稳定B，舒适度差C，不安全D）	4	3	2	1		
	移动至床边	55	向老年人解释操作方法（解释不当B，未解释C）	5	3	0	0		
			将老年人双手交叉置于腹部（未交叉B，部位错误C，两项均不符合D）	5	3	1	0		
			将枕头自头部下移至肩下与上背部，以抬高老年人的上半部（缺项逐一递减）	10	6	4	2		
			手放在枕头上侧，用枕头将移向床边，移动后枕头放回头部（缺项逐一递减）	10	6	4	2		
			一手伸入腰下，另一手绕过老年人身体，两手环抱，将老年人躯体移向床边（缺项逐一递减）	20	15	10	5		
			移动两腿至床边，保暖（缺项逐一递减）	5	3	1	0		
操作后		5	整理床单位	3	0	0	0		
			洗手	2	0	0	0		
评 价		11	老年人舒适、安全（不舒适B，不安全C）	4	2	0	0		
			床单位整洁美观	3	0	0	0		
			动作准确、熟练、节力(不节力B，不熟练C）	4	2	0	0		
总 分		100							

注：没有具体列举的评分标准请酌情打分

考评员：　　　　　　　　　　　考核日期：

四十三、协助老年人移床边坐起操作考核评分标准

准考证号：　　　　　　姓名：　　　　　　成绩：

项目		总分	技术操作要求	评分等级				实际得分	备注
				A	B	C	D		
仪　表		5	仪表端庄，服装整洁（一项不符合要求 B，两项不符合要求 C，有长指甲或指环 D）	5	4	3	2		
评　估		10	老年人健康及自理合作程度（缺项逐一递减）	3	2	1	0		
			礼貌称呼并向老年人解释操作方法（礼貌称呼、解释目的、方法）（缺一项 B，缺两项 C，缺三项 D）	4	3	2	1		
			与老年人沟通语言恰当，态度和蔼（缺项逐一递减）	3	2	1	0		
操作前准备		6	洗手	2	0	0	0		
			环境清洁，关闭门窗（缺项逐一递减）	4	2	1	0		
操作过程	安全与舒适	8	注意保暖（保暖不当 B，不注意 C）	4	2	0	0		
			老年人体位舒适（体位不稳定 B，舒适度差 C，不安全 D）	4	2	1	0		
	移动至床边坐起	55	向老年人解释操作方法，固定护理床（缺项逐一递减）	5	3	2	0		
			将老年人移至床边，将床头抬高 60°（注意防止坠床）（缺项逐一递减）	10	6	4	2		
			双膝微屈（不必扶起，可减少腿部的重量）（缺项逐一递减）	3	2	0	0		
			照护者面向老年人，两足分开，双膝微屈（增加底面积、降低重心，可使稳定度提高）（缺项逐一递减）	10	6	4	2		
			近床头侧手伸入颈肩下，另一手托住腘窝处或小腿（亦可越过双膝，由对侧伸入腘窝或小腿下）（缺项逐一递减）	10	6	4	2		
			照护者转身将扶起老年人（利用身体转轴转动）（不安全 B，方法不正确 C，老年人发生安全意外事件 D）	10	6	4	0		
			协助老年人坐于床边（体位不稳定 B，舒适度差 C，不安全 D）	7	4	2	0		

项目	总分	技术操作要求	评分等级				实际得分	备注
			A	B	C	D		
操作后	5	整理床单位 洗手	3 2	0 0	0 0	0 0		
评　价	11	老年人舒适、安全（不舒适 B，不安全 C） 床单位整洁美观 动作准确、熟练、节力（不节力 B，不熟练 C）	4 3 4	2 0 2	0 0 0	0 0 0		
总　分	100							

注：没有具体列举的评分标准请酌情打分

考评员：　　　　　　　　　　　　　　考核日期：

四十四、协助老年人下床操作考核评分标准

准考证号： 姓名： 成绩：

项目		总分	技术操作要求	评分等级				实际得分	备注
				A	B	C	D		
仪 表		5	仪表端庄，服装整洁（一项不符合要求B，两项不符合要求C，有长指甲或指环D）	5	4	3	2		
评 估		10	老年人健康及自理合作程度（缺项逐一递减）	3	2	1	0		
			礼貌称呼并向老年人解释操作方法（礼貌称呼、解释目的、方法）（缺一项B，缺两项C，缺三项D）	4	3	2	1		
			与老年人沟通语言恰当，态度和蔼（缺项逐一递减）	3	2	1	0		
操作前准备		6	洗手	2	0	0	0		
			环境清洁，关闭门窗（缺项逐一递减）	4	2	1	0		
操作过程	安全与舒适	8	注意保暖（保暖不当B或C，不保暖D）	4	3	2	1		
			老年人身上各种导管处理正确（一项不正确B，两项不正确C）	2	1	0			
			老年人体位舒适（体位不稳定、舒适度差B，不安全C）	2	1	0	0		
	协助老年人下床	55	利用"协助坐移床边法"，协助坐起来，若无任何不适，可进一步协助下床（确保安全）（缺项逐一递减）	5	3	1	0		
			照护者面对老年人，嘱老年人双手环抱照护者颈部（缺项逐一递减）	10	6	4	0		
			照护者将两腿分开，双手臂抱住老年人的腰部或双手拉住老年人的腰带，协助站起来（缺项逐一递减）	20	10	5	0		
			照护者将双足分开，夹住双腿，以膝盖抵住老年人的膝部，同老年人一起站立（缺项逐一递减）	20	10	5	0		
操作后		5	整理床单位	3	0	0	0		
			洗手	2	0	0	0		
评 价		11	老年人舒适、安全（不舒适B，不安全C）	4	2	0	0		
			床单位整洁美观	3	0	2	0		
			动作准确、熟练、节力（不节力B，不熟练C）	4	2	0	0		
总 分		100							

注：没有具体列举的评分标准请酌情打分

考评员： 考核日期：

四十五、协助老年人坐入椅（轮椅）操作考核评分标准

准考证号：　　　　　　姓名：　　　　　　成绩：

项目		总分	技术操作要求	评分等级				实际得分	备注
				A	B	C	D		
仪　表		5	仪表端庄，服装整洁（一项不符合要求B，两项不符合要求C，有长指甲或指环D）	5	4	3	2		
评　估		10	老年人健康及自理合作程度（缺项逐一递减）	3	2	1	0		
			礼貌称呼并向老年人解释操作方法（礼貌称呼、解释目的、方法）（缺一项B，缺两项C，缺三项D）	4	3	2	1		
			与老年人沟通语言恰当，态度和蔼（缺项逐一递减）	3	2	1	0		
操作前准备		6	洗手	2	0	0	0		
			环境清洁，关闭门窗（缺项逐一递减）	4	2	1	0		
操作过程	安全与舒适	8	注意保暖（保暖不当B，不注意C）	4	2	0	0		
			老年人的体位舒适（体位不稳定B，舒适度差C，不安全D）	4	3	2	0		
	协助老年人坐椅或轮椅	55	检查椅或轮椅是否稳定、安全（缺项逐一递减）	5	3	1	0		
			将椅或轮椅放在床尾，椅背与床尾平行或呈45°，固定妥当（缺项逐一递减）	10	6	4	2		
			协助老年人坐于床旁，与照护者面对，双手环抱着照护者后肩部（缺项逐一递减）	10	6	4	2		
			照护者将两腿分开，左脚在前，抵住老年人右膝，右脚在后，双手臂环抱老年人腰部，若体重过重，用双手拉住老年人的腰带（缺项逐一递减）	10	6	4	0		
			以照护者身体作转轴，顺势将老年人移入椅或轮椅内，双腿及腰部妥善固定（缺项逐一递减）	10	6	4	0		
			嘱咐老年人手扶轮椅扶手靠后坐，勿向前倾身或自行离开轮椅或椅（缺项逐一递减）	10	6	4	0		

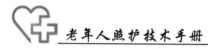

续　表

项目	总分	技术操作要求	评分等级				实际得分	备注
			A	B	C	D		
操作后	5	整理床单位 洗手	3 2	0 0	0 0	0 0		
评　价	11	老年人舒适、安全（不舒适 B，不安全 C） 床单位整洁美观 动作准确、熟练、节力（不节力 B，不熟练 C）	4 3 4	2 0 2	0 0 0	0 0 0		
总　分	100							

注：没有具体列举的评分标准请酌情打分

考评员：　　　　　　　　　　　　　　考核日期：

四十六、协助老年人自椅（轮椅）返回床上操作考核评分标准

准考证号：　　　　　　姓名：　　　　　　成绩：

项目		总分	技术操作要求	评分等级				实际得分	备注
				A	B	C	D		
仪表		5	仪表端庄，服装整洁（一项不符合要求B，两项不符合要求C，有长指甲或指环D）	5	4	3	2		
评估		10	老年人健康及自理合作程度（缺项逐一递减）	3	2	1	0		
			礼貌称呼并向老年人解释操作方法（礼貌称呼、解释目的、方法）（缺一项B，缺两项C，缺三项D）	4	3	2	1		
			与老年人沟通语言恰当，态度和蔼（缺项逐一递减）	3	2	1	0		
操作前准备		6	洗手	2	0	0	0		
			环境清洁，关闭门窗（缺项逐一递减）	4	2	1	0		
操作过程	安全与舒适	8	注意保暖（保暖不当B，不注意保暖C）	4	2	0	0		
			老年人的体位舒适（体位不稳定B，舒适度差C，不安全D）	4	3	2	0		
	协助老年人自轮椅返回床上	55	椅或轮椅放在床尾，同下床位置；固定轮椅（缺项逐一递减）	5	3	0	0		
			打开脚踏板，将老年人双足放于地面，松开腰部约束装置，与照护者面对（缺项逐一递减）	10	6	4	2		
			双手环抱照护者的颈部、双膝并拢（缺项逐一递减）	10	6	4	0		
			照护者将两腿分开，左脚在前，抵住老年人右膝，右脚在后，双手臂环抱腰部若体重过重，双手拉住老年人腰带（缺项逐一递减）	20	15	10	5		
			照护者屈膝，上半身挺直，利用身体转向的力量，将老年人移位于床边（缺项逐一递减）	10	16	4	0		
操作后		5	整理床单位（未整理C）	3	2	0	0		
			洗手	2	0	0	0		

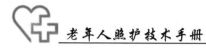

续　表

项　目	总分	技术操作要求	评分等级				实际得分	备注
			A	B	C	D		
评　价	11	老年人舒适、安全（不舒适 B，不安全 C） 床单位整洁美观 动作准确、熟练、节力（不节力 B，不熟练 C）	4 3 4	2 0 2	0 0 0	0 0 0		
总　　分	100							

注：没有具体列举的评分标准请酌情打分

考评员：　　　　　　　　　　　　　　考核日期：

四十七、轮椅移动技术操作考核评分标准

准考证号： 姓名： 成绩：

项目		总分	技术操作要求	评分等级				实际得分	备注
				A	B	C	D		
仪表		5	仪表端庄，服装整洁（一项不符合要求B，两项不符合要求C，有长指甲或指环D）	5	4	3	2		
评估		10	老年人健康及自理合作程度（缺项逐一递减）	3	2	1	0		
			礼貌称呼并向老年人解释操作方法（礼貌称呼、解释目的、方法）（缺一项B，缺两项C，缺三项D）	4	3	2	1		
			与老年人沟通语言恰当，态度和蔼（缺项逐一递减）	3	2	1	0		
操作前准备		6	洗手	2	0	0	0		
			环境清洁，关闭门窗（缺项逐一递减）	4	2	1	0		
操作过程	安全与舒适	8	注意保暖（保暖不当B，不注意保暖C）	4	2	0	0		
			老年人的体位舒适（体位不稳定B，舒适度差C，不安全D）	4	3	2	0		
	轮椅移动	55	检查轮椅是否安全，推至床边（缺项逐一递减）	5	3	0	0		
			轮椅的椅背与床尾平齐，面向床头翻起脚踏板，拉起车闸固定车轮（缺项逐一递减）	10	6	4	2		
			协助老年人坐入轮椅，操作者站在轮椅后面双手握住把手推行（观察老年人及前、后、左、右情况）（缺项逐一递减）	10	6	4	0		
			上台阶时抬起前轮到下一个台阶后放下前轮（缺项逐一递减）	10	6	4	0		
			下台阶时让老年人背对前进方向，操作者抬起手柄，慢慢平稳落下后轮（缺项逐一递减）	10	6	4	0		
			上坡时操作者身体前倾推行，下坡时背向坡道，一边支撑轮椅，一边推行（缺项逐一递减）	5	3	1	0		
			上、下电梯时老年人背向电梯门，倒退进、出电梯	5	0	0	0		

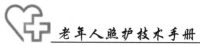

续　表

项目	总分	技术操作要求	评分等级				实际得分	备注
			A	B	C	D		
操作后	5	整理床单位（未整理C） 洗手	3 2	2 0	0 0	0 0		
评　价	11	老年人舒适、安全（不舒适B，不安全C） 床单位整洁美观 动作准确、熟练、节力（不节力B，不熟练C）	4 3 4	2 0 2	0 0 0	0 0 0		
总　分	100							

注：没有具体列举的评分标准请酌情打分

考评员：　　　　　　　　　　　　　　　考核日期：

四十八、平车单人移动技术操作考核评分标准

准考证号： 　　　　　姓名： 　　　　　成绩：

项目		总分	技术操作要求	评分等级				实际得分	备注
				A	B	C	D		
仪　表		5	仪表端庄，服装整洁（一项不符合要求B，两项不符合要求C，有长指甲或指环D）	5	4	3	1		
评　估		10	老年人意识状态、皮肤状况、身体有无移动障碍（缺项逐一递减）	6	4	2	0		
			老年人活动耐力、合作程度、自理能力（缺项逐一递减）	4	3	2	1		
操作前准备		5	检查平车是否安全可靠	3	0	0	0		
			洗手	2	0	0	0		
操作过程	安全与舒适	10	观察老年人情况，移动前后平车固定，移动中安全（缺项逐一递减）	5	3	1	0		
			老年人身体保暖、舒适（未保暖B，不舒适C，两项均不符合D）	5	3	1	0		
	平车单人移动	55	解释平车移动的方法（语言不恰当B，未解释清楚C，未解释D）	5	3	1	0		
			将平车置于床尾，使平车的头端和床尾呈钝角，固定安全（平车头端为平车的大轮端）（放置错误B，未固定安全C，两项均不符合D）	10	6	4	0		
			松开盖被，帮助穿好衣服（缺项逐一递减）	5	3	1	0		
			将一手臂自腋下伸至远侧肩部，另一手伸入大腿下（一部位错误B，依次递减）	10	6	4	0		
			嘱咐老年人双臂交叉于照护者的颈后并握住双手（叮嘱错误B，位置错误C，未叮嘱D）	10	6	4	0		
			用力托起老年人，移动至平车上（头部在平车的头端）（位置错误B，移动拖、拉，两项均不符合D）	10	6	4	0		
			采取舒适的卧位，盖好被褥（缺项逐一递减）	5	3	1	0		
操作后		5	整理用物（未整理C）	3	1	0	0		
			洗手	2	0	0	0		
评　价		10	移动准确、节力，老年人舒适、安全（不舒适B，不安全C，操作不熟练D）	10	7	5	2		
总　分		100							

注：没有具体列举的评分标准请酌情打分

考评员： 　　　　　　　　　　　　考核日期：

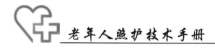

四十九、平车双人移动技术操作考核评分标准

准考证号：　　　　　　姓名：　　　　　　成绩：

项目	总分	技术操作要求	评分等级				实际得分	备注
			A	B	C	D		
仪 表	5	仪表端庄，服装整洁（一项不符合要求 B，两项不符合要求 C，有长指甲或指环 D）	5	4	3	1		
评 估	10	老年人意识状态、皮肤状况、身体有无移动障碍（缺项逐一递减）	6	4	2	0		
		老年人活动耐力、合作程度、自理能力（缺项逐一递减）	4	3	2	1		
操作前准备	5	检查平车是否安全可靠（检查不仔细 B 或 C，不检查 D）	3	2	1	0		
		洗净双手	2	0	0	0		
操作过程	安全与舒适	10	观察老年人情况，移动前后平车固定，移动中安全（缺项逐一递减）	5	3	1	0		
			老年人身体保暖、舒适（未保暖 B，不舒适 C，两项均不符合 D）	5	3	1	0		
	平车双人移动	55	向老年人解释平车移动的方法（语言不恰当 B，未解释清楚 C，未解释 D）	5	3	1	0		
			推至床尾，使平车的头端和床尾呈钝角（平车头端为平车的大轮端）（缺项逐一递减）	5	3	1	0		
			照护者两人站于床边，将老年人双臂放于胸腹前（一项错误 B，依次递减）	10	6	4	0		
			甲一手托住老年人的头颈与肩部，另一手臂托住老年人的腰部，乙一手臂托住老年人的臀部，另一手臂托住老年人的下肢（一部位错误 B，依次递减）	20	15	10	5		
			两人同时用力托起，使老年人的身体向照护者倾斜，两人同时将移至平车上（位置错误 B，移动拖、拉 C，两项均不符合 D）	10	6	4	0		
			帮助老年人采取舒适的卧位，盖好被褥（缺项逐一递减）	5	3	1	0		
操作后	5	整理用物	3	0	0	0		
		洗手	2	0	0	0		
评 价	10	移动准确、节力，老年人舒适、安全（不舒适 B，不安全 C，不熟练 D）	10	7	5	2		
总 分	100							

注：没有具体列举的评分标准请酌情打分

考评员：　　　　　　　　　　　　考核日期：

五十、保护器具使用技术操作考核评分标准

准考证号：　　　　　　姓名：　　　　　　成绩：

项目			总分	技术操作要求	A	B	C	D	实际得分	备注
仪　表			5	仪表端庄，服装整洁（一项不符合要求为B，两项不符合要求为C，有长指甲或指环为D）	5	4	3	2		
评　估			10	老年人精神、身体状况（不询问健康状况为B，不了解需使用保护具的目的C，不了解保护具使用注意点D）	3	2	1	0		
				礼貌称呼并向老年人与监护人解释及签字（称呼不礼貌为B，不解释及签字为C或D）	5	4	3	2		
				与老年人沟通语言恰当，态度和蔼（语言不得当为B，不解释为C，态度不礼貌为D）	2	1	0	0		
操作前准备			6	整理环境	2	0	0	0		
				准备保护用具：床档、各类保护具	2	0	0	0		
				洗手	2	0	0	0		
操作过程		安全与舒适	6	老年人体位安全、姿势正确（体位不舒适为B，体位不安全、姿势不正确C）	3	1	0	0		
				保护器具使用合理、安全	3	0	0	0		
		使用床档	10	检查床档光滑与其安全性（不检查为C）	2	1	0	0		
				安置老年人体位舒适、保暖（暴露过多C）	2	1	0	0		
				固定床档牢固（固定不牢为B或C，不固定为D）	4	3	2	1		
				停用后处理正确（放置合理、定时检修缺一项B，缺两项C）	2	1	0	0		
	使用保护带	腕踝部	16	保护带质量、宽窄符合要求（不检查为C，有开线、破损为D）	2	1	0	0		
				衬垫部位方法正确（未放为C）	2	1	0	0		
				肢体置功能位（肢体不舒适为B，不是功能位C）	2	1	0	0		
				保护带松紧适宜（过松为C，过紧为D）	7	5	3	1		
				固定牢靠（固定不牢靠为D）	3	2	1	0		
		肩部	15	保护带选择符合要求（不检查为C）	2	1	0	0		
				袖筒大小适宜	3	2	1	0		
				棉垫放置部位舒适（不舒适为B，未放置为C）	2	1	0	0		
				老年人体位舒适、保暖（不舒适、暴露过多为C）	2	1	0	0		
				固定松紧适宜（过松为C，过紧为D）	6	5	4	3		
		膝部	16	保护带的选择合适（不检查为B，不适宜为C）	2	1	0	0		
				棉垫放置部位正确（放置不正确为C，未放置为D）	4	3	2	0		
				固定松紧适宜（过松为C，过紧为D）	7	5	3	1		
				保暖（暴露过多为D）	3	2	1	0		

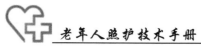

续 表

项目	总分	技术操作要求	评分等级				实际得分	备注
			A	B	C	D		
操作后	12	物品放置安全处（放置位置不对为D） 保护用具的清洁、消毒、保养（不进行清洁、不保养为C，不消毒为D） 记录（不记录为C） 洗手	3 5 2 2	2 3 1 0	1 2 0 0	0 0 0 0		
评 价	4	操作程序正确、熟练（不熟练为B，不正确为C） 老年人舒适（不舒适为C）	2 2	1 1	0 0	0 0		
总 分	100							

注：没有具体列举的评分标准请酌情打分

考评员：   考核日期：

五十一、站立训练技术操作考核评分标准

准考证号：　　　　　　姓名：　　　　　　成绩：

项目		总分	技术操作要求	评分等级				实际得分	备注
				A	B	C	D		
仪　表		5	仪表端庄，服装整洁（一项不符合要求B，两项不符合要求C，有长指甲或指环D）	5	4	3	1		
评　估		10	礼貌称呼并向老年人解释站立方法（称呼或训练方法缺一项B，缺两项C，两项均不符合D）	3	2	1	0		
			评估老年人肌力、平衡力、有无站立困难（缺项逐一递减）	3	2	1	0		
			评估老年人活动耐力、合作程度、自理能力（缺项逐一递减）	4	3	2	1		
操作前准备		5	备齐用物，选择适宜高度（缺一项B，缺两项C）	3	1	0	0		
			洗手并温暖	2	0	0	0		
操作过程	安全与舒适	10	环境宽敞、无障碍物（缺项逐一递减）	5	3	1	0		
			观察老年人身体状况及采取保护措施有效（缺项逐一递减）	5	3	1	0		
	指导老人站立训练	56	向老年人解释训练目的（语言不恰当B，未解释C）	4	2	0	0		
			指导老年人坐于椅上，双足分开与肩同宽，足跟与椅距离为5 cm（缺项逐一递减）	10	6	4	2		
			指导老年人双手握手伸肘，肩充分前倾（缺项逐一递减）	6	4	2	0		
			指导老年人上肢向前摆动来辅助身体向上和向前（缺项逐一递减）	6	4	2	0		
			指导老年人重心向前移到足前掌部，伸膝伸髋，抬臀部离开椅（缺项逐一递减）	20	15	10	5		
			照护者保护老年人方法正确（给予患侧膝部、髋部保护）（缺项逐一递减）	10	6	4	0		
操作后		4	协助老年人卧床休息（未协助B）	2	0	0	0		
			整理用物，洗手（缺项逐一递减）	2	1	0	0		
评　价		10	辅助准确，节力，老年人不过度疲劳（缺项逐一递减）	10	7	5	2		
总　分		100							

注：没有具体列举的评分标准请酌情打分

考评员：　　　　　　　　　　　　考核日期：

五十二、平衡杠行走训练技术操作考核评分标准

准考证号：　　　　　　姓名：　　　　　　成绩：

项目		总分	技术操作要求	评分等级				实际得分	备注
				A	B	C	D		
仪　表		5	仪表端庄，服装整洁（一项不符合要求 B，两项不符合要求 C，有长指甲或指环 D）	5	4	3	1		
评　估		10	礼貌称呼并向老年人解释训练方法（缺项逐一递减）	3	2	1	0		
			评估老年人肌力状态、平衡能力、行走障碍程度（缺项逐一递减）	3	2	1	0		
			评估老年人活动耐力、合作程度、自理能力（缺项逐一递减）	4	3	2	1		
操作前准备		5	洗手	2	0	0	0		
			检查平衡杠安全性，调节适宜高度（缺项逐一递减）	3	2	1	0		
操作过程	安全与舒适	10	正确选择平衡杠（高度或稳定性缺一项 B，缺两项 C，两项均不符合 D）	5	3	1	0		
			观察老年人行走过程中的平衡力及耐力（缺一项 B，缺两项 C）	5	3	1	0		
	指导老年人平衡杠行走训练	50	告知老年人训练方法（语言不恰当 B，未解释清楚 C，未解释 D）	5	3	2	0		
			嘱老年人健侧上肢伸直，手部握紧平衡杠站立（缺项逐一递减）	10	6	4	0		
			嘱老年人伸出健侧手握住前方平衡杠，迈出患足（或迈出健足）（缺项逐一递减）	20	10	5	0		
			嘱老年人健足跟上（或患足跟上），与患足（或健足）平行，依此方法逐步前行（缺项逐一递减）	10	6	4	0		
			观察老年人行走过程中有无异常表现，如有疲劳感应适当休息（缺项逐一递减）	5	3	1	0		
操作后		10	扶助老年人卧床休息（未协助 B）	3	0	0	0		
			整理用物，洗手（缺项逐一递减）	3	2	1	0		
			记录训练情况和时间（缺项逐一递减）	4	3	2	0		
评　价		10	动作准确，节力，老年人不过度疲劳（缺项逐一递减）	10	6	4	0		
总　分		100							

注：没有具体列举的评分标准请酌情打分

考评员：　　　　　　　　　　　　考核日期：

五十三、手杖行走训练技术操作考核评分标准

准考证号：　　　　　　　姓名：　　　　　　　成绩：

项目		总分	技术操作要求	评分等级				实际得分	备注
				A	B	C	D		
仪　表		5	仪表端庄，服装整洁（一项不符合要求B，两项不符合要求C，有长指甲或指环D）	5	4	3	1		
评　估		10	老年人健康及自理合作程度（缺项逐一递减）	3	2	1	0		
			礼貌称呼并向老年人解释操作方法（礼貌称呼、解释目的、方法）（缺一项B，缺两项C，缺三项D）	3	2	1	0		
			与老年人沟通语言恰当，态度和蔼（缺项逐一递减）	4	3	2	1		
操作前准备		7	拐杖准备（缺项逐一递减）	3	2	1	0		
			洗手	2	0	0	0		
			场地平坦、干燥，无障碍物	2	0	0	0		
操作过程	安全与舒适	8	环境温暖，无对流风（环境不够温暖B或C，有对流风D）	4	2	1	0		
			老年人身体状况适宜	4	0	0	0		
	指导老人持手杖移动	60	照护者向老年人解释手杖使用的方法（解释手杖放置部位、行走方法、注意点；缺一项B，缺两项C，缺三项D）	5	3	1	0		
			使用三点步行时，伸出手杖，迈患足，再迈健足或伸出手杖，迈健足，再迈患足（缺项逐一递减）	20	15	10	5		
			使用两点步行时，同时伸出手杖和患足，再迈出健足（缺项逐一递减）	15	10	5	0		
			上楼梯时，先迈健侧，然后患侧跟上（缺项逐一递减）	10	6	4	0		
			下楼梯时，先迈患侧，然后健侧跟上（缺项逐一递减）	10	5	4	0		
操作后		2	协助老年人休息	2	0	0	0		
评　价		8	指导老年人行走，方法正确、节力，避免过度疲劳（指导使用方法、行走方法、注意点）（缺一项B，缺两项C，缺三项D）	8	6	4	0		
总　分		100							

注：没有具体列举的评分标准请酌情打分

考评员：　　　　　　　　　　　考核日期：

五十四、双拐杖行走训练技术操作考核评分标准

准考证号：　　　　　　姓名：　　　　　　成绩：

项目		总分	技术操作要求	评分等级				实际得分	备注
				A	B	C	D		
仪 表		5	仪表端庄，服装整洁（一项不符合要求 B，两项不符合要求 C，有长指甲或指环 D）	5	4	3	1		
评 估		10	老年人意识状态、皮肤状况、身体有无移动障碍（缺项逐一递减）	3	2	1	0		
			礼貌称呼并向老年人解释双拐杖的使用方法（缺项逐一递减）	3	2	1	0		
			与老年人沟通语言恰当，态度和蔼（缺项逐一递减）	4	3	2	1		
操作前准备		7	拐杖准备（缺一项逐项递减）	3	2	1	0		
			洗净双手	2	0	0	0		
			场地平坦、干燥，无障碍物（缺任一项 B）	2	0	0	0		
操 作 过 程	安全与舒适	8	环境温暖，无对流风（缺项逐一递减）	4	2	1	0		
			老年人身体状况适宜（不适宜 B，未评估 C）	4	2	0			
	指导老人持双拐移动	58	四点步伐：行走顺序为右拐杖 → 左脚 → 左拐杖 → 右脚（缺项逐一递减）	10	8	6	4		
			三点步伐：两拐杖与患腿先行 → 然后健肢向前（缺项逐一递减）	10	8	6	4		
			两点步伐：右拐杖与左脚同时向前 → 然后左拐杖与右脚向前（缺项逐一递减）	10	8	6	4		
			摇摆步伐：先移动双拐杖向前 → 再将手臂撑直身体 → 摆动身体举起越过拐杖与其平行（缺项逐一递减）	10	8	6	4		
			上楼梯时：健侧先上 → 然后患侧与拐杖同时上（缺项逐一递减）	10	8	6	4		
			下楼梯时：两拐杖同时出，先下到较低的台阶 → 再迈出患侧将重心下移 → 然后健侧跟上（缺项逐一递减）	8	6	4	2		
操作后		4	协助老年人休息	4	2	0	0		
评 价		8	指导老年人行走方法正确，节力，避免过度疲劳（指导使用方法、行走方法、注意点）（缺一项 B，缺两项 C，缺三项 D）	8	6	4	2		
总 分		100							

注：没有具体列举的评分标准请酌情打分

考评员：　　　　　　　　　　　考核日期：

五十五、步行器具行走训练技术操作考核评分标准

准考证号：　　　　　　姓名：　　　　　　成绩：

项目		总分	技术操作要求	评分等级				实际得分	备注
				A	B	C	D		
仪　表		5	仪表端庄，服装整洁（一项不符合要求B，两项不符合要求C，有长指甲或指环D）	5	4	3	1		
评　估		10	老年人行走障碍程度与心理反应（缺项逐一递减）	3	2	1	0		
			礼貌称呼并向老年人解释助行器的使用方法（缺项逐一递减）	3	2	1	0		
			与老年人沟通语言恰当，态度和蔼（缺项逐一递减）	4	3	2	1		
操作前准备		5	准备助行器	3	0	0	0		
			洗手	2	0	0	0		
操作过程	安全与舒适	8	环境温暖，无对流风（缺项逐一递减）	4	2	1	0		
			老年人身体状况适宜（不适宜B，未评估C）	4	2	0	0		
	指导老人用助行器行走	58	照护者站立位置正确（不正确B）	2	0	0	0		
			向老年人解释助行器使用的方法（语言不恰当B，未解释清楚C，未解释D）	3	2	1	0		
			协助老年人穿着合适防滑的鞋（缺项逐一递减）	6	4	2	0		
			根据老年人的身高调整助行器的高度（不正确B，未调试C，不会调试D）	8	5	2	0		
			协助老年人站立（不正确B，不安全C）	2	1	0	0		
			嘱老年人握住助行器的上部把手，请老年人举起助行器往前移动，告知老年人保持助行器的四角放置在身前约15 cm处地面上（缺项逐一递减）	11	8	5	0		
			当助行器稳定时，告诉老年人身体向前移动靠近助行器，嘱老年人抬高双脚向前移动（缺项逐一递减）	15	10	5	0		
			随时注意老年人的安全及稳定性，防止跌倒（缺项逐一递减）	11	6	3	0		

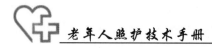

续　表

项目	总分	技术操作要求	评分等级				实际得分	备注
			A	B	C	D		
操作后	4	协助老年人稍休息片刻	4	0	0	0		
评　价	10	告知及行动准确、节力，避免过度疲劳（告知老年人步行器行动方法，安全使用注意点；如何节力使用）（缺一项 B，缺两项 C，缺三项 D）	10	7	5	2		
总　分	100							

注：没有具体列举的评分标准请酌情打分

考评员：　　　　　　　　　　　　　考核日期：

五十六、肢体被动活动训练技术操作考核评分标准

准考证号：　　　　　　姓名：　　　　　　成绩：

项目		总分	技术操作要求	评分等级				实际得分	备注
				A	B	C	D		
仪表		5	仪表端庄，服装整洁（一项不符合要求B，两项不符合要求C，有长指甲或指环D）	5	4	3	1		
评估		10	老年人肢体活动障碍程度与心理反应（缺项逐一递减）	3	2	1	0		
			礼貌称呼并向老年人解释训练方法（缺项逐一递减）	3	2	1	0		
			与老年人沟通语言恰当，态度和蔼（缺项逐一递减）	4	3	2	1		
操作前准备		5	备齐用物，放置合理（放置不妥B，物品不齐C）	3	2	0	0		
			洗手并温暖	2	0	0	0		
操作过程	安全与舒适	5	环境温暖、无对流风（缺项逐一递减）	2	1	0	0		
			老年人身体保暖（不适宜B，未保暖C，两项均不符合D）	3	2	1	0		
	平卧位活动	60	肩肘运动 手臂横举伸直、上举、弯曲后越过头顶方法正确（缺项逐一递减）	4	3	2	1		
			手臂向前平伸、上举、手触额部正确（缺项逐一递减）	4	3	2	1		
			手臂弯曲触及对侧肩外侧正确（缺项逐一递减）	4	3	2	1		
			肘旋转运动正确（以肘为轴上下旋转）（缺项逐一递减）	3	2	1	0		
			手腕指运动 手腕、手掌屈、伸方法正确（缺项逐一递减）	3	2	1	0		
			手腕左右旋转活动方法正确（缺项逐一递减）	3	2	1	0		
			手指关节伸展、弯曲方法正确（缺项逐一递减）	3	2	1	0		
			手拇指伸屈方法正确（缺项逐一递减）	3	2	1	0		
			拇指圆形旋转活动方法正确（缺项逐一递减）	3	2	1	0		

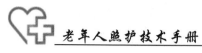

续　表

项目		总分	技术操作要求	评分等级				实际得分	备注
				A	B	C	D		
	髋膝运动		膝关节伸直、弯曲活动方法正确（缺项逐一递减）	4	3	2	1		
			压髋方法正确（屈、伸交替、利用自身重量压髋）（缺项逐一递减）	6	3	2	1		
			髋膝内、外侧旋转正确（交替旋转）（缺项逐一递减）	4	3	2	1		
			髋膝外展和内收正确（交替进行）（缺项逐一递减）	4	2	1	0		
	踝趾运动		踝关节交替伸、展正确（缺项逐一递减）	4	3	2	1		
			足趾外、内侧交替旋转正确（缺项逐一递减）	4	3	2	1		
			足趾交替屈曲和伸展方法正确（缺项逐一递减）	4	3	2	1		
俯卧位活动	肩部运动	6	协助老年人俯卧方法正确（缺项逐一递减）	3	2	1	0		
			肩部向后抬起方法正确（缺项逐一递减）	3	2	1	0		
操作后		2	协助老年人休息并记录（未记录C）	2	1	0	0		
评　价		7	动作、频率准确（每个动作5~6次，不按要求活动C）	2	1	0	0		
			老年人无不舒适	5	0	0	0		
总　分		100							

注：没有具体列举的评分标准请酌情打分

考评员：　　　　　　　　　　　　　　　考核日期：

五十七、手清洁技术操作考核评分标准

准考证号：　　　　　　　姓名：　　　　　　　成绩：

项目		总分	技术操作要求	评分等级				实际得分	备注
				A	B	C	D		
仪表		5	仪表端庄，服装整洁（一项不符合要求B，两项不符合要求C，有长指甲或指环D）	5	4	3	2		
评估		5	洗手的意义（口述洗手保护老年人，保护自己，预防交叉感染）（缺一项B，缺两项C）	2	1	0	0		
			何种情况下应洗手（口述操作前、后洗手）（缺一项B，缺两项C）	3	2	0	0		
操作前准备		5	修剪指甲	3	0	0	0		
			备齐用物，放置合理（放置不妥B，物品不齐C）	2	1	0	0		
操作过程	安全与舒适	5	环境清洁	3	0	0	0		
			流动水洗手设备齐全、安全	2	0	0	0		
	清洁手	63	卷衣袖距腕关节10 cm以上（距腕关节<6 cm B，<3 cm C，不卷衣袖D）	4	3	2	1		
			取下手表、饰物	4	0	0	0		
			流动水冲湿双手	2	0	0	0		
			肥皂（洗手液）涂擦双手	2	0	0	0		
			双手掌相对手指并拢搓揉方法正确	6	0	0	0		
			掌心相对双手交叉指缝搓揉正确	6	0	0	0		
			手心对手背沿指缝搓揉方法正确	6	0	0	0		
			分别包绕拇指旋转搓揉方法正确	6	0	0	0		
			弯曲手指关节与手心对搓正确	7	0	0	0		
			双手手指尖与手心对搓正确	7	0	0	0		
			旋转揉搓双手腕部至前臂	4	0	0	0		
			手指朝下流动水冲净双手	3	0	0	0		
			干毛巾擦干双手	2	0	0	0		
			全部搓揉时间>40秒	4	0	0	0		
操作后		7	用物放回原处	2	0	0	0		
			检查双手干爽、无污渍	2	0	0	0		
			环境清洁、衣服无潮湿、污染	3	0	0	0		

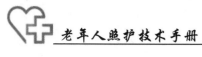

续　表

项目	总分	技术操作要求	评分等级				实际得分	备注
			A	B	C	D		
评　价	10	操作方法正确（操作方法不准确 B，有遗漏部位 C，不规范操作 D） 操作时间 40~60 秒	3 7	2 0	1 0	0 0		
总　分	100							

注：没有具体列举的评分标准请酌情打分

考评员：　　　　　　　　　　　　　　考核日期：

五十八、化学消毒液配制技术操作考核评分标准

准考证号：　　　　　　　姓名：　　　　　　　成绩：

项目	总分	技术操作要求	A	B	C	D	实际得分	备注
仪表	5	仪表端庄，服装整洁（一项不符合要求B，两项不符合要求C，有长指甲或指环D）	5	4	3	2		
评估	5	消毒物品的性质（不明确B或C），消毒剂的性能（不清楚D）	3	2	1	0		
		环境及容器（不清洁C）	2	1	0	0		
操作前准备	20	洗手	2	0	0	0		
		消毒剂原液性能及浓度（不完全了解B或C，不清楚D）	6	4	3	2		
		清洁的容器和计量器具（不清洁C）	6	4	0	0		
		计算稀释溶液的需要量（不准确B，计算错误C，不符合两项D）	6	4	3	2		
操作过程	50	测量白开水剂量、消毒剂符合要求，名称、浓度、剂量、有效日期（四项中错一项B，错两项C，错三项D，错四项0）	5 / 8	4 / 6	3 / 4	2 / 2		
		测量消毒液剂量，看刻度（未平视B或C，读数错误D）	10	8	6	4		
		消毒剂倒入容器中（有溅出B，有漏C）	4	3	0	0		
		摇匀已配好的消毒液（动作不熟练B，未摇匀C）	5	4	0	0		
		盖严容器盖（未盖严B）	5	0	0	0		
		粘贴外用药签（未粘贴B）	8	0	0	0		
		置于消毒区内（未说明B）	5	0	0	0		
操作后	8	整理用物，物归原处	2	0	0	0		
		清洗计量器具（动作不熟练B，未洗净C）	2	1	0	0		
		消毒液保存正确	2	0	0	0		
		洗手	2	0	0	0		
评价	12	配制消毒剂浓度（浓度、时间不准确B）	5	0	0	0		
		操作方法正确	2	0	0	0		
		配制过程中无损伤（造成人与物的伤害D）	5	0	0	0		
总分	100							

注：没有具体列举的评分标准请酌情打分

考评员：　　　　　　　　　　　考核日期：

五十九、化学消毒液浸泡消毒技术操作考核评分标准

准考证号：　　　　　　姓名：　　　　　　　成绩：

项目	总分	技术操作要求	评分等级 A	B	C	D	实际得分	备注
仪 表	5	仪表端庄，服装整洁（一项不符合要求B，两项不符合要求C，有长指甲或指环D）	5	4	3	2		
评 估	5	消毒剂浓度、消毒时间及消毒物品的性能（一项不符合B，两项不符合C，三项不符合D）	3	2	1	0		
		环境及容器的清洁度（有污渍B或C）	2	1	0	0		
操作前准备	10	洗手	2	0	0	0		
		按需要选择合适的消毒剂	4	0	0	0		
		备齐物品，放置合理：戴盖消毒器皿2个（缺项为D），置于宽敞、明亮、整洁的消毒区内（一项不符合B，两项不符合C）	4	3	2	0		
操作过程	60	配制消毒剂原液性能及浓度（不了解名称B，不清楚性能C，不清楚浓度D）	8	6	4	2		
		打开物品的轴、盖（未打开一项B）	8	0	0	0		
		有管腔的物品内注满消毒液	4	0	0	0		
		物品浸泡在第一个消毒器皿内	4	0	0	0		
		浸泡20分钟（时间不够B）	4	0	0	0		
		取出物品清洗、擦干方法正确（一项不符合B，两项不符合C）	4	2	0	0		
		物品再浸泡在第二个消毒盆器皿内	3	0	0	0		
		药液完全浸没污染物品	4	0	0	0		
		标签注明浸泡消毒情况（一项不符合B，两项不符合C，未注明浸泡物品时间D）	10	6	2	0		
		消毒后及时取出	3	0	0	0		
		洁净水冲洗物品（未冲洗B，有污染C）	6	4	0	0		
		物品放置在消毒器皿中备用	2	0	0	0		
操作后	10	整理用物，物归原处（一项不符合B，两项不符合C）	3	2	0	0		
		清洁环境	2	0	0	0		
		清洁计量器具等	3	0	0	0		
		洗手	2	0	0	0		

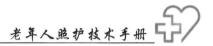

续　表

项　目	总分	技术操作要求	评分等级				实际得分	备注
			A	B	C	D		
评　价	10	操作熟练，程序正确（不熟练 B，动作不准确 C，发生差错 D） 消毒过程中未造成污染（根据消毒效果打分，污染 D）	5 5	4 4	3 2	2 0		
总　分	100							

注：没有具体列举的评分标准请酌情打分

考评员：　　　　　　　　　　　　　考核日期：

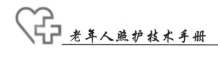

六十、煮沸消毒技术操作考核评分标准

准考证号：　　　　　　姓名：　　　　　　成绩：

项目	总分	技术操作要求	评分等级				实际得分	备注
			A	B	C	D		
仪　表	5	仪表端庄，服装整洁（一项不符合要求B，两项不符合要求C，有长指甲或指环D）	5	4	3	2		
评　估	10	叙述需要消毒物品的性质（未说明C）	4	3	0	0		
		环境及容器清洁（清洁度不符合要求B）	4	0	0	0		
		是否高原地区（未说明C）	2	1	0	0		
操作前准备	15	洗手	2	0	0	0		
		检查煮锅、电炉或煤气炉的安全性（一项不符合要求B，两项不符合要求C，三项不符合要求D）	5	4	2	0		
		备齐物品，放置妥当（一项不符合要求B，两项不符合要求C）	4	3	0	0		
		煮锅内盛水量合适（水量过多B，水量过少不能浸泡物品C）	4	3	0	0		
操作过程	55	洗净需要消毒的物品	4	0	0	0		
		洗净的物品放入煮锅水内	2	0	0	0		
		物品全部浸没在水中	4	0	0	0		
		空腔导管腔内灌水	4	0	0	0		
		有轴节器械打开轴节、活塞（未打开轴节B）	4	0	0	0		
		带盖容器打开盖	3	0	0	0		
		玻璃类物品用纱布包裹	2	0	0	0		
		冷水或温水放入水中	3	0	0	0		
		橡胶类物品或丝线类用纱布包好（水沸后放入）	4	0	0	0		
		大小相同的碗、盆隔开放置（重叠者为B）	4	0	0	0		
		较小的物品要用纱布包好	3	0	0	0		
		消毒物品的数量合适（物品过多B）	6	0	0	0		
		煮沸时锅盖盖严	2	0	0	0		
		加热煮沸时间正确	4	0	0	0		
		消毒完毕及时取出物品，不污染	2	0	0	0		
		物品取出后放置妥当，不污染（放置不妥B，污染C）	4	2	0	0		

续 表

项目	总分	技术操作要求	A	B	C	D	实际得分	备注
			评分等级					
操作后	5	整理用物，物归原处（一项不符合要求 B，两项不符合要求 C）	3	2	0	0		
		洗手	2	0	0	0		
评 价	10	消毒的物品无污染	5	0	0	0		
		操作过程符合消毒原则	5	0	0	0		
总 分	100							

注：没有具体列举的评分标准请酌情打分

考评员：   考核日期：

六十一、紫外线室内空气消毒技术操作考核评分标准

准考证号：　　　　　姓名：　　　　　成绩：

项目	总分	技术操作要求	A	B	C	D	实际得分	备注
仪 表	5	仪表端庄，服装整洁（一项不符合要求B，两项不符合要求C，有长指甲或指环D）	5	4	3	2		
评 估	10	紫外线灯装置及使用功效（根据了解程度打分，完全不清楚D）	5	4	3	2		
		室内温度、湿度及清洁（一项不符合要求B，两项不符合要求C，三项不符合D）	5	4	3	2		
操作前准备	10	消毒房间整齐干净（消毒前未关闭门窗B，未清洁C或D）	5	4	3	2		
		人员停止走动	3	0	0	0		
		洗手	2	0	0	0		
操作过程	55	室内的老年人用纱布、眼罩遮盖老年人双眼（未用者B）	5	0	0	0		
		使用被单遮盖身体	5	0	0	0		
		调节消毒的有效距离（超过2m B，超过3m为C，未调节D）	8	6	4	2		
		打开紫外线消毒灯开关	5	0	0	0		
		灯亮5~7分钟后开始计时	5	0	0	0		
		照射时间不少于30分钟	7	0	0	0		
		用同样方法消毒室内各处	5	0	0	0		
		调整紫外线灯的方位	5	0	0	0		
		全室消毒结束后关闭紫外线杀菌灯开关	5	0	0	0		
		记录使用紫外线杀菌灯的时间	5	0	0	0		
操作后	8	整理用物，将紫外线消毒灯物归原处（一项不符合要求B，两项不符合要求C）	2	1	0	0		
		安置老年人体位及整理床单位（一项不符合要求B，两项不符合要求C）	4	3	0	0		
		洗手	2	0	0	0		
评 价	12	操作过程符合消毒原则	6	0	0	0		
		消毒过程中未造成人与物的伤害	6	0	0	0		
总 分	100							

注：没有具体列举的评分标准请酌情打分

考评员：　　　　　　　　　　　　考核日期：

六十二、紫外线室内物品消毒技术操作考核评分标准

准考证号： 姓名： 成绩：

项目		总分	技术操作要求	评分等级				实际得分	备注
				A	B	C	D		
仪　表		5	仪表端庄，服装整洁（一项不符合要求B，两项不符合要求C，有长指甲或指环D）	5	4	3	2		
评　估		10	紫外线灯装置及使用功效（叙述一项不符B，两项不符C）	5	4	0	0		
			室内温度、湿度及清洁（叙述一项不符B，两项不符C）	5	4	0	0		
操作前准备		10	消毒房间整洁，关闭门窗（未湿式清洁B，未关门窗C）	5	4	0	0		
			人员停止走动	3	0	0	0		
			洗手	2	0	0	0		
操作过程	安全与舒适	5	室内老年人安全无不适	5	0	0	0		
	紫外线消毒	50	室内需用纱布、眼罩遮盖老年人双眼	3	0	0	0		
			使用被单遮盖身体	3	0	0	0		
			将应消毒的物品摊开或挂起	8	0	0	0		
			调节有效距离不超过1 m（2 m内B，>2 m C，未调节D）	9	6	3	0		
			打开紫外线灯开关	3	0	0	0		
			开始照射并计时（从灯亮5~7分钟后开始计时，照射时间不得少于30分钟）	6	0	0	0		
			定时翻动物品（未按时翻动B，翻动不妥C，不翻动D）	8	6	4	2		
			时间到 → 关闭紫外线杀菌灯开关	3	0	0	0		
			整理用物	3	0	0	0		
			记录使用紫外线杀菌灯的时间	4	0	0	0		

续　表

项目	总分	技术操作要求	评分等级				实际得分	备注
			A	B	C	D		
操作后	8	整理用物、紫外线杀菌灯，物归原处（一项不符要求 B，两项不符要求 C） 安置老年人体位及整理床单位（一项不符要求 B，两项不符要求 C） 洗手	2 4 2	1 3 0	0 0 0	0 0 0		
评价	12	操作过程符合消毒原则 消毒过程中未造成人与物的伤害	6 6	0 0	0 0	0 0		
总　分	100							

注：没有具体列举的评分标准请酌情打分

考评员：　　　　　　　　　　　　　　　考核日期：

六十三、无菌技术操作技术考核评分标准

（换药盘的准备与无菌手套的戴、脱）

准考证号：　　　　　　姓名：　　　　　　成绩：

项目		总分	技术操作要求	评分等级				实际得分	备注
				A	B	C	D		
仪表		5	仪表端庄，服装整洁（一项不符合要求B，两项不符合要求C，有长指甲或指环D）	5	4	3	1		
评估		6	操作环境要宽阔，符合无菌操作要求 无菌操作的目的	3 3	0 2	0 1	0 0		
操作前准备		6	清洁环境（湿式法） 备齐用物，放置合理（放置不妥B，物品不齐C） 洗手	2 2 2	0 1 0	0 0 0	0 0 0		
操作过程	无菌钳使用	14	拿持物钳（镊）方法正确（不垂直B，倒转向上C，污染D） 使用（取、放、用）方法正确（取、放、使用有污染B）	6 8	4 0	2 0	1 0		
	无菌包使用	12	检查无菌包（口述内容：名称、灭菌日期、有无潮湿污染）(缺一项B，缺两项C，缺三项D) 打开、包裹无菌包的方法正确，不污染 取用无菌物（巾）不污染	3 5 4	2 0 0	1 0 0	0 0 0		
	无菌容器使用	18	打开容器方法正确，无污染 取、放物品方法正确，不跨越无菌区 取、放物品时不触及无菌容器边缘 物品取出未使用其处理正确（放回容器B） 容器盖子用毕盖严，方法正确不污染 注明开启时间	3 6 3 2 2 2	0 0 0 0 0 0	0 0 0 0 0 0	0 0 0 0 0 0		
	无菌盘准备	9	换药物品准备齐全（缺一项物品B，缺两项物品或以上C） 换药物品放置合理 操作中不污染	2 3 4	1 0 0	0 0 0	0 0 0		
	无菌手套使用法	18	取下手表 查手套号码 查灭菌日期 取、用滑石粉方法正确，不污染 取、戴手套方法正确，不污染 脱手套方法正确（动作不熟练B，未翻转脱下C） 脱下手套处理方法正确	2 2 2 2 6 2 2	0 0 0 0 0 1 0	0 0 0 0 0 0 0	0 0 0 0 0 0 0		

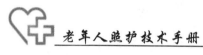

续　表

项目	总分	技术操作要求	评分等级				实际得分	备注
			A	B	C	D		
操作后	5	整理用物、用物处理正确（一项不符合要求 B，二项不符合要求 C） 洗手	3 2	2 0	0 0	0 0		
评　价	7	动作准确、熟练、节力（不熟练 B，动作不准确 C） 无菌观念强，不污染（根据污染程度打分）	2 5	1 4	0 2	0 0		
总　分	100							

注：没有具体列举的评分标准请酌情打分

考评员：　　　　　　　　　　　　　考核日期：

六十四、隔离衣穿脱技术操作考核评分标准

准考证号：　　　　　　姓名：　　　　　　成绩：

项目		总分	技术操作要求	评分等级				实际得分	备注
				A	B	C	D		
仪表		5	仪表端庄，服装整洁（一项不符合要求 B，两项不符合要求 C，有长指甲或指环 D）	5	4	3	2		
评估		10	需隔离的环境条件、物品（口述环境要求宽阔、清洁，物品齐全）（口述不全 B 或 C）	2	1	0	0		
			隔离衣是否符合要求（不查看为 B）	2	0	0	0		
			老年人需隔离的要求（口述常用隔离种类要求）（口述不全 B 或 C，完全不能口述 D）	6	4	2	0		
操作前准备		10	戴口罩、圆帽	2	0	0	0		
			取下手表，卷袖过肘（袖不过肘 B，戴手表 C）	4	2	0	0		
			检查隔离衣是否有破损、潮湿（不检查 B）	2	0	0	0		
			洗手	2	0	0	0		
操作过程	穿隔离衣	40	手提衣领拿取隔离衣的方法正确（手触及污染面 B）	4	0	0			
			穿衣袖方法正确，不污染（方法不正确 B，污染为 C 或 D）	10	6	2	0		
			系衣领扣无污染（方法不正确 B，污染为 C 或 D）	6	4	2	0		
			扎袖口方法正确，无污染（动作不熟练 B，污染为 C）	8	4	0	0		
			后襟对齐折叠方法正确，不污染（动作不熟练 B，污染 C）	4	2	0	0		
			腰结扣方法正确，不污染工作服（动作不熟练 B，污染为 C）	4	2	0	0		
			戴手套方法正确（动作不熟练 B，方法不正确、污染为 C）	4	2	0	0		
	脱隔离衣	28	解腰带、衣扣方法正确，不污染	2	0	0	0		
			脱手套方法正确（方法不正确、污染 B）	2	0	0	0		
			脱下手套放置正确（不正确为 B）	2	0	0	0		
			解袖口、塞袖方法正确，不污染（动作不熟练 B，污染为 C）	6	3	0	0		
			洗手方法正确（口述范围、时间、方法不正确 B 或 C）	4	2	0	0		
			解衣领方法正确，不污染（动作不熟练 B，污染 C）	2	1	0	0		
			脱衣袖方法正确，不污染（方法不对，污染为 C）	4	2	0	0		
			双手退出，脱衣方法正确（污染 B 或 C）	4	2	0	0		
			悬挂隔离衣的方法正确（动作不熟练 B，造成污染 C）	2	1	0	0		

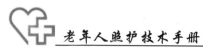

续　表

项目	总分	技术操作要求	评分等级				实际得分	备注
			A	B	C	D		
操作后	5	整理用物（未整理其他用物 B，一次性隔离衣清洁面未向外并包裹 C）	3	1	0	0		
		洗手	2	0	0	0		
评　价	2	动作熟练、准确，无污染（动作不熟练 B，污染 C）	2	1	0	0		
总　分	100							

注：没有具体列举的评分标准请酌情打分

考评员：　　　　　　　　　　　　　　考核日期：

六十五、噎食、异物阻塞气道急救技术操作考核评分标准

准考证号：　　　　　　　姓名：　　　　　　　成绩：

项目		总分	技术操作要求	评分等级				实际得分	备注
				A	B	C	D		
仪　表		5	仪表端庄，服装整洁（一项不符合要求 B，两项不符合要求 C，有长指甲或指环 D）	5	4	3	2		
评估		10	老年人的意识是否清醒，四肢活动能力，排除心脏病发作（一项不符合 B，两项不符合 C，不询问、不查看 D）	6	4	2	0		
			采取急救措施迅速，态度镇静（急慢、忙乱 D）	4	3	2	0		
操作前准备		10	物品：就地取材	5	0	0	0		
			环境：发生情况的现场	5	0	0	0		
操作过程	安全与舒适	5	老年人体位正确	5	0	0	0		
	异物阻塞气道急救	50	救护者站在老年人的背后	4	0	0	0		
			环抱老年人的腰部姿势正确	6	0	0	0		
			一手握空心拳将拇指顶住老年人的脐上 2 cm处（不空心 B，定位不对 C）	8	4	0	0		
			另一手紧握在握空心拳之手上（方法错 C）	5	4	0	0		
			自下向上向内用力猛压腹部方法正确（用力不够 B，方法错 C）	10	4	0	0		
			反复挤压 6～10 次	5	0	0	0		
			食物（或异物）冲出后，取出异物方法正确（未先将舌从咽后部向前拉 B，不用另一只手指从口腔颊侧探入咽喉部取出异物 C，未能取出异物 D）	12	8	4	0		
操作后		10	安置老年人漱口、休息（一项不符，两项不符 C）	5	4	0	0		
			整理用物，物归原处（一项不符 B，两项不符 C）	5	4	0	0		
评　价		10	老年人可以讲话，面色红润，抢救成功	10	0	0	0		
总　分		100							

注：没有具体列举的评分标准请酌情打分

考评员：　　　　　　　　　　　　　考核日期：

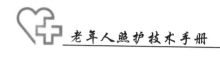

六十六、电动吸引器吸痰技术操作考核评分标准

准考证号： 姓名： 成绩：

项目		总分	技术操作要求	评分等级				实际得分	备注
				A	B	C	D		
仪表		5	仪表端庄，服装整洁（一项不符合要求 B，两项不符合要求 C，有长指甲或指环 D）	5	4	3	2		
评估		10	老年人意识及呼吸状态，痰液粘稠度及痰液量，口腔与鼻有无损伤（未检查口腔与鼻情况 B，未表述痰液情况 C，未表述有无缺氧症状 D）	6	5	3	1		
			向老年人解释操作配合方法（语言不得当 B，不解释 C，态度不礼貌 D）	4	3	2	1		
操作前准备		10	洗手	2	0	0	0		
			检查吸引器是否完好、安全（检查不全面 B 或 C，未检查 D）	4	2	1	0		
			备齐用物放置妥当（一项不符 B，两项不符 C）	4	2	0	0		
操作过程	安全与舒适	10	帮助老年人安排体位舒适	3	0	0	0		
			环境清洁、舒适（环境不够舒适 B，杂乱 C）	2	1	0	0		
			操作动作轻柔、准确（动作不轻柔 B，不准确 C，两项均不符合 D）	5	4	3	2		
	吸引器吸痰	50	连接吸引器电源，打开吸引器开关（动作不熟练 B，未开关 C，未连接电源 D）	6	4	2	0		
			调节负压压力（40~53.3 kPa）	2	0	0	0		
			导管试吸盐水确认通畅	4	0	0	0		
			持止血钳夹导管插入口腔吸痰方法正确（视情况用压舌板协助老年人张口，导管放置准确后再踏开关操作有误 B）	6	0	0	0		
			吸引顺序正确：口腔颊部→咽部、气管→鼻腔至气管的分泌物	8	0	0	0		
			吸引方法正确：导管左右旋转，从内向上提出（只吸引一处 B，未旋转 C，上下反复吸引 D）	8	6	4	0		
			吸引时间正确，每次不超过 15 秒（<15 秒 B，>15 秒 C）	3	2	0	0		
			吸痰毕导管吸水冲管方法正确	3	0	0	0		
			吸痰完毕导管处理正确	3	0	0	0		
			擦净老年人面颊部	2	0	0	0		
			关闭电源	2	0	0	0		
			整理用物	3	0	0	0		

项目	总分	技术操作要求	评分等级				实际得分	备注
			A	B	C	D		
操作后	8	处理用物、储液瓶及污液方法正确（动作不熟练 B，方法不正确 C）	2	1	0	0		
		协助老年人取舒适体位	2	0	0	0		
		洗手	2	0	0	0		
		记录	2	0	0	0		
评　价	7	老年人呼吸道分泌物有效吸出，呼吸道通畅（痰液未有效吸出 B，呼吸道仍阻塞 C）	3	2	0	0		
		操作动作轻巧，老年人无损伤，仪表端庄，服装整洁（一项不符 B，两项不符 C）	4	2	0	0		
总　分	100							

注：没有具体列举的评分标准请酌情打分

考评员：　　　　　　　　　　　　　　　　考核日期：

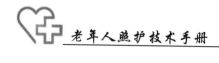

六十七、肢体外伤加压包扎止血技术操作考核评分标准

准考证号：　　　　　　　姓名：　　　　　　成绩：

项目		总分	技术操作要求	评分等级				实际得分	备注
				A	B	C	D		
仪表		5	仪表端庄，服装整洁（一项不符合要求B，两项不符合要求C，有长指甲或指环D）	5	4	3	2		
评估		10	询问、查看老年人伤情（口述有无出血、伤口大小、污染情况、有无异物）（缺一项B，缺两项C，缺三项D）	5	4	3	2		
			向老年人解释操作配合方法（语言不得当B，不解释C，态度不礼貌D）	5	4	3	2		
操作前准备		8	整理环境	2	0	0	0		
			备齐加压包扎止血的用物，放置合理（放置不妥B，物品不齐C）	4	2	0	0		
			洗手	2	0	0	0		
操作过程	安全与舒适	7	安置老年人体位舒适，减轻疼痛（体位不舒适B，疼痛加重C）	3	2	0	0		
			暴露伤口并口述肢体功能位的要求（表述不清B，未表述C）	4	2	0	0		
	伤口加压包扎止血	52	支托老年人受伤肢体（伤肢悬空不适B或C）	4	2	0	0		
			用消毒纱布或干净手帕敷于伤口上	5	0	0	0		
			胶布粘贴（粘贴不妥B或C，放射性粘贴D）	4	3	1	0		
			用绷带（或三角巾、干净毛巾、手帕、纱巾、衣布条等）包扎（一项不符B，两项不符C）	8	5	0	0		
			从患肢远端向近端缠绕加压包扎伤口（缠绕不够舒适B或C，包扎绷带走向错D）	5	4	2	0		
			压迫的力度以不出血为准	6	0	0	0		
			包扎松紧度适宜（不符合要求C）	8	4	0	0		
			包扎后指（趾）端外露	5	0	0	0		
			固定牢固、外观平整、美观（一项不符B，两项不符C）	5	2	0	0		
			上肢用三角巾或布带将前臂悬吊起（一项不符B，两项不符C）	2	1	0	0		

项　目	总分	技术操作要求	评分等级				实际得分	备注
			A	B	C	D		
操作后	10	安排老年人卧位舒适	2	0	0	0		
		口述护送老年人去医院方法正确（口述不详细 B 或 C，未口述护送方法 D）	3	2	1	0		
		整理用物	3	0	0	0		
		洗手	2	0	0	0		
评　价	8	加压包扎范围正确、包扎的松紧适度（包扎范围过小 B，过松过紧 C）	4	2	0	0		
		老年人无不适感觉	4	0	0	0		
总　分	100							

注：没有具体列举的评分标准请酌情打分

考评员：　　　　　　　　　　　　　　　　考核日期：

六十八、上臂外伤绷带包扎技术操作考核评分标准

准考证号：　　　　　　姓名：　　　　　　成绩：

项目		总分	技术操作要求	评分等级				实际得分	备注
				A	B	C	D		
仪　表		5	仪表端庄，服装整洁（一项不符合要求B，两项不符合要求C，有长指甲或指环D）	5	4	3	2		
评　估		10	查看老年人的伤势（对伤势描述不清B或C，未查看伤口症状D）	5	4	3	2		
			向老年人解释操作配合方法（语言不得当B，不解释C，态度不礼貌D）	5	4	3	2		
操作前准备		5	备齐用物，选择绷带正确（3~4列）	3	0	0	0		
			洗手	2	0	0	0		
操作过程	安全与舒适	5	老年人体位安置舒适（坐位或平卧位）	2	0	0	0		
			操作动作轻柔，安慰老年人减轻疼痛（一项不符B，两项不符C）	3	2	0	0		
	上臂伤口包扎	55	暴露伤口部位，消毒伤口（消毒方法不正确B，污染C，不消毒D）	5	4	3	2		
			无菌纱布覆盖伤口并用胶布粘贴（纱布放置不妥B，胶布呈放射性或于肢体平行粘贴C，污染D）	6	3	1	0		
			一手持绷带，另一手扶托老年人的手臂（方法不正确B）	4	0	0			
			自远端开始包扎	5	0	0	0		
			开始用环形包扎环绕2周（不折叠固定绷带B，不环绕2周C）	5	4	0	0		
			螺旋包扎方法正确（由远端到近端、松紧合适、整齐、美观（一项不符B，两项不符C，绷带落地者为D）	10	6	3	0		
			包扎时，后1周应压前1周的1/3~1/2（一圈不符B，两圈不符C）	5	4	0	0		
			松紧度适宜，以绷带活动度在1cm（过松B，过紧C）	5	3	0	0		
			包扎结束时环绕两周固定，用胶布粘贴或打结固定（胶布粘贴不符B，打结在隆突处或伤口上C）	5	3	0	0		
			用三角巾或绷带悬吊患肢护送就医（未叙述保持功能位、观察血液循环、护送中防碰撞，缺一项B，缺两项C，缺三项D）	5	4	3	2		

项目	总分	技术操作要求	评分等级				实际得分	备注
			A	B	C	D		
操作后	10	整理老年人衣物，安置体位（一项不符 B，两项不符 C）	4	2	0	0		
		注意保暖	4	0	0	0		
		洗手	2	0	0	0		
评 价	10	包扎时用力均匀、动作轻快、熟练（一项不符 B、两项不符 C）	3	2	0	0		
		包扎牢固、舒适、整齐、美观（一项不符 B、两项不符 C）	2	1	0	0		
		时间<5 分钟（超过 30 秒扣 1 分）	5	4	3	2		
		如果自近端开始包扎方法错误，扣 40 分						
总 分	100							

注：没有具体列举的评分标准请酌情打分

考评员： 考核日期：

六十九、关节处外伤包扎技术操作考核评分标准

项目		总分	技术操作要求	评分等级				实际得分	备注
				A	B	C	D		
仪　表		5	仪表端庄，服装整洁（一项不符合要求 B，两项不符合要求 C，有长指甲或指环 D）	5	4	3	2		
评　估		10	老年人伤情及身体状况（口述伤情及身体状况不详细 B 或 C，未查看伤口症状 D）	5	4	3	2		
			向老年人解释操作配合方法（语言不得当 B，不解释 C，态度不礼貌 D）	5	4	3	2		
操作前准备		7	备齐用物，选择绷带正确（3~4 列）	3	0	0	0		
			整理环境	2	0	0	0		
			洗手	2	0	0	0		
操作过程	安全与舒适	8	老年人体位安置舒适（坐位或平卧位）	4	0	0	0		
			操作动作轻柔，减轻老年人疼痛（动作不轻柔 B，不关注老年人感受 C）	4	3	0	0		
	关节伤口包扎	50	支托伤肢，肢体关节置于功能位（支托伤肢不到位 B，未支托伤肢 C，未述关节功能位 D）	3	2	1	0		
			暴露包扎部位	3	0	0	0		
			开始包扎方法正确（环形包扎 2 周）	4	0	0	0		
			关节处 "8" 字包扎方法正确（由关节远端到近端呈 "8" 字连续上下包扎、松紧合适、整齐、美观（一项不符 B，两项不符 C，绷带落地者为 D）	15	12	9	6		
			包扎时后 1 周应该压前 1 周的 1/3 ~ 1/2（一圈不符 B，两圈不符 C）	5	4	0	0		
			包扎结束时环形包扎 2 周固定	6	0	0	0		
			包扎完毕固定正确（动作不熟练 B，胶布粘贴放射状或与肢体长轴平行 C）	5	4	0	0		
			打结部位正确（动作不熟练 B，打结在隆突处或伤口上 C）	5	3	0	0		
			三角巾或绷带悬吊抬高患肢	4	0	0	0		

项目	总分	技术操作要求	评分等级 A	B	C	D	实际得分	备注
操作后	10	整理老年人衣物，安置体位（一项不符B，两项不符C）	4	2	0	0		
		注意保暖	4	0	0	0		
		洗手	2	0	0	0		
评　价	10	包扎时用力均匀、动作轻快熟练、包扎牢固舒适、整齐美观（一项不符B，两项不符C，三项不符D）	6	4	2	0		
		时间<3分钟（超过30秒扣1分）	4	0	0	0		
		如果自近端开始包扎方法错误，扣40分						
总　分	100							

注：没有具体列举的评分标准请酌情打分

考评员：　　　　　　　　　　　　　　　　考核日期：

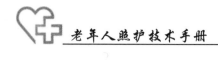

七十、上臂肘关节绷带包扎技术操作考核评分标准

准考证号：　　　　　　姓名：　　　　　　成绩：

项目		总分	技术操作要求	评分等级				实际得分	备注
				A	B	C	D		
仪 表		5	仪表端庄，服装整洁（一项不符合要求B，两项不符合要求C，有长指甲或指环D)	5	4	3	2		
评 估		10	询问并查看老年人伤情（口述伤口情况不清B或C，未口述伤情D)	6	4	2	0		
			向老年人解释操作配合方法（语言不得当B，不解释C，态度不礼貌D)	4	3	2	1		
操作前		5	洗手	2	0	0	0		
			备齐用物，选择绷带正确（4~5列）	3	0	0	0		
操作过程	安全与舒适	4	老年人体位舒适（坐位或半卧位）	2	0	0	0		
			操作动作轻柔，安慰老年人减轻疼痛（动作不轻柔B，不关注老年人感受C)	2	1	0	0		
	关节伤口包扎	58	暴露伤处，消毒伤口（消毒方法不正确B，污染C，不消毒D)	3	2	1	0		
			无菌纱布覆盖伤口用胶布粘贴（纱布放置不妥B，胶布呈放射状或与肢体平行C，污染D)	6	3	1	0		
			持绷带、扶托老年人手臂的方法正确（一项不符B，两项不符C)	4	3	0	0		
			自远心端开始包扎，开始环形包扎2周（未折叠固定绷带B，未环绕2周C)	4	3	0	0		
			肘关节处"8"字包扎正确（包扎不整齐美观B，不正确C)	4	2	0	0		
				8	5	0	0		
			绷带包扎松紧适宜，以绷带活动度在1 cm（松紧不适宜B，未置功能位C)	10	6	0	0		
			肢体螺旋包扎正确（不整齐美观B，绷带落地为C)	5	4	0	0		
			包扎时后1周应该压前1周的1/3~1/2（一圈不符B，两圈不符C)	2	0	0	0		
			包扎结束时环绕2周固定	6	3	0	0		
			胶布粘贴或撕开绷带末端在肢体外侧打结固定（固定不美观B，在伤口处及隆突处C)	6	3	1	0		
			三角巾悬吊抬高患肢护送（悬吊姿势不适B，不功能位C，不悬吊D)						

项目	总分	技术操作要求	评分等级				实际得分	备注
			A	B	C	D		
操作后	8	整理老年人衣物，安置体位（一项不符B，两项不符C）	3	2	0	0		
		注意保暖	3	0	0	0		
		洗手	2	0	0	0		
评　价	10	包扎时用力均匀、动作轻快、熟练（一项不符B，两项不符C）	3	2	0	0		
		包扎牢固、舒适、整齐、美观	2	0	0	0		
		时间少于5分钟（每超过30秒扣1分）	5	4	3	2		
总　分	100							

注：没有具体列举的评分标准请酌情打分

考评员：　　　　　　　　　　　　　　　考核日期：

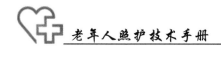

七十一、上肢（前臂）骨折固定技术操作考核评分标准

准考证号：　　　　　　姓名：　　　　　　成绩：

项目		总分	技术操作要求	评分等级				实际得分	备注
				A	B	C	D		
仪　表		5	仪表端庄，服装整洁（一项不符合要求 B，两项不符合要求 C，有长指甲或指环 D）	5	4	3	2		
评　估		10	老年人伤情及身体状况（未述骨折表现 B，未述其身体状况 C）	5	3	0	0		
			向老年人解释操作配合方法（语言不得当 B，不解释 C，态度不礼貌 D）	5	4	3	2		
操作前准备		10	安慰老年人并解释包扎固定伤口的重要性	3	0	0	0		
			根据需要准备物品、放置合理：适宜的小夹板 2 块、棉垫、绷带等	3	0	0	0		
			整理环境	2	0	0	0		
			洗手	2	0	0	0		
操作过程	安全与舒适	7	安置老年人体位舒适，减轻疼痛（一项不符 B，两项不符 C）	3	2	0	0		
			置上肢功能体位正确（未述上肢功能位的要求 B）	4	0	0	0		
	上肢前臂骨折固定	50	扶托老年人伤肢，受伤前臂屈曲 90° 角（未扶托稳 B，拇指未向上 C，肘关节未屈曲 90° 角 D）	4	3	2	1		
			棉垫置于远端的骨突部位并用胶布固定（一项不符 B，两项不符 C）	4	3	0	0		
			2 块小夹板放置于受伤前臂部位正确（分别在掌侧和背侧）（一项不符 B，两项不符 C）	4	3	0	0		
			放置夹板长短合适（一端超过手心，另一端超过关节少许）（一项不符 B 或，两项不符 C 或 D）	8	6	4	2		
			先固定夹板骨折部位的上下两端（一项不符 B，两项不符 C）	5	4	0	0		
			再将夹板远端与伤肢包扎固定（未固定牢 B，未固定 C）	3	2	0	0		
			包扎松紧度适宜以绷带活动度在 1 cm（绷带活动度>1 cm B，>2 cm C，不口述 D）	10	8	6	4		
			包扎后手指端外露	6	0	0	0		
			固定牢固，外观平整、美观（一项不符 B，两项不符 C）	3	2	0	0		
			用悬臂带将上臂悬吊在胸前	3	0	0	0		

项目	总分	技术操作要求	评分等级				实际得分	备注
			A	B	C	D		
操作后	10	安排老年人卧位舒适 整理用物 洗手 护送老年人去医院方法正确（未口述护送方法 B）	3 3 2 2	0 0 0 0	0 0 0 0	0 0 0 0		
评　价	8	固定范围正确（包括骨折的上下两个关节） 包扎的松紧适度，衬垫正确（一项不符 B，两项不符 C） 老年人无不适感觉	3 3 2	0 2 0	0 0 0	0 0 0		
总　　分	100							

注：没有具体列举的评分标准请酌情打分

考评员：　　　　　　　　　　　　　　考核日期：

七十二、下肢（小腿）骨折固定技术操作考核评分标准

准考证号：　　　　　姓名：　　　　　成绩：

项目		总分	技术操作要求	评分等级				实际得分	备注
				A	B	C	D		
仪　表		5	仪表端庄，服装整洁（一项不符合要求B，两项不符合要求C，有长指甲或指环D）	5	4	3	2		
评　估		10	老年人伤情（口述骨折情况不清B，未口述身体状况C）	6	4	0	0		
			向老年人解释操作配合方法（语言不得当B，不解释C，态度不礼貌D）	4	3	2	1		
操作前		5	洗手	2	0	0	0		
			备齐用物，放置合理（长木板、棉垫、绷带等）（一项不符B，两项不符C）	3	2	0	0		
操作过程	安全与舒适	8	安置老年人体位舒适，减轻疼痛（体位不舒适B，疼痛加重C）	2	1	0	0		
			操作时动作轻柔、迅速、准确	2	0	0	0		
			操作中随时与老年人沟通给予安慰（语言不得当B，不沟通C）	4	3	0	0		
	下肢小腿骨折固定	52	老年人舒适平卧	2	0	0	0		
			棉垫置于远端的骨突部位及关节处（棉垫放置不稳B，置部位不准C，不放置D）	8	6	4	0		
			夹板放置部位正确（夹板长短不合适B，放置部位不正确C，不包括上下关节D）	10	8	4	1		
			外用绷带或布带分段捆绑固定（只捆绑伤处上或下B，只捆绑一个关节C，不捆绑关节D）	15	10	6	2		
			固定松紧适宜以绷带活动度在1cm，口述无木板时固定方法（绷带活动度>1cm B，>2cm C，不口述D）	6	4	2	1		
			包扎后足趾端外露（足趾部分外露B，不外露C）	5	4	0	0		
			固定牢固，外观平整、美观	2	0	0	0		
			绷带打结在夹板处（绷带打结在伤处B）	4	0	0	0		

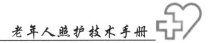

项目	总分	技术操作要求	评分等级				实际得分	备注
			A	B	C	D		
操作后	10	老年人舒适卧位（不舒适 B 或 C）	2	1	0	0		
		护送老年人转院方法正确（护送方法不妥 B，未述护送方法 C）	4	0	0	0		
		整理用物	2	0	0	0		
		洗手	2	0	0	0		
评 价	10	操作熟练、动作准确（动作不准确 B，不熟练 C）	2	1	0	0		
		夹板固定范围、松紧适度，衬垫合适（范围过小 B，衬垫不适 C，过松过紧 D）	3	2	1	0		
		用时在 5 分钟内，每超过 30 秒扣 1 分	5	4	3	2		
总 分	100							

注：没有具体列举的评分标准请酌情打分

考评员：   考核日期：

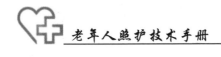

七十三、下肢（大腿）骨折固定技术操作
考核评分标准

准考证号：　　　　　姓名：　　　　　成绩：

项目		总分	技术操作要求	评分等级				实际得分	备注
				A	B	C	D		
仪表		5	仪表端庄，服装整洁（一项不符合要求B，两项不符合要求C，有长指甲或指环D）	5	4	3	2		
评估		10	老年人伤情及身体状况（口述骨折情况不清B，未口述身体状况C）	6	4	0	0		
			向老年人解释（语言不得当B，不解释C，态度不礼貌D）	4	3	2	1		
操作前准备		5	备齐物品放置合理：长木板、棉垫、绷带等（放置不合理B，物品不齐C）	3	2	0	0		
			洗手	2	0	0	0		
操作过程	安全与舒适	8	安置老年人体位舒适，减轻疼痛（平卧位未平卧B，体位不适C）	4	3	0	0		
			置下肢功能体位正确（未述下肢功能位的要求D）	4	0	0	0		
	下肢大腿骨折固定	54	老年人平卧舒适	2	0	0	0		
			棉垫置于远端的骨突部位并用胶布固定（棉垫放置不稳B，置部位不准C，不放置D）	8	6	4	0		
			短木板置受伤大腿内侧根部至足跟部位正确（木板长短不合适B，放置不适宜C，部位不正确D）	9	7	5	3		
			长木板置大腿的外侧腋窝至足跟部位正确（木板长短不合适B，放置不适宜C，部位不正确D）	9	7	5	3		
			外用绷带或布带分段捆绑固定：先固定骨折上下两端，然后固定膝、踝、腋下腰部和腋下（未分段捆绑B，顺序不对C，操作错误D）	10	8	6	4		
			固定包扎松紧度适宜，以绷带活动度在1 cm（绷带活动度>1 cm B，>2 cm C，不口述D）	6	4	2	0		
			包扎后足趾端需外露	4	0	0	0		
			踝关节功能位置固定	4	0	0	0		
			固定牢固，外观平整、美观	2	0	0	0		

项　目	总分	技术操作要求	评分等级				实际得分	备注
			A	B	C	D		
操作后	9	安排老年人舒适卧位 护送老年人去医院方法正确（未述护送方法 B） 整理用物 洗手	2 3 2 2	0 0 0 0	0 0 0 0	0 0 0 0		
评　价	9	用夹板固定的范围正确（包括上下关节） 包扎的松紧适度，衬垫合适（衬垫不合适B，过紧过松 C） 老年人无不良反应	4 3 2	0 2 0	0 0 0	0 0 0		
总　分	100							

注：没有具体列举的评分标准请酌情打分

考评员：　　　　　　　　　　　　　　考核日期：

七十四、心肺复苏（单人操作）技术操作考核评分标准

准考证号：　　　　　　姓名：　　　　　　成绩：

项目		总分	技术操作要求	评分等级 A	B	C	D	实际得分	备注
仪表		5	仪表端庄，服装整洁（一项不符合要求B，两项不符合要求C，有长指甲或指环D）	5	4	3	2		
操作过程	判断意识呼吸	16	判断意识状况，方法正确（拍双肩、对双耳呼叫）(错误动作为B或C，两项均不符合D)	4	3	2	1		
			判断呼吸状况和胸廓起伏（错误动作为B或C）	2	1	0	0		
			取下活动义齿，清除口腔阻塞物5秒完成（不取义齿B，不清除口腔分泌物C，时间过长D）	5	3	1	0		
			记录抢救开始时间，无呼吸呼救（不呼救B，不看表记录C）	5	3	0	0		
	胸外心脏按压（C）	35	复苏体位正确（老年人仰卧于硬板或地面上）摆好去枕仰卧	2	0	0	0		
			解开老年人衣领、腰带，暴露胸部（未解腰带、衣领C）	2	1	0	0		
			操作者站位正确（紧靠老年人身体胸部一侧）(不紧靠B，不正确C)	2	1	0	0		
			定位方法正确（错误动作B）	4	0	0	0		
			按压部位正确（胸骨体下半段，两乳头连线中点）	4	0	0	0		
			按压方法正确（手掌根不重叠、手指不翘起、手臂与胸骨不垂直、摇摆不平稳、不规律）（一项不符合B，两项不符合C，三项不符合D）	8	6	4	0		
			按压力量适度（胸骨下陷不足5 cm为C）	2	1	0	0		
			每循环30次（次数多或少为B）	2	0	0	0		
			按压频率适度>100次/分	2	0	0	1		
			按压有效指示灯亮（指示灯一次红灯B，二次红灯C，三次以上或绿灯不亮D）	5	3	1	0		
			按压与放松比例适当（1∶1）（不完全回弹为B）	2	0	0	0		

续 表

项目	总分	技术操作要求	A	B	C	D	实际得分	备注
开放气道（A）	7	打开气道，一手下压前额部，另一手示指中指向上抬高下颌（方法不正确B，下颌骨与耳垂连线与地面不垂直C）	7	3	0	0		
口对口人工呼吸（B）	20	在充分开放气道下进行（上提的角度不充分为B）	2	0	0	0		
		捏闭老年人鼻翼，口唇垫纱布（不垫纱布B，不捏鼻翼C）	3	1	0	0		
		向口内吹气方法正确（不完全包绕口唇B，漏气C）	2	1	0	0		
		吹气后放松捏鼻手指（不松开为B）	3	0	0	0		
		通气有效，胸部上抬（送气2秒以上指示灯亮，若一次红灯B，二次红灯C，绿灯不亮D）	8	6	4	0		
		按压/通气比例为30：2	2	0	0	0		
再次判断生命体征	12	5个循环后，判断呼吸及颈动脉搏动情况（多或少B）	2	0	0	0		
		判断抢救成功方法正确（查看瞳孔回缩变小、口唇、甲床发绀变红润方法不对B，不看呼吸恢复C，不触及颈动脉搏动、方法不正确，不计数1001～1010，定位不正确为D）	6	4	2	0		
		恢复老年人体位，整理床单位，与老年人沟通	2	0	0	0		
		时间记录准确（不看表，不正确记录B）	2	0	0	0		
评 价	5	动作迅速、准确、有效，操作时间5分钟内（每超过30秒扣1分）	5	3	1	0		
总 分	100							

注：没有具体列举的评分标准请酌情打分

考评员：　　　　　　　　　　　　　　　考核日期：

七十五、遗体料理操作考核评分标准

准考证号：　　　　　　姓名：　　　　　　成绩：

项目	总分	技术操作要求	评分等级				实际得分	备注
			A	B	C	D		
仪　表	5	仪表端庄，服装整洁（一项不符合要求B，两项不符合要求C，有长指甲或指环D）	5	4	3	2		
评　估	10	了解逝者死亡情况，遗体姿态、有无伤口及导管等（缺项逐一递减）	4	3	2	1		
		了解逝者民族及宗教信仰	3	0	0	0		
		家属的合作程度，与家属沟通语言恰当、态度真诚（缺项逐一递减）	3	2	1	0		
操作前准备	8	洗手，戴口罩、手套，穿隔离衣（缺项逐一递减）	4	3	2	1		
		备齐用物，放置妥当，遮挡（缺项逐一递减）	4	3	2	1		
操作过程	60	劝慰家属离开居室（语言不得当B，不解释C，态度不礼貌D）	3	2	1	0		
		核对用物、死亡证书、遗体识别卡（缺项逐一递减）	3	2	1	0		
		遗体安放妥当（头下垫枕头，手臂放于身体两侧）（缺项逐一递减）	4	3	2	0		
		伤口处理正确（更换清洁敷料、固定）（缺项逐一递减）	3	2	1	0		
		身体上导管处理正确（拔出、封闭、固定）（缺项逐一递减）	3	2	1	0		
		洗脸、闭合眼睑（缺项逐一递减）	3	2	1	0		
		装义齿，闭合口腔（必要时用绷带托起下颌）（缺项逐一递减）	4	3	2	1		
		脱衣裤，擦净尸体（上肢、胸、腹背、下肢）（缺一项B，缺两项C，缺三项D）	8	6	4	2		
			3	2	0	0		
		用松节油擦净胶布痕迹（缺项逐一递减）	8	6	4	2		
		脱脂棉填塞口、鼻、耳、肛门、阴道（缺项逐一递减）						
		穿衣裤，系尸体卡于尸体手腕部（缺项逐一递减）	5	4	3	2		
		用尸单包裹尸体，颈部、腰部、踝部绷带固定	8	6	4	2		
		遗体移平车上，系好识别卡送太平间（缺项逐一递减）	2	1	0	0		
		逝者用物清点，交接（未清点B，未交接C）	3	2	0	0		

续　表

项目	总分	技术操作要求	评分等级				实际得分	备注
			A	B	C	D		
操作后	10	终末消毒（床单位、家具、房间）（缺项逐一递减）	8	6	4	2		
		洗手	2	0	0	0		
评　价	7	动作准确无污染、节力、规范（动作不节力 B，操作中有污染 C）	2	1	0	0		
		保护隐私，安抚家属，同室老年人安置（缺项逐一递减）	5	4	3	2		
评　分	100							

注：没有具体列举的评分标准请酌情打分

考评员：　　　　　　　　　　　　　考核日期：